Zu diesem Buch

Die Autoren wollen mit ihrer praktischen Anleitung zur Selbsthilfe die herkömmliche medizinische Behandlung nicht ersetzen, sondern ergänzen. Sie geben Begriffen wie «Lebenswille» und «Selbstheilungskraft» ein wissenschaftliches Fundament und zeigen anhand zahlreicher Fallbeispiele, daß Hoffnung, Vertrauen und Zuversicht sowie ein neues Umgehen mit sich selbst wichtige Voraussetzungen für Gesundwerden und Gesundbleiben sein können.

Dr. O. Carl Simonton ist Onkologe und Spezialist für Strahlentherapie. Nachdem er jahrelang die medizinische Leitung des Krebsberatungs- und Forschungszentrums in Fort Worth (Texas) innehatte, gründete er sein eigenes Krebszentrum in Kalifornien. Die Adresse:
The Simonton Cancer Center, P.O. Box 890, Pacific Palisades, CA 90272, USA.
Die Psychologin *Stephanie Matthews Simonton* leitet die Beratungsstelle des Krebsberatungs- und Forschungszentrums in Fort Worth (Texas).
James Creighton hat als Berater und Betreuer von Krebskranken viele Jahre mit den Simontons zusammengearbeitet.

Außerdem bei Rowohlt lieferbar:
Stephanie Matthews Simonton: Heilung in der Familie (rororo sachbuch 8545)
James L. Creighton: Schlag nicht die Türen zu! Konflikte aushalten lernen (rororo sachbuch 9194)

O. Carl Simonton
Stephanie Matthews Simonton
James Creighton

Wieder gesund werden

Eine Anleitung
zur Aktivierung der Selbstheilungskräfte
für Krebspatienten und ihre
Angehörigen

Deutsch von
Modeste zur Nedden

Rowohlt

rororo medizin und gesundheit
Lektorat Heike Wilhelmi

19.–26. Tausend Februar 1994

Veröffentlicht im Rowohlt Taschenbuch Verlag GmbH,
Reinbek bei Hamburg, Mai 1992

Die amerikanische Originalausgabe erschien 1978 unter dem Titel
«Getting Well Again.
A Step-by-Step, Self-Help Guide to Overcoming Cancer
for Patients and their Families»
im Verlag J. P. Tarcher, Inc., Los Angeles
Die Namen der Patienten sind – mit Ausnahme Bob Gilleys –
von den Autoren geändert worden
Umschlaggestaltung: Nina Rothfos
Gesamtherstellung Clausen & Bosse, Leck
Printed in Germany
1490-ISBN 3 499 19199 7

Inhalt

Erster Teil: Krebs und Psyche

Zweiter Teil: Wege zur Gesundheit

Dieses Buch ist allen Patienten gewidmet,
die bereit gewesen sind, an ihrer
Genesung mitzuarbeiten, die dabei
viel Mut bewiesen und sich geistig
und seelisch weiterentwickelt haben.

Carl und Stephanie Simonton

Ich widme dieses Buch meiner Frau,
Maggie Creighton, die mich auf diesen
Weg führte und mir half,
ihm zu folgen.

James Creighton

Erster Teil

Krebs und Psyche

1

Der Zusammenhang von Geist und Körper: Ein psychologischer Ansatz bei der Behandlung von Krebs

Tag für Tag wirken wir auf unseren Gesundheitszustand ein.

Dieses Buch wurde geschrieben, um Menschen, die an Krebs oder anderen schweren Erkrankungen leiden, zu zeigen, daß und auf welche Weise sie an ihrer Gesundung mitwirken können. Und denen, die nicht krank sind, soll es klarmachen, daß sie imstande sind, die Erhaltung ihrer Gesundheit aktiv zu fördern.

Wir gebrauchen das Wort *mitwirken*, um auf die entscheidende Mitverantwortung hinzuweisen, die Sie für Ihre Gesundheit tragen. Die meisten von uns gehen davon aus, daß Heilen etwas ist, das andere mit uns machen, und daß unsere eigene Verantwortung für unsere Gesundheit sich darauf beschränkt, bei Beschwerden einen Arzt aufzusuchen, der uns dann schon irgendwie wieder gesund machen wird. In gewissem Grade trifft dies auch zu; doch ist das eben nur die halbe Wahrheit.

Wir alle wirken auf unsere eigene Gesundheit ein – durch unser Denken und Fühlen, durch unsere Einstellung zum Leben wie auch unmittelbar, zum Beispiel durch Gymnastik oder Diät. Auch unsere Reaktion auf medizinische Behandlung hängt in hohem Maße von unserem Glauben an ihre

Wirksamkeit und von unserem Vertrauen zu den Ärzten ab. Wir wollen hier keineswegs die Rolle des Arztes und anderer im Heilberuf tätigen Menschen schmälern. Vielmehr soll hier beschrieben werden, was Sie selbst im Verein mit den Ärzten zur Wiedergewinnung Ihrer Gesundheit beitragen können.

Ein erster, wichtiger Schritt auf dem Weg der Gesundung ist die Erkenntnis, wie sehr Sie an Ihrem Gesund- beziehungsweise Kranksein beteiligt sind. Diese Erkenntnis hat sich für viele unserer Patienten als sehr entscheidend erwiesen – und das könnte sie eines Tages auch für Sie sein.

Wir heißen Carl und Stephanie Simonton und sind am Krebsberatungs- und -forschungszentrum in Fort Worth (Texas) tätig. Carl ist der medizinische Leiter des Zentrums und hat sich als Onkologe und Strahlentherapeut auf die Behandlung von Krebserkrankungen spezialisiert; Stephanie ist ausgebildete Psychologin und leitet die Beratungsstelle des Zentrums.

Die Krebserkrankungen der meisten unserer Patienten – sie kommen aus allen Teilen der USA zu uns – sind von ihren Ärzten als unheilbar diagnostiziert worden. Nationalen Krebsstatistiken zufolge beträgt die Lebenserwartung dieser Menschen im Durchschnitt ein Jahr. Wenn sie davon überzeugt sind, daß allein medizinische Behandlung ihnen helfen kann, und wenn ein Arzt ihnen mitteilt, daß die Medizin in ihrem Falle nicht mehr viel auszurichten vermag und daß sie wahrscheinlich nur noch ein paar Monate zu leben haben, dann fühlen sie sich dem Verhängnis, der ihnen ausweglos erscheinenden Situation, ausgeliefert und erfüllen nach unserer Erfahrung denn auch gewöhnlich die Voraussage des Arztes. Sind Patienten hingegen in der Lage, ihre Kraftreserven zu mobilisieren und aktiv an ihrer Gesundung mitzuwirken, so können sie ihre Lebensqualität bedeutend verbessern und möglicherweise ihre auf Grund statistischer Ergebnisse prognostizierte Lebenszeit verlängern.

Den in diesem Buch beschriebenen Auffassungen und Techniken läßt sich entnehmen, wie wir in unserem Krebsberatungs- und -forschungszentrum vorgehen; hier zeigen wir den Krebspatienten, wie sie selbst daran mitwirken können, wieder gesund zu werden und trotz der Diagnose Krebs ein erfülltes Leben zu führen.

Unser Ausgangspunkt: der «Lebenswille»

Woher kommt es, daß manche Patienten wieder gesund werden und andere sterben, obwohl ihnen die gleiche Diagnose gestellt wurde? Carl begann sich für dieses Problem zu interessieren, während er als Krebsspezialist an der Medical School der University of Oregon tätig war. Ihm fiel auf, daß Patienten, die behaupteten, weiterleben zu wollen, in Wirklichkeit so handelten, als ob sie *nicht* weiterleben wollten. Da gab es Patienten mit Lungenkrebs, die sich weigerten, mit dem Rauchen aufzuhören, Patienten mit Leberkrebs, die ihren Alkoholkonsum nicht einschränken wollten, und andere, die nicht regelmäßig zur Behandlung erschienen.

In vielen Fällen waren dies Leute, denen die Ärzte – eine entsprechende Behandlung vorausgesetzt – noch viele weitere Lebensjahre vorausgesagt hatten. Dennoch, während sie wieder und wieder beteuerten, daß es unzählige Gründe für ihr Fortleben gebe, zeigten sie mehr Apathie, Depressivität und eine deutlichere Neigung zum Aufgeben als eine Reihe von anderen Patienten, die mit einem Krebs im Endstadium in der Klinik lagen.

Zur letzteren Kategorie gehörten einige Patienten, die

nach einem Minimum an Behandlung nach Hause geschickt wurden, ohne daß man sich die Hoffnung machte, sie würden noch lange genug leben, um zur ersten Kontrolluntersuchung erscheinen zu können. Dennoch kamen sie auch viele Jahre später noch immer zur jährlichen oder halbjährlichen Kontrolle, blieben dabei relativ gesund und straften unerklärlicherweise die Statistiken Lügen.

Als Carl sie befragte, worauf sie ihren guten Zustand zurückführten, bekam er häufig Antworten zu hören wie «Ich kann nicht sterben, ehe nicht mein Sohn seinen College-Abschluß hat» oder «Sie brauchen mich so dringend bei der Arbeit» oder «Ich darf nicht sterben, bevor ich nicht das Problem mit meiner Tochter gelöst habe». Allen diesen Antworten war eines gemeinsam: Die Befragten waren der Meinung, sie könnten *Einfluß auf den Verlauf ihrer Krankheit nehmen.* Der entscheidende Unterschied zwischen diesen und den nicht zur Kooperation bereiten Patienten lag in ihrer Einstellung zur Krankheit und in einer bestimmten Haltung dem Leben gegenüber begründet. Die Patienten, denen es aus dem einen oder anderen Grund weiterhin gutging, besaßen einen stärkeren Lebenswillen. Diese Entdekkung faszinierte uns.

Stephanie, deren Grundkenntnisse auf dem Gebiet der Motivationsforschung (Befragungsgespräche) lagen, war an Erfolgsmenschen interessiert, die Ungewöhnliches zustande brachten, an jenen Typen, die dazu ausersehen zu sein scheinen, in ihrer beruflichen Karriere zu den höchsten Positionen vorzudringen. Sie hatte das Verhalten solcher Himmelsstürmer untersucht und Berufstätige, die nur durchschnittliche Erfolge vorzuweisen hatten, mit den Prinzipien jenes Verhaltens vertraut gemacht. Auf Grund dieser Erfahrungen schien es uns eine sinnvolle Aufgabe zu sein, das Verhalten von Krebspatienten ähnlichen Untersuchungen zu unterziehen. Wir wollten herausbekommen, was Patienten, denen es gutging, gemeinsam hatten und worin sie sich von anderen, denen es schlechtging, unterschieden.

Wenn der Unterschied zwischen den Patienten, die ihre Erkrankung überwanden, und denen, die nicht wieder gesund wurden, zumindest teilweise auf ihrer Einstellung zur Krankheit und auf ihrer Überzeugung beruhte, daß sie ihren Verlauf irgendwie zu beeinflussen vermochten, konnten dann nicht auch wir – so fragten wir uns – den Glauben des Patienten in die gleiche positive Richtung lenken? Konnten auch wir vielleicht die Techniken der Motivationspsychologie anwenden, um den Lebenswillen des Patienten zu stärken? 1969 begannen wir uns mit verschiedenen psychotherapeutischen Methoden und Techniken vertraut zu machen. Wir beschäftigten uns mit Selbsterfahrungsgruppen, Meditation, Gruppentherapie und Motivationstechniken, mit Übungen zur Förderung der Vorstellungskräfte und zum Erlernen positiven Denkens, mit Kursen zur geistigen Entwicklung und mit Biofeedback-Techniken.

Von unseren Biofeedback-Versuchen wußten wir, daß der Mensch mit Hilfe bestimmter Techniken seine inneren Körpervorgänge, z. B. seine Pulsfrequenz und seinen Blutdruck, zu beeinflussen vermag. Ein wichtiger Aspekt des Biofeedback, die sogenannte Visualisierung, war zugleich eine der Hauptkomponenten anderer von uns untersuchter Techniken. Je mehr wir über diesen Vorgang erfuhren, desto mehr fesselte er uns.

Im wesentlichen ist die Visualisierung ein Zustand vollkommener Entspannung, in dem sich der Patient das ersehnte Ziel oder Behandlungsergebnis bildlich vorstellt. Beim Krebspatienten bedeutet dies: Er soll versuchen, sich die Krebswucherung und ihre Zerstörung durch die Behandlung, vor allem aber die natürlichen Abwehrkräfte des

Körpers im Kampf gegen den Krebs bildlich vorzustellen. Nachdem wir diese Idee mit zwei führenden Biofeedback-Forschern, Dr. Joe Kamiya und Dr. Elmer Green von der Menninger-Klinik, diskutiert hatten, beschlossen wir, die Visualisierungstechnik auch bei Krebspatienten anzuwenden.

Der erste Patient: Ein frappantes Beispiel

Der erste Patient, bei dem wir unsere in der Entwicklung begriffenen Theorien anzuwenden versuchten, war ein einundsechzigjähriger Mann, der 1971 mit einem Kehlkopfkrebs an die Medical School kam und dem man eine düstere Prognose gestellt hatte. Er war sehr schwach, sein Gewicht war von 130 auf 98 Pfund zurückgegangen, er konnte kaum seinen eigenen Speichel schlucken und hatte erhebliche Atembeschwerden. Die Chance, daß er die nächsten fünf Jahre überleben würde, betrug weniger als fünf Prozent. Die Ärzte der Medical School hatten bereits ernsthaft darüber debattiert, ob sie ihn überhaupt noch behandeln sollten, da die Wahrscheinlichkeit sehr hoch war, daß die Therapie ihn noch elender machen würde, ohne eine nennenswerte Rückbildung der Krebsgeschwulst herbeizuführen.

Carl ging in den Untersuchungsraum mit dem festen Entschluß, diesen Mann für die aktive Mitwirkung an seiner Behandlung zu gewinnen. Der Fall rechtfertigte außergewöhnliche Maßnahmen. Carl begann damit, dem Mann auseinanderzusetzen, daß er selbst den Verlauf seiner Krankheit beeinflussen könne. Dann umriß er dem Patienten das Behandlungsprogramm mit den Entspannungs- und Visualisierungsübungen, das wir auf der Grundlage der von uns zusammengetragenen Forschungsergebnisse entwickelt hatten. Der Mann sollte sich täglich dreimal fünf bis fünfzehn Minuten Zeit dafür nehmen: morgens beim Aufstehen, nach dem Mittagessen und abends vor dem Zubettgehen. In dieser Zeit sollte er sich zunächst sammeln – sich ruhig hinsetzen, sich auf seine Muskeln, angefangen beim Kopf bis hinunter zu den Füßen, konzentrieren und jeder einzelnen Muskelpartie die Anweisung geben, sich zu lokkern. Dann sollte er sich in diesem entspannten Zustand vorstellen, daß er sich an einem angenehmen, stillen Ort aufhalte: unter einem Baum, an einem Bach, auf einer Wiese – wie es seiner Phantasie gefiel und solange es ihm angenehm war. Danach sollte er sich intensiv – in welcher Gestalt auch immer – seinen Krebs vorstellen.

Als nächstes bat Carl ihn, sich seine Behandlung, die Strahlentherapie, bildlich so vorzustellen, als würden alle Zellen – die normalen und die Krebszellen – von Millionen winziger Energiekügelchen bombardiert. Carl legte ihm die Vorstellung nahe, daß die Krebszellen gegen die Angriffe nichts auszurichten vermögen, da sie schwächer und ungeordneter seien als die normalen Zellen, und daß deshalb diese gesund blieben, während jene sterben müßten.

Schließlich forderte Carl den Patienten auf, sich auch den letzten und entscheidenden Schritt bildlich vorzustellen: wie weiße Blutkörperchen herbeieilen, sich auf die Krebszellen stürzen und die toten oder sterbenden mit sich nehmen, die dann über Leber und Nieren aus dem Körper geschwemmt werden. Der Erkrankte sollte mit seinem geistigen Auge sehen, wie der Krebs immer mehr schrumpft, wie sich sein Zustand wieder normalisiert.

Was nun geschah, ging über Carls frühere Erfahrung in der Behandlung von Krebspatienten mit rein medizinisch-physikalischen Mitteln weit hinaus. Die Strahlentherapie schlug außergewöhnlich gut an, und auf der Haut und an den Schleimhäuten von Mund und Hals zeigten sich kaum negative Reaktionen auf die Bestrahlung. Nach der ersten Hälfte der Behandlung konnte der Patient wieder essen. Er wurde zusehends kräftiger und nahm schnell an Gewicht zu. Allmählich verschwand der Krebs ganz.

Während der gesamten Behandlungszeit – Bestrahlungen verbunden mit der Visualisierung des Heilungsgeschehens – hatte der Patient, wie er berichtete, nur eine einzige Visualisationsübung versäumt: als er einmal mit einem Freund einen Autoausflug unternommen hatte und in einem Verkehrsstau steckengeblieben war. Als sie nicht vorankamen, war er außer sich und wütend über sich und seinen Freund gewesen, denn er hatte das Gefühl gehabt, gerade mit dieser einen versäumten Übung würde ihm die Kontrolle über seinen Zustand entgleiten.

Diese Form der Behandlung war sehr spannend, aber auch etwas beängstigend. Die Möglichkeiten dieser Heilmethode, die sich uns zu eröffnen schienen, gingen weit über das hinaus, worauf Carl in der offiziellen medizinischen Ausbildung, die er durchlaufen hatte, vorbereitet worden war.

Der Patient machte weiterhin gute Fortschritte, bis er schließlich, zwei Monate nach Beginn der Behandlung, keine Krebssymptome mehr aufwies. Wie stark seine Überzeugung war, daß er den Verlauf seiner eigenen Krankheit beeinflussen könne, wurde ersichtlich, als er kurz vor Abschluß seiner Behandlung zu Carl sagte: «Zu Anfang brauchte ich Sie zum Gesundwerden. Jetzt, glaube ich, kann ich es ohne Sie schaffen.»

Nach dem Rückgang seiner Krebserkrankung faßte der Patient von sich aus den Entschluß, diese Visualisierungstechnik auch bei seiner Arthritis anzuwenden, die ihn seit Jahren plagte. Er stellte sich bildlich vor, wie die weißen Blutkörperchen über die Gelenke seiner Arme und Beine glitten und alle Ablagerungen mit sich forttrugen, bis die

Gelenkoberflächen wieder glatt und glänzend waren. Nach und nach verschwanden seine Arthritis-Symptome, und obwohl sie von Zeit zu Zeit wiederkehrten, war er doch imstande, sie so weit in Schranken zu halten, daß er regelmäßig seiner Leidenschaft, dem Fischen in fließenden Gewässern, nachgehen konnte, was auch ohne Arthritis kein leichter Sport ist. Darüber hinaus beschloß er, mit der Entspannungs- und Visualisationsmethode auf seine sexuellen Probleme Einfluß zu nehmen – er war seit über zwanzig Jahren impotent. Nachdem er diese Methode wenige Wochen praktiziert hatte, war er wieder in der Lage, sexuellen Verkehr aufzunehmen. In den folgenden sechs Jahren tauchten bei ihm keine Symptome auf, die eine Wiederkehr der genannten Erkrankungen anzeigten.

Es war ein Glück, daß diese Erfolge so überzeugend waren; denn als wir in Medizinerkreisen offen über unsere Erfahrungen berichteten und die Auffassung vertraten, daß der Patient einen weit größeren Einfluß auf den Krankheitsverlauf nehmen könne, als man ihm im allgemeinen zutraue, kam es zu heftigen Gegenreaktionen. In der Tat gab es noch manche Stunde, in der auch wir an unseren Schlüssen zweifelten. Man hatte uns gelehrt, die Krankheit als etwas zu sehen, das den einzelnen «befällt», als Schicksal, dem er machtlos, ohne die Möglichkeit seelischer Einwirkung auf den Verlauf, ausgeliefert ist und das in keiner Kausalbeziehung zur Lebensgeschichte des Erkrankten steht.

Indes hielten wir weiterhin an unserer neuen Methode fest. Obwohl wir bisweilen damit nichts ausrichteten, erreichten wir doch in der Mehrzahl der Fälle eine auffallende Veränderung in der Reaktion des Patienten auf die medizinische Therapie. Heute, mehr als sieben Jahre nach der Behandlung jenes ersten Patienten, haben wir zusätzlich zur Visualisierung eine Reihe weiterer Verfahrensweisen entwickelt, die wir zunächst bei Patienten an der Travis Air Force Base (wo Carl Leiter der radiotherapeutischen Abteilung war) und in den letzten Jahren in unserem Zentrum in Fort Worth angewandt haben. Diese Techniken bilden das Fundament der «Wege zur Gesundheit», die wir im zweiten Teil dieses Buches vorstellen werden.

Ein ganzheitlicher Behandlungsansatz

Krebs ist die am meisten gefürchtete Krankheit unserer Zeit. Das hat zur Folge, daß die Tatsache, daß jemand Krebs hat, vom Augenblick der Diagnose an zum bestimmenden Kennzeichen der betroffenen Person wird. Der Erkrankte kann die verschiedensten Rollen innehaben – Vater, Chef, Liebhaber usw. – und über viele wertvolle Charaktereigenschaften verfügen – Intelligenz, Charme, Humor usw. –, die bestürzende Diagnose drückt ihm den alles überfärbenden Stempel auf: Von nun an ist er «jemand, der Krebs hat». Er tauscht seine menschliche Identität gegen eine Krebspatientenidentität aus. Alle, auch die Ärzte, nehmen allein die physische Tatsache des Krebsleidens wahr; die gesamte Behandlung richtet sich auf den Körper des Patienten – nicht auf seine Person.

Wir gehen von der grundlegenden Prämisse aus, daß Krankheit nicht eine rein körperliche Störung ist, sondern ein Problem des ganzen Menschen, das auch die geistigen und emotionalen Funktionen einbegreift. Wir sind der Meinung, daß die gefühlsmäßige und geistige Verfassung eine wichtige Rolle hinsichtlich der *Anfälligkeit* für Krankheiten und der *Genesung* spielt. Ebenso sind wir davon überzeugt, daß Krebs oft auf andere, etwa sechs bis achtzehn Monate vor Ausbruch der Krankheit entstandene Probleme im Leben des Erkrankten schließen läßt, auf Probleme, die sich aus anhaltenden Stresserfahrungen ergeben oder durch sie verschärft werden. Die typische Reaktion des zukünftigen Krebspatienten auf diese Probleme und Stress-Situationen besteht in einem tiefen Gefühl der Hoffnungslosigkeit. Er «gibt auf». Diese Gefühlsreaktion löst unserer Meinung nach ihrerseits eine Reihe von physiologischen Reaktionen aus, die die natürlichen Abwehrkräfte des Körpers schwächen und ihn zur Bildung anomaler Zellen disponieren.

Vorausgesetzt, unsere Annahmen treffen im Kern zu – und ein Großteil der nächsten sieben Kapitel wird Ihnen zeigen, warum wir so beharrlich an ihnen festhalten –, dann wird es sich als notwendig erweisen, daß Arzt und Patient bei der Arbeit an der Genesung nicht nur berücksichtigen, was im Körper vor sich geht, sondern auch – und das ist gleichermaßen wichtig –, was sich sonst noch im Leben des Patienten abspielt. Ist nicht das *ganze* Gefüge von Körper, Geist und Emotionen auf die Gesundung ausgerichtet, können rein physische Interventionen nichts helfen. Ein wirksames Behandlungsprogramm muß sich mit dem menschlichen Wesen in seiner Ganzheit befassen und darf nicht ausschließlich auf die Krankheit zentriert sein. Das würde dem Versuch entsprechen, eine Gelbfieberepidemie allein mit Sulfonamiden einzudämmen, ohne die Gräben trockenzulegen, in denen sich die Moskitos, die die Krankheit übertragen, vermehren.

Ergebnisse des ganzheitlichen Ansatzes

Nachdem wir drei Jahre lang unseren Patienten beigebracht hatten, wie sie ihre geistigen und emotionalen Kräfte einsetzen können, um eine Rückbildung ihrer malignen Geschwulste zu bewirken, beschlossen wir, eine Untersuchung mit dem Ziel durchzuführen, die unterschiedlichen Wirkungen einer die seelischen Kräfte einbeziehenden und einer rein medizinischen Behandlung aufzuzeigen und den wissenschaftlichen Nachweis zu erbringen, daß bestimmte psychotherapeutische Maßnahmen zu deutlich sichtbaren positiven Ergebnissen führen.

Wir begannen, eine Gruppe von Patienten mit malignen Tumoren zu untersuchen, die von Ärzten als unheilbar klassifiziert worden waren. Die Lebenserwartung dieser Patienten beträgt, den Landesstatistiken zufolge, im Durchschnitt zwölf Monate.

In den vergangenen vier Jahren haben wir 159 Patienten mit unheilbaren Tumoren behandelt. 63 davon leben noch, wobei die durchschnittliche Überlebensdauer seit der Diagnose 24,4 Monate beträgt. Zur Zeit wird eine entsprechende Kontrollgruppe zusammengestellt. Die vorläufigen Ergebnisse der Untersuchung dieser ausschließlich medizinisch behandelten Patienten lassen auf eine der statistischen Norm entsprechende Überlebenschance von weniger als der Hälfte der Überlebenszeit unserer Patienten schließen. Wenn man unsere gestorbenen Patienten in die Auswertung mit einbezieht, beträgt die durchschnittliche Überlebenszeit der von uns behandelten Krebskranken in dem bis jetzt überprüften Zeitraum 20,3 Monate. Mit anderen Worten: Die noch lebenden Patienten unserer Untersuchung haben bereits jetzt im Durchschnitt doppelt so lange gelebt wie die ausschließlich medizinisch behandelten Patienten. Selbst die in unserer Studie erfaßten gestorbenen Patienten lebten anderthalbmal länger als die Probanden der Kontrollgruppe.

Nach dem Stand vom Januar 1978 ist der Zustand der lebenden Patienten wie folgt:

	Anzahl der Patienten	Prozent
Keine Krankheitsanzeichen	14	22,2
Tumorrückbildung	12	19,1
Zustand gleichbleibend	17	27,1
Erneutes Wachstum des Tumors	20	31,8

Bedenken Sie, daß alle diese Patienten für unheilbar krank erklärt worden waren.

Natürlich stellt die Lebensdauer von der Zeit der Diagnose an nur *einen* Krankheitsaspekt dar. Von gleicher (wenn nicht größerer) Wichtigkeit ist für den überlebenden Patienten die *Lebensqualität.* Für sie gibt es kaum objektive Maßstäbe, doch verfügen wir wenigstens über eine brauchbare Beurteilungsgrundlage: das Ausmaß der täglichen Aktivitäten während und nach der Behandlung im Vergleich zu den täglichen Aktivitäten vor der Krebsdiagnose. Zur Zeit sind 51 Prozent unserer Patienten genauso aktiv wie vor der Feststellung der Erkrankung, und insgesamt 76 Prozent zeigen einen Aktivitätsgrad, der mindestens zu 75 Prozent dem Zustand vor der Diagnose entspricht. Nach unseren klinischen Erfahrungen ist dieses Ausmaß an Aktivität für «medizinisch Unheilbare» gelinde gesagt außergewöhnlich.

Unsere Resultate bei der Krebsbehandlung erwecken in uns die Zuversicht, daß unsere Schlußfolgerungen richtig sind: Aktive Beteiligung im positiven Sinne kann sich auf die Entwicklung einer Krankheit, auf den Behandlungserfolg wie auf die Lebensqualität in entscheidendem Maße auswirken.

Manche Leute befürchten vielleicht, daß wir mit der Hypothese, man könne selbst den Verlauf seiner Krankheit beeinflussen, «falsche Hoffnungen» oder unrealistische Erwartungen wecken. Es ist richtig, daß der Krankheitsverlauf bei Krebs von einer Person zur anderen oft stark differiert; insofern würden wir es nicht wagen, irgendwelche Garantien zu geben. Es gibt immer, wie bei allen üblichen medizinischen Verfahren, gewisse Unsicherheitsfaktoren; doch ist Hoffnung unserer Meinung nach die einzige angemessene Haltung gegenüber der Ungewißheit.

In den folgenden Kapiteln werden wir zeigen, daß Erwartungen, positive wie negative, sehr wesentlich die Entwicklung einer Krankheit bestimmen. Negative Erwartungen werden zwar mögliche Enttäuschungen verhindern, können aber auch zu einem negativen Ausgang beitragen, der nicht unvermeidlich war.

Garantien dafür, daß sich die positive Erwartung tatsächlich erfüllt, gibt es heute noch nicht. Doch die Alternative zur Hoffnung ist Hoffnungslosigkeit – ein Empfinden, das, wie wir sehen werden, ohnehin eine viel zu große Rolle im Leben und in der Persönlichkeit des Krebspatienten spielt. Wir leugnen die Möglichkeit eines tödlichen Ausgangs nicht. Im Gegenteil: Wir arbeiten gemeinsam mit unseren Patienten intensiv daran, daß sie sich mit dem Tod auseinanderzusetzen, ihm gefaßter entgegenzusehen lernen. Und wir arbeiten daran, sie davon zu überzeugen, daß sie ihren Zustand zu beeinflussen vermögen, denn Geist, Körper und Gemüt wirken bei der Wiederherstellung der Gesundheit zusammen.

Von der Theorie zur Praxis

Das Buch *‹Wieder gesund werden›* ist in zwei Hauptteile gegliedert. Im ersten Teil wird die Theorie beschrieben, die unserem psychologisch orientierten Ansatz der Krebsbehandlung zugrunde liegt. Im zweiten Teil werden wir ein Gesundungsprogramm für die Patienten und für ihre Familienangehörigen vorstellen. Die Kapitel des ersten Teils sind nicht in der Absicht geschrieben, Wissenschaftlern die Gültigkeit unseres Ansatzes zu beweisen. Vielmehr haben wir uns bemüht, unkomplizierte Erklärungen anzubieten, damit Sie sich selbst ein Urteil bilden können, ob Ihnen unser Therapieverständnis plausibel erscheint oder nicht – und ob Sie selbst davon Gebrauch machen möchten.

Im zweiten Teil stellen wir das Programm vor, nach dem wir unsere Patienten im Krebsberatungs- und -forschungszentrum in Fort Worth behandeln. Wir empfehlen Ihnen, die Techniken selbst auszuprobieren. Ohne praktische Erprobung wird die Lektüre ebenso unwirksam sein, als ließen Sie sich eine Medizin verschreiben und weigerten sich, sie einzunehmen. Indem Sie das Programm mitmachen, wirken Sie an Ihrer Heilung mit.

Im Schlußkapitel wenden wir uns den Problemen des Zusammenlebens mit einem geliebten, an einer lebensgefährlichen Krankheit leidenden Menschen zu. Wir schildern Ihnen einige der Kommunikationsprobleme, die auftreten können, die Vielfalt der Gefühle und die Möglichkeit wachsender Liebe und innerer Nähe, die aus diesem Erleben hervorgehen kann. Wenn Sie selbst Krebs haben, so lesen Sie dieses Kapitel nicht nur selbst, sondern bitten Sie auch Ihren Lebensgefährten, Ihre Kinder, Ihre Angehörigen und Freunde, sich mit seinem Inhalt vertraut zu machen.

Wir laden alle unsere Leser ein, sich zu uns zu gesellen auf der Suche nach neuen Methoden, die das Wiedergesundwerden und die Bewahrung der Gesundheit zum Ziel haben.

2

Das Geheimnis der Heilung: Der Glaube des einzelnen

Die ehrfurchtgebietende Technologie der modernen Medizin spiegelt ein solches Ausmaß an Macht und Wissen wider, daß es uns schwerfällt, noch an die Wirksamkeit unserer inneren Hilfsquellen zu glauben. Natürlich wird niemand, der auch nur ein bißchen Verantwortungsgefühl besitzt, über die Fortschritte der Medizin in unserem Zeitalter hinweggehen wollen. Ihre Leistungen gehören zum Größten, was der menschliche Geist hervorgebracht hat. Allein in der Krebsbehandlung wurden auf den Gebieten der Strahlentherapie, der Chemotherapie mit ihren verfeinerten Verfahren und der chirurgischen Technik enorme Fortschritte erzielt. Infolge dieser Technologie kann man 30 bis 40 Prozent aller Krebspatienten von ihrem Leiden «heilen».

Manche Krebskranke werden mit Riesenapparaten behandelt, die in speziellen Räumen aufgestellt sind, in denen Schilder vor der Strahlengefährdung warnen. Der Patient wird mit dem Apparat allein gelassen. Die Frage drängt sich ihm auf, warum das gesamte medizinische Personal diese Strahlen meidet, obwohl doch die Behandlung damit so wirksam sein soll. Andere Apparate verursachen einen derartigen Lärm, daß der Patient Ohrenschützer tragen muß. Die neueste diagnostische Anlage ist so groß, daß der Patient in den Apparat hineingeschoben werden muß; mit ihm kann man Querschnittsaufnahmen vom Körper machen. Chirurgenteams bedienen sich der feinsten Präzisionsgeräte bei den viele Stunden dauernden Operationen, während deren die kompliziertesten Eingriffe durchgeführt werden. Sie verfügen über eine perfekte Hochleistungstechnologie. Manche Krebstherapien sind so wirksam, daß Patienten oft die Nebenwirkungen der Behandlung ebensosehr fürchten wie die Krankheit selbst.

Es ist so viel Zeit, Geld und Wissen in die Vervollkommnung der medizinischen Technologie investiert worden, daß wir die medizinische Wissenschaft nur zu gern für allmächtig halten. Wenn aber trotz aller Fortschritte noch immer Menschen sterben, so ist es die Krankheit, die uns allmächtig erscheint. Die gleißenden Apparate, die Riesenlaboratorien wie auch die echten medizinischen Leistungen lassen uns leicht vergessen, daß viele der wesentlichen Heilfaktoren noch immer ein Geheimnis sind. Wichtig ist, daß wir uns der Grenzen unseres Wissens bewußt bleiben.

Die individuelle Reaktion

Jeder Krebsspezialist fragt sich bisweilen, warum der eine Patient stirbt, während ein anderer bei buchstäblich gleicher Prognose und Behandlung wieder gesund wird. Eine solche gleichartige Situation war bei zwei Patienten gegeben, die an unserem Programm teilnahmen. Beide erhielten die bestmögliche Behandlung, beide beteiligten sich bereitwillig an den in diesem Buch beschriebenen Verfahren und Techniken. Doch reagierten sie ganz verschieden. Für Jerry Green wie für Bill Spinoza – es handelt sich um erfundene Namen – war eine exakt gleichlautende Diagnose auf Lungenkrebs gestellt worden, der schon Metastasen im Gehirn gebildet hatte.

Von dem Tag an, da die Ärzte Jerry über den Stand der Dinge unterrichtet hatten, wandte er sich vom Leben ab. Er gab seine Stellung auf, und nachdem er seine Finanzen geregelt hatte, ließ er sich vor dem Fernseher nieder und starrte hinein, Stunde um Stunde. Einen Tag später verspürte er heftige Schmerzen und wurde zunehmend schwächer.

Niemand brachte es fertig, ihn für etwas zu interessieren. Dann fiel ihm ein, daß er schon lange vorgehabt hatte, ein paar Barhocker für seine Wohnung anzufertigen. Diesen Plan setzte er nun in die Tat um. Er arbeitete ein bis zwei Wochen in seiner Werkstatt – mit zunehmender Energie und abnehmenden Schmerzen. Doch sobald die Barhocker fertig waren, kehrte er zum Fernseher zurück. Seine Frau berichtete, er sähe weniger in den Apparat als auf die Uhr, aus Furcht, die Zeit für das Einnehmen der schmerzlindernden Medikamente zu verpassen. Jerry zeigte keinerlei Reaktionen auf die Bestrahlungen, und drei Monate später war er tot. Jerrys Frau erinnerte sich dann, daß seine beiden Eltern wie auch viele seiner nächsten Verwandten an Krebs gestorben waren. Jerry hatte sie, als sie heirateten, gewarnt, daß auch er eines Tages an Krebs sterben könnte.

Auch bei Bill Spinoza war Lungenkrebs mit Metastasen im Gehirn festgestellt worden, und die Prognose hinsichtlich seiner Überlebenschancen und seine Behandlung waren nahezu identisch mit denen Jerrys. Doch Bill reagierte auf die Diagnose ganz anders. Zunächst einmal nutzte er die Zeit seiner Krankheit, um sich neue Prioritäten zu setzen. Als leitender Reisevertreter war er ständig unterwegs gewesen, doch hatte er sich – wie er sagte – «niemals die Zeit genommen, mir die Landschaft anzugucken – die Bäume und so weiter». Er arbeitete zwar weiter, änderte aber seinen Tagesplan, so daß er mehr Zeit hatte, das zu tun, was ihm Freude bereitete.

In unserer Klinik nahm er lebhaft an der Gruppentherapie teil und führte regelmäßig die dort erlernten Visualisierungsübungen durch. Er reagierte sehr positiv auf die Strahlentherapie, und schließlich waren seine Symptome verschwunden. Währenddessen blieb er stets aktiv. Etwa anderthalb Jahre nach Bills Entlassung wurde er von mehreren schweren Schicksalsschlägen getroffen; binnen kurzem erlitt er einen Rückfall und starb bald darauf.

Beiden Patienten war die gleiche Diagnose gestellt worden, beide hatten die gleiche Behandlung erhalten. Dennoch hatte Bill den Patienten Jerry um mehr als ein Jahr und die ärztliche Prognose um eine beträchtliche Zeit überlebt. Darüber hinaus konnten wir erhebliche Unterschiede hinsichtlich der Lebens*qualität* der beiden feststellen: Bill nahm am Leben teil und widmete sich seiner Familie und seinen Freunden. Beide Patienten reagierten auf ihre Behandlung auf eine Weise, die als untypisch gilt. Jerrys Verfall schritt schneller voran, als normalerweise zu erwarten war, Bill hingegen überlebte die prognostizierte Zeitspanne um viele Monate.

Eine geheimnisvolle Genesung

Während die Fälle Bill und Jerry die Unterschiede verdeutlichen, die in der Persönlichkeit jedes einzelnen begründet liegen, kommt das Geheimnis der Genesung noch sehr viel deutlicher im Fall Bob Gilley, einem äußerst erfolgreichen leitenden Versicherungsangestellten aus Charlotte in North Carolina, zum Ausdruck. Bob war fast immer vollkommen gesund gewesen und hatte infolgedessen nie viel über Krankheit nachgedacht. Seit Jahren war er ein begeisterter Tennis-Spieler. In den Monaten vor der Diagnose hatte er das Gefühl, seelisch vollkommen «down» zu sein.

Bestimmte Menschen, die in seinem Leben eine wichtige Rolle spielten, hatten ihn entmutigt und deprimiert. Doch als er sich 1973 der jährlichen Kontrolluntersuchung unterzog, fühlte er sich körperlich «wohlauf»: Er hatte an jenem Morgen, bevor er zur Untersuchung gegangen war, bereits eine Stunde lang ausgiebig Tennis gespielt.

Bob war sich – schon auf Grund seiner Berufstätigkeit – der Wichtigkeit einer regelmäßigen ärztlichen Kontrolle bewußt, obwohl er sie für gewöhnlich als lästig empfand – schließlich wurden so gut wie nie irgendwelche Anzeichen einer Krankheit bei ihm festgestellt. EKG, Durchleuchtung, Blutproben – alles war normal. Doch nach einer gründlichen körperlichen Untersuchung entdeckte der Arzt einen Knoten in der Leistengegend.

Daraufhin wurde für die folgende Woche eine Exzisionsbiopsie angesetzt.

Bob beschrieb seine Erlebnisse bei dieser Biopsie im Rahmen eines Berichts, der für die an unserem Ansatz interessierten Krebspatienten und Mediziner bestimmt war:

«Mir wurde gesagt, es handle sich nur um einen ganz kleinen Schnitt von etwa anderthalb Zentimeter Länge, ähnlich wie bei einer Blinddarmoperation. Als ich jedoch einige Stunden nach der Biopsie wieder aufwachte, stellte ich fest, daß sie meinen ganzen Unterleib quer und von oben nach unten aufgeschnitten hatten.

Als der Chirurg dann zu mir kam, erzählte er mir, es sei sehr schwer gewesen, die Beschaffenheit des entnommenen Gewebes festzustellen. Es sei ein bösartiger Knoten, doch hätte ich alle Chancen durchzukommen. Am nächsten Morgen betrug die Chance nur noch fünfzig Prozent. Als sich mein eigener Arzt in die Angelegenheit einschaltete, hatte sich die Prognose erneut geändert: Man gab mir nur noch eine Überlebenschance von dreißig Prozent. Nach langem Hin und Her einigten sich der Pathologe, der Onkologe und der Chirurg schließlich auf die Bezeichnung sekundäres, undifferenziertes Karzinom. Die Chance für meine Heilung sank auf weniger als ein Prozent herab.»

Bob wurde daraufhin in eine große, auf chemotherapeutische Behandlung spezialisierte Krebsklinik geschickt.

«Es war ein bizarres Erlebnis. Als ich dort ankam, war ich noch geschwächt durch den chirurgischen Eingriff und mußte einen ganzen Tag lang mit Hunderten von anderen Krebspatienten im Wartezimmer sitzen. Die Behandlung erschien mir durchweg sehr unpersönlich, doch das lag sicherlich an der unglaublichen Überlastung des Personals. Ich wurde zum ‹Undifferenzierten Karzinom auf Zimmer 351a›.

Sobald ich kräftig genug war, erhielt ich alle möglichen Passierscheine – für den Spaziergang im Park, für Frühstück, Mittag- und Abendessen. Sie gaben mir sogar einen Passierschein für das Badezimmer auf der Station quer über die Straße, weil es für mich sehr wichtig war, mit der Außenwelt in Berührung zu kommen und nicht als Patient in einer Krebsklinik begraben zu werden. Ich bekam mehr Passierscheine als irgendein anderer Patient seit dem Bestehen dieser Klinik. Ich leitete sogar mein Büro vom Krankenbett aus.

Schließlich trafen die Ärzte eine Entscheidung über die Art der Therapie und über die Dosierung. Nun wurde ich mit einem anderen bedrückenden Aspekt der Krebskrankheit konfrontiert: Dreiviertel der Zeit machte mich die Therapie todkrank: Mir fielen alle Haare aus, ich hatte keinen Appetit und nahm rapide ab. Mir war ständig übel, ich hatte Durchfall, mir brannten die Adern [sie waren durch die Therapie gereizt], ich hatte Blasen im Mund und war bleich und schwach. Innerhalb kurzer Zeit sah ich aus wie ein Überlebender aus einem Konzentrationslager.

Ich erkannte, daß ich für die anderen, von einigen wenigen Menschen abgesehen – der wenigen wertvollen, auf die es ankam –, ein Sterbender war. Während der ganzen zehnmonatigen intensiven Chemotherapie jagte ich einem Wunder hinterher – ich versuchte es mit besonderer Ernährung, mit Vitamintherapie, Wunderheilern, Hellsehern und so weiter. Viele Male habe ich geschrien: ‹Verdammter Krebs! Mach, daß du rauskommst aus meinem Körper!›»

Bob mußte noch einige Male in die Krebsklinik zurückkehren, um sich weiter intensiver Chemotherapie zu unterziehen. Nach zehn Monaten hatte er einen Punkt erreicht, an dem eine Fortsetzung der Chemotherapie nur noch wenig erfolgversprechend war und ihn der Gefahr einer Schwächung der Herzmuskeln aussetzte. Und der Knoten in seiner Leiste war nicht kleiner geworden.

In dieser Zeit erfuhr Bob von unserem Behandlungsprogramm und nahm an einer unserer Gruppensitzungen in Fort Worth teil. Vorher hatten wir ihm Informationsmaterial über unsere Arbeit und Tonbandaufnahmen geschickt, die ihn mit dem Visualisierungsvorgang vertraut machen sollten. Obwohl er das erste Mal nur wenige Tage bei uns war, schöpfte er bereits nach der ersten Sitzung neue Hoffnung: «Als ich in Charlotte aus dem Flugzeug stieg, sagte meine Frau: ‹Du siehst verändert aus›. Und ich *war* auch verändert. Ich hatte Hoffnung. Ich kehrte voll Begeisterung zurück; man hatte mir eine neue Richtung gewiesen.»

Die chemotherapeutische Behandlung wurde abgesetzt. Er ging nur noch einmal im Monat zur Kontrolluntersuchung bei einem in Charlotte praktizierenden Onkologen. Es fiel ihm schwer, die Visualisierungsübungen regelmäßig durchzuhalten, doch es gelang ihm, sich an sie zu gewöhnen. Darüber hinaus begann er, regelmäßig Gymnastik zu treiben, und war bald imstande, zwanzig Minuten lang – wenn auch vorsichtig, ohne sich zu sehr zu verausgaben – Tennis zu spielen. Langsam begann er zu regenerieren und nahm sogar wieder ein wenig zu. Doch das Krebsgespenst erfüllte ihn noch immer mit Angst. Er berichtete:

«Zwei, drei, ja vier Wochen lang änderte sich medizinisch überhaupt nichts. Doch ich blieb bei meiner Überzeugung, daß dieses System wirken würde. Nachdem sechs Wochen vergangen waren, wurde ich von meinem Arzt in Charlotte untersucht. Als er meinen Körper abzutasten begann, überfiel mich das nackte Entsetzen. Vielleicht hat sich der Krebs doch wieder ausgedehnt! dachte ich. Am Ende ist er fünfmal so groß geworden. Staunend wandte sich der Arzt mir zu und sagte mit verhaltener Stimme: ‹Er ist erheblich kleiner geworden – etwa um 75 Prozent, schätze ich.› Wir freuten uns gemeinsam, doch gewisse Zweifel blieben bestehen.

Zwei Wochen später – nur zwei Monate nachdem ich das erste Mal bei den Simontons gewesen war – unterzog ich mich verschiedenen Tests und Untersuchungen. Der Krebs war verschwunden. Nur ein vernarbtes Knötchen war übriggeblieben, etwa von der Größe einer kleinen Murmel. Nach zwei Monaten Entspannungs- und Visualisierungsübungen war ich vom Krebs befreit! Meine Ärzte in Charlotte wollten es nicht glauben.»

Im Verlauf der nächsten Monate nahmen Bobs Energie und Vitalität ständig zu. Schließlich fühlte er sich genauso stark, ja sogar stärker als vor der Krebsdiagnose.

Bob hatte in der folgenden Zeit noch einiges zu bewältigen. In den Gruppensitzungen, Kursen, Gesprächen, an denen er nun in Fort Worth teilnahm, begann er, einige der persönlichen Probleme in Angriff zu nehmen, deretwegen er damals vor dem Auftreten der Krebserkrankung vollkommen «kaputt» gewesen war. Zugleich begann er, sich um die Änderung bestimmter Verhaltensweisen zu bemühen, die sich störend auf seine zwischenmenschlichen Beziehungen ausgewirkt hatten. Es konnten weiterhin keine

Anzeichen für Krebs mehr festgestellt werden. In seinem Bericht heißt es:

«Heute fühle ich mich stärker als vor meiner Krankheit. Würden nicht die Akten zu meiner Krankengeschichte vorliegen, könnte ich jeden Gesundheitstest für eine Versicherung in den USA bestehen. Aber ich möchte nicht allzu optimistisch erscheinen, denn ich habe noch manchen schwachen Augenblick – zum Beispiel die Angst, daß das ganze Leiden wieder von vorn losgeht, wenn ich mal wegen irgendwelcher Verdauungsstörungen Bauchweh habe. Manchmal zweifle ich daran, ob es wahr ist, und mein logischer Verstand sagt mir: Vielleicht war es nur eine verzögerte Wirkung der Chemotherapie oder der Vitamine. Vielleicht hatte ich gar nicht Krebs. Doch meistens bin ich voller Zuversicht, daß dies der richtige Weg für mich war und es auch für viele, viele andere sein kann.»

Bob hat viel dazu beigetragen, die Leute in Charlotte darüber aufzuklären, welche Rolle der Patient selbst bei der Überwindung seiner Krebserkrankung spielen kann: Er richtete eine Krebsberatungstelle ein, die unter dem Namen «Dayspring» berühmt wurde. Seine Erfahrungen hat er in folgenden Worten zusammengefaßt: «Ich habe eine Menge gelernt über meine Verantwortung für die Erkrankung und über meine Verantwortung für die Heilung, und ich habe erfahren, daß es bestimmte Techniken gibt, um die Kräfte, die jeder von uns in sich hat, zu entfalten.»

«Spontane» Heilung und Placebo-Effekt

Der Fall Bob Gilley ist ein aufsehenerregendes Beispiel für eine unerwartete Heilung. Bob schien auf die übliche medizinische Behandlung nicht anzusprechen, und doch sind bei ihm auch vier Jahre nach der Behandlung noch keine Symptome aufgetreten, die auf eine erneute Karzinombildung hindeuten. Die plötzliche Wende könnte einer späten Reaktion auf die Chemotherapie zugeschrieben werden, doch hätte die Mehrzahl der Ärzte diesen positiven Verlauf niemals vorausgesagt oder erwartet. Wir in Fort Worth sind der Meinung, daß Bobs Genesung mit ihm selbst zu tun hatte. Als normale Reaktion auf die medizinische Behandlung kann sie wohl kaum angesehen werden. Sie ist ein ungewöhnlicher Fall von spontaner Heilung; sie «passierte einfach».

Wenn eine Krankheit einen unerwarteten Verlauf nimmt, sich auf eine Weise entwickelt, die sich nicht mehr allein auf die ärztlichen Interventionen zurückführen läßt, bezeichnet man dies als «spontan». Mit diesem Wort verbergen wir unser Unverständnis – genauso wie der Begriff «Generatio spontanea» (Urzeugung) die Unwissenheit der spätmittelalterlichen Wissenschaft verhüllen sollte: Man konnte sich damals noch nicht erklären, auf welche Weise lebende Organismen, etwa Maden, in nicht lebender Materie, zum Beispiel in verdorbenen Lebensmitteln, entstanden, und sprach deshalb von «spontaner Entstehung». (Erst 1765 bewies der italienische Naturforscher Lazzaro Spallanzani, daß sich in Lebensmitteln, die man in einem luftdicht verschlossenen Gefäß aufbewahrt, keine lebenden Organismen entwickeln. Also mußten die Larven auf irgendeine Weise durch die Luft transportiert werden. Kam keine Luft ans Essen, gab es auch keine «Generatio spontanea».) Ebenso ist die «spontane Heilung» auf Prozesse oder Mechanismen zurückzuführen, die wir noch nicht verstehen.

Die Zahl der spontanen Rückbildungen scheint bei Krebs recht gering zu sein, wenn auch alle diesbezüglichen Schätzungen auf reiner Vermutung beruhen. Denn wir haben keine Ahnung, wie viele solcher Heilungen eintreten, bevor überhaupt eine Krebsdiagnose gestellt wird. Doch so viele es auch sein mögen, keine von ihnen erfolgte «spontan». Jeder liegt ein kausaler Zusammenhang zugrunde – nur sind wir heute noch nicht in der Lage, ihn zu verstehen. Das wiederum liegt vermutlich daran, daß wir die Wirkung geistiger und emotionaler Vorgänge auf den Körper – einschließlich unserer Einstellung zu dieser Krankheit, zu ihrer Behandlung und den Heilungschancen – nicht genügend berücksichtigen.

Die Tatsache, daß Ärzte die Einstellungen und Gefühle der Patienten nicht in ihre diagnostische und therapeutische Arbeit einbeziehen, ist nicht gerechtfertigt und in gewisser Hinsicht überraschend, denn in dieser Haltung kommt die Vernachlässigung eines Mittels zum Ausdruck, das viele Ärtze als eines ihrer besten Arzneien ansehen: das Placebo. Jeder Arzt weiß, wie wirksam die Verabreichung von reinen Zuckerpillen oder anderen Präparaten sein kann, die nicht einen einzigen medizinischen Wirkstoff enthalten. Dieses Phänomen ist unter der Bezeichnung «Placebo-Effekt» bekannt. Dem Patienten wird erzählt, wie positiv sich das verordnete Medikament auswirken wird – und tatsächlich tritt diese Wirkung dann auch ein, obwohl die Pille nichts enthält, das sie hervorrufen könnte.

Ein Arzt mag einem Patienten ein Placebo geben, weil dieser keiner Medizin bedarf (zum Beispiel Menschen, die ständig über irgendwelche Leiden klagen, weil sie auf diese Weise Zuwendung erhalten wollen) oder weil keine geeignete Behandlungsmethode zur Verfügung steht und der Arzt vermeiden möchte, daß sich der Patient vernachlässigt fühlt. (Aus naheliegenden Gründen pflegen Ärzte nur selten den Gebrauch von Placebos mit ihren Patienten zu erörtern.) In vielen Fällen haben sich Placebos als überaus wirksam bei der Reduzierung oder Beseitigung körperlicher Symptome erwiesen, darunter auch bei Leiden, die man noch nicht zu heilen versteht. Der einzige «Wirkstoff» dieser Medizin scheint die Macht des *Glaubens*, der *positiven Erwartungen*, zu sein. Wenn der Patient glaubt, daß das Placebo (das er natürlich für eine «richtige» Medizin hält) ihm hilft, und wenn der Arzt diese *positiven Erwartungen* weckt und bestärkt, dann hilft die Behandlung in vielen Fällen tatsächlich.

Die Wirkung des Placebos mag durch das folgende Beispiel verdeutlicht werden: Bei einer im Rahmen eines Forschungsprojekts durchgeführten Untersuchung sagte ein Arzt einer Gruppe von Patienten mit offenen Magengeschwüren, daß sie ein neues Mittel bekämen, das ihnen bestimmt helfen werde. Den Patienten einer zweiten Gruppe – sie litten unter derselben Erkrankung – wurde hingegen von den Schwestern mitgeteilt, daß ein neues Mittel an ihnen ausprobiert werden sollte, über dessen Wirkung noch wenig bekannt sei. Beide Gruppen erhielten dann das gleiche Präparat – ein Placebo. Bei 70 Prozent der Patienten der ersten Gruppe trat eine erhebliche Besserung ein. Bei der zweiten Gruppe waren es nur 25 Prozent. Der einzige Unterschied in der Behandlung bestand in der positiven Erwartung, die der Arzt bei der ersten Gruppe geweckt hatte.

Zahllose andere Untersuchungen haben die Wirkung der positiven Erwartung auf die Behandlung bestätigt.

■ Dr. Henry K. Beecher und Dr. Louis Lasagna von der Harvard University führten eine Untersuchung über den postoperativen Schmerz durch. Einige Patienten erhielten nach dem chirurgischen Eingriff Morphin zur Schmerzlinderung, andere hingegen nur Placebos. 52 Prozent der Operierten, die Morphinpräparate erhalten hatten, meldeten einen spürbaren Rückgang ihrer Schmerzen; bei denen, die Placebos eingenommen hatten, waren es immerhin 40 Prozent. Mit anderen Worten: Das Placebo war etwa dreiviertelmal so wirksam wie das Morphin. Beecher und Lasagna stellten darüber hinaus fest, das das Placebo um so stärker wirkte, je heftiger der Schmerz war.

- 83 Arthritis-Patienten erhielten Zuckerpillen an Stelle ihrer gewohnten Medikamente Aspirin und Cortison. Den Patienten einer zweiten Gruppe wurde ihre übliche Medizin verabreicht. Der Prozentsatz der Kranken, die eine Linderung verspürten, lag bei denen, die Zuckerpillen erhalten hatten, genauso hoch wie bei denen, die die herkömmlichen Medikamente eingenommen hatten. Und als man den Zuckerpillenschluckern, die keine Erleichterung verspürt hatten, Placebo-Injektionen mit sterilem Wasser verabreichte, fühlten sich wiederum 64 Prozent von ihnen schmerzfrei oder zumindest besser. (Anscheinend flößen Injektionen bei vielen höhere Erwartungen ein als Pillen.)
- Am Staatlichen Institut für Geriatrie in Bukarest wurden Versuche mit einem neuen Medikament durchgeführt, das das endokrine System aktivieren und dadurch das gesundheitliche Befinden und die Lebensdauer erhöhen sollte. 150 Patienten wurden in drei gleich große Gruppen aufgeteilt. Die erste Gruppe erhielt keinerlei Medikamente, die zweite ein Placebo, die dritte das neue Medikament. Diese drei Gruppen wurden dann Jahre hindurch beobachtet.

  Bei den Patienten der ersten Gruppe trat eine Erkrankungs- und Sterblichkeitsrate auf, die mit der der gleichaltrigen Einwohner ihrer Heimatregion identisch war. Die Patienten der zweiten Gruppe – sie hatten das Placebo eingenommen – erwiesen sich als weitaus gesünder und zeigten eine niedrigere Sterblichkeitsrate als die erste Gruppe. Bei der dritten Gruppe, die das echte

Medikament erhalten hatte, zeigte sich eine Verbesserung im Verhältnis zur ersten Gruppe, die etwa mit der der Placebo-Gruppe gegenüber der ersten übereinstimmte. Obwohl das «echte» Medikament die Langlebigkeit und die Gesundheit sehr förderte, erzeugte doch der Placebo-Effekt die gleiche Wirkung: Es traten weniger Krankheiten auf, und die Menschen erreichten ein höheres Alter.

Der Placebo-Effekt stellt sich nicht nur nach der Verabreichung von Zuckerpillen ein. In jeder Epoche der Medizingeschichte gab es zahllose Praktiken (wie zum Beispiel den Aderlaß, der Jahrhunderte hindurch bei fast jeder Erkrankung vorgenommen wurde), deren Heilwirkung jeglicher physiologischer Grundlage entbehrt. Dennoch taten sie oft ihre Wirkung, vermutlich, weil jeder – der Arzt inbegriffen – an ihre Wirksamkeit glaubte. So scheinen denn auch manche chirurgische Eingriffe, die in den letzten fünfzig Jahren en vogue waren, bemerkenswerte Resultate erbracht zu haben, obwohl sich heute ernsthafte Zweifel an ihrem Nutzen erheben. Zum Beispiel berichteten Patienten nach unnötigen Hysterektomien und Tonsillektomien (Gebärmutter- bzw. Mandelentfernungen) nicht selten, daß es ihnen viel besser gehe. Auch dieser Effekt ist weitgehend dem Glauben des Patienten an die Behandlung und seinem Vertrauen zu seinem Arzt zuzuschreiben.

Ebenso mag auch ein Großteil der heilsamen Wirkung echter Medikamente dem Placebo-Effekt zu verdanken sein: Es hängt sehr viel davon ab, wie der Arzt das Medikament verabreicht und wie das jeweilige Mittel unter Medizinern beurteilt wird. Jeder weiß, daß neue Arzneimittel von den pharmazeutischen Firmen eingehend getestet und von der Gesundheitsbehörde genehmigt werden müssen. Experimentelle Erprobung und staatliche Kontrolle flößen den Menschen ein zusätzliches Vertrauen in die Effektivität medizinischer Behandlung ein. Kommen dann darüber hinaus noch ein paar aufsehenerregende, offiziell anerkannte Erfolge, wie zum Beispiel die der Polioimpfung, hinzu, ist das Ritual der Etablierung des Glaubens an die medizinische Wissenschaft perfekt. So entsteht in der Öffentlichkeit die Meinung, daß eine vom Arzt verschriebene Medizin notwendigerweise auch wirksam sein müsse.

Von einem erstaunlichen Placebo-Effekt berichtet Dr. Bruno Klopfer, der als Forscher an der Durchführung der Tests mit Krebiozen beteiligt war. 1950 wurde Krebiozen in ganz Amerika als *das* «Heilmittel» gegen Krebs gepriesen und daraufhin vom Ärzteverband und der Gesundheitsbehörde gründlich getestet.

Einer von Klopfers Patienten litt an einem weit fortgeschrittenen Lymphosarkom, das bereits die Lymphknoten erfaßt hatte. Der Patient hatte eine ungeheure Zahl von Tumorzellen im ganzen Körper und befand sich in einem so elenden Zustand, daß er oft die Sauerstoffmaske brauchte. Alle zwei Tage mußte ihm Flüssigkeit aus der Brust entfernt werden. Als der Patient erfuhr, daß Dr. Klopfer an der Krebiozenforschung beteiligt war, flehte er ihn an, er möge ihn doch mit diesem Stoff behandeln. Klopfer tat ihm den Gefallen. Der Erfolg war verblüffend: Binnen kurzer Zeit verschwanden die Tumoren, und der Patient war wieder imstande, ein normales Leben wie vor der Erkrankung zu führen.

Als dann in der Presse negative Berichte über das Krebiozen erschienen, erlitt der Patient einen schlimmen Rückfall. Da die extremen Umstände ungewöhnliche Maßnahmen zu rechtfertigen schienen, erzählte Dr. Klopfer seinem Patienten, er habe ein neues, verfeinertes, doppelt so starkes Krebiozen bekommen, mit dem man noch viel bessere Resultate erzielt habe. In Wirklichkeit injizierte der Arzt ihm sterile Wasser. Dennoch verlief die Genesung des Patienten diesmal noch viel drastischer. Wieder begannen die Geschwulste zu schrumpfen, die Flüssigkeit in der Brust verschwand, und er kam nur noch zur ambulanten Behandlung. Der Patient blieb mehr als zwei Monate lang völlig frei von jeglichen Symptomen. Allein sein Glaube hatte die Heilung bewirkt.

Doch nach einiger Zeit wurden die Debatten um die Tests wiederaufgenommen und in der Presse veröffentlicht. «Landesweite Untersuchungen», hieß es, «haben ergeben, daß das Krebiozen für die Behandlung von Krebs völlig wertlos ist.» Wenige Tage darauf war der Patient tot.

Psychosomatische Gesundheit

Wie ist der Placebo-Effekt zu erklären? Manche werden ihn abtun und sagen, die Krankheit des Patienten sei «psychosomatischer» Natur gewesen. Das alles sei nur «in seinem Kopf» vor sich gegangen, sei ein Produkt seiner «Einbildung» und insofern nicht «echt».

Doch wird bei einer solchen Interpretation der Inhalt des Wortes *psychosomatisch* entstellt, das ganz einfach besagt, daß eine Erkrankung die Folge psychischer Vorgänge im Innern des Individuums ist oder zumindest durch sie verstärkt wird. Das bedeutet nicht, daß die Erkrankung weniger real sei, weil sie nicht ausschließlich physisch bedingt ist – sofern es eine rein körperliche Krankheit überhaupt gibt oder jemals gegeben hat. Ein Magengeschwür kann die Folge von Ängsten und Spannungen sein. Trotzdem ist es ein «echtes» Geschwür.

Während fast jeder anerkennt, daß bei zu hohem Blutdruck, Herzanfällen, Kopfschmerzen und gewissen Hautkrankheiten psychische Faktoren im Spiel sind, werden bei

Krebs psychosomatische Zusammenhänge gewöhnlich nicht in Erwägung gezogen, obwohl der Gedanke, daß sie auch bei Krebs existieren könnten, weder neu noch revolutionär ist. Schon im Jahre 1959 wies Dr. Eugene P. Pendergrass, der damalige Präsident der Amerikanischen Krebsgesellschaft, nachdrücklich auf die Notwendigkeit hin, nicht nur die körperlichen Manifestationen der Erkrankung, sondern den Patienten in seiner Gesamtheit zu sehen:

«Wer über umfangreiche Erfahrungen in der Krebsbehandlung verfügt, ist sich der Tatsache bewußt, daß große Unterschiede zwischen den Patienten bestehen . . . Ich habe es selbst erlebt, daß Krebspatienten erfolgreich behandelt wurden und noch jahrelang gesund weiterlebten. Dann brauchte nur irgendeine emotionale Belastung einzutreten, – der Verlust eines Sohnes im Zweiten Weltkrieg, die Untreue einer Schwiegertochter oder lange Arbeitslosigkeit –, um die Krankheitsfaktoren zu reaktivieren, was dann zumeist zum Tod führte . . . Es ist erwiesen, daß sich seelisches Leid auf den Verlauf einer Krankheit auswirkt . . . Daher sollten wir Ärzte als erste damit beginnen, *den Patienten in seiner Ganzheit zu behandeln* und nicht nur seine physischen Krankheitssymptome. Vielleicht könnten wir lernen, die inneren Systeme generell zu beeinflussen und über sie auf das Neoplasma einzuwirken, das im Körper steckt. Während es vorangeht . . . mit der Suche nach neuen Möglichkeiten, das Krebswachstum sowohl in der einzelnen Zelle als auch durch systemische Beeinflussungen unter Kontrolle zu bringen, rechne ich zuversichtlich damit, daß unsere Forschung auch das mögliche Vorhandensein geistiger Kräfte mit einbezieht, die den Krankheitsprozeß fördern, aber auch zum Stillstand bringen können» (Hervorhebung durch die Verfasser).

Die Bedeutung von Pendergrass' Ansichten besteht darin, daß er die Auswirkung psychologischer Faktoren auf die Krankheit nicht nur anerkennt, sondern daß er es auch für möglich hält, psychische Kräfte, etwa den Glauben des Patienten, zum Zweck der Genesung zu aktivieren. Seelisch-geistige Faktoren bedingen die körperliche Verfassung nicht nur im negativen Sinne, sie können sie auch verbessern. Wenn es psychosomatische Leiden gibt, kann es auch eine psychosomatische Gesundheit geben.

Wenn wir auch bisweilen sagen, dieser oder jener «wollte» in die Krankheit flüchten, werden psychosomatische Leiden doch im allgemeinen auf unbewußte Entstehungsbedingungen zurückgeführt. Und man war der Meinung, daß dieser unbewußte Aspekt der Krankheit sie der Kontrolle entziehe, daß sie dem Menschen einfach «zustoße». Obwohl wir wußten, daß Geist und Psyche den Körper krank machen können, haben wir nicht darüber nachgedacht, wieweit wir bewußt auf diese Kräfte in uns einwirken können, damit sie den Körper wieder gesund werden lassen.

Daher ist die neue Auffassung von Ärzten und Laien, daß der Mensch über eine Vielzahl von Möglichkeiten verfügt, mittels geistiger Kräfte auf seine Körpervorgänge einzuwirken, einer der bedeutendsten Fortschritte in der modernen Medizin.

Biofeedback — die Fähigkeit, den Gesundheitszustand zu beeinflussen

Immer wieder lesen wir Berichte über erstaunliche Fälle von Körperbeherrschung, über Fähigkeiten, die einem in der westlichen Kultur aufgewachsenen Menschen unmöglich erscheinen. Sie werden zumeist indischen Yogis zugeschrieben. Sie bringen es zum Beispiel fertig, sich lange Nadeln in den Körper zu stechen, ohne dabei auch nur einen Tropfen Blut zu verlieren oder Schmerz zu empfinden. Andere, so heißt es, lassen sich in Särgen begraben und kommen dann nach Stunden oder Tagen – nach einer Zeit jedenfalls, in der sie normalerweise längst hätten erstickt sein müssen – lebend und unversehrt wieder zum Vorschein. Von anderen Yogis wird berichtet, daß sie barfuß auf brennenden Kohlen gehen können, ohne Schmerzen zu empfinden und Verbrennungen zu erleiden. Die meisten Menschen zweifeln an diesen Berichten oder tun solche Vorführungen als Gauklertricks ab. Doch einige Forscher sind bei ihrer eigenen Arbeit auf Ergebnisse gestoßen, die darauf hindeuten, daß diese Berichte wahr sein können.

Diese exotischen Geschichten haben neben unseren alltäglichen Erfahrungen zum Teil den Anstoß zur Entwicklung einer neuen Wissenschaft – des Biofeedback – gegeben. In den sechziger Jahren konnte an Hand zahlreicher Biofeedback-Untersuchungen bewiesen werden, daß der Mensch einen beträchtlichen Einfluß auf seine Körpervorgänge nehmen kann, auf Funktionen, von denen man früher annahm, daß sie nicht unter eine bewußte Kontrolle zu bringen seien.

Biofeedback-Forscher haben entdeckt, daß nicht nur Yogis, sondern wir alle lernen können, Pulsschlag, Muskelanspannung, Schweißdrüsentätigkeit, Hauttemperatur und viele andere körperliche Funktionen *willentlich* zu beeinflussen. Bis dahin war man davon ausgegangen, daß sie der *unserem Willen unzugänglichen* Kontrolle des vegetativen Nervensystems unterstünden. Diese bewußte Beeinflussung von Körperfunktionen kann jeder relativ leicht erlernen: Auf der Haut des Kursusteilnehmers werden Elektroden befestigt, so daß der Biofeedback-Apparat physiologische Funktionen wie Herztätigkeit, Gehirnwellen, Muskelspannungen usw. auf dem Monitor anzeigen kann. Der Apparat übermittelt dem Lernenden optische und/oder akustische Signale, die es ihm ermöglichen, den Ablauf seiner Körperfunktionen sinnlich wahrzunehmen.

Wenn Sie zum Beispiel lernen wollen, Ihre Herztätigkeit zu regulieren, so zeigen Ihnen schnell aufeinanderfolgende Töne die Beschleunigung, in langen, gleichmäßigen Abständen ertönende Signale dagegen eine Verlangsamung Ihres Herzschlags an. Zu Anfang werden Sie den Eindruck haben, daß die Töne willkürlich aufeinanderfolgen, daß zwischen Ihren Gedanken und Ihrem Herzschlag kein Zusammenhang besteht. Bald aber können Sie mit Hilfe der Töne feststellen, daß Ihr Herzschlag sich bei bestimmten Gedanken und Gefühlen verlangsamt oder daß sich bestimmte Körperhaltungen auf die akustische Signalfolge auswirken. Mit der Zeit werden Sie lernen, die physiologischen Funktionen so weit zu kontrollieren, daß Sie die Abfolge der Signale (und damit der Herzschläge) Ihrem Wunsch gemäß beschleunigen und verlangsamen können.

Auf diese Weise ist es möglich, jede physiologische Funktion, die genau und voraussehbar gemessen und unter Verwendung des Biofeedback-Apparats «rückgemeldet» werden kann, unter eine erlernbare willentliche Kontrolle zu bringen. Mit Hilfe der Biofeedback-Technik haben Menschen gelernt, ihren Bluthochdruck zu senken, ihre Migräne zu beseitigen, ihr nervöses Herz zu beruhigen, den Blutkreislauf zu regulieren und zahlreiche andere physiologische Funktionen zu steuern, die eigentlich nicht willentlich beeinflußt werden können.

Elmer und Alyce Green von der Menninger-Klinik, Pioniere auf dem Gebiet des Biofeedback, haben über Experimente berichtet, bei denen es Lehrgangsteilnehmern gelang, willentlich eine einzige Nervenzelle zu steuern. Sie meinen, daß die Biofeedback-Technik ein physiologisches

Prinzip verdeutlicht: «Jede Veränderung des physiologischen Zustands geht mit einer entsprechenden, bewußt oder unbewußt verursachten Veränderung des geistig-emotionalen Zustands einher, *und umgekehrt folgt jeder bewußt oder unbewußt erzeugten Veränderung des geistig-emotionalen Zustands eine entsprechende Veränderung des physiologischen Zustands.*» Mit anderen Worten: Geist und Körper bilden ein einheitliches System: Stören Sie den einen Teil, ziehen Sie auch den anderen in Mitleidenschaft. Dr. Barbara Brown, eine weitere Pionierin der Biofeedback-Forschung, beschreibt dies mit den folgenden Worten:

«Wenn die in der Forschung tätigen Mediziner heute das Herz – oder die Gefühle des Herzens – darin unterweisen können, einen pathologischen Zustand rückgängig zu machen, dann müssen auch die praktizierenden Mediziner lernen, daß die Wechselbeziehung zwischen Leib und Seele mächtiger ist, als man bis jetzt angenommen hat. Die Erklärungsmodelle der Psychosomatik, die auf den geistig-seelischen Ursprung pathologischer Erscheinungen verweisen, sind längst akzeptiert; die Biofeedback-Forschung erbringt die ersten medizinisch nachprüfbaren Hinweise darauf, daß *geistige Kräfte sowohl Krankheiten zu heilen als auch hervorzurufen vermögen*» (Hervorhebung durch die Verfasser).

Gesundheit – das Funktionieren eines Systems

Die zahllosen Versuche mit Placebos und die immer vielseitiger werdende Nutzung der Biofeedback-Techniken haben zur Folge, daß die ausschließlich körperliche Symptome berücksichtigende Ausrichtung der Medizin mehr und mehr angezweifelt wird. Es ist heute nicht mehr möglich, den Körper als eine Maschine zu sehen, in der man nach Belieben fabrikmäßig hergestellte Ersatzteile austauschen kann. Statt dessen sehen wir Körper und Geist heute als ein integriertes *System*.

Im Rahmen dieser ganzheitlichen Auffassung wird die Behandlung des erkrankten Körpers auch weiterhin ein wesentlicher Bestandteil der therapeutischen Arbeit zur Überwindung des Krebses bleiben. Doch wenn es den Patienten und den Ärzten nicht gelingt, eine innere Haltung einzunehmen, die die Therapie unterstützt und positive Erwartungen entstehen läßt, ist die Behandlung unvollständig. Die Heilungsaussichten verbessern sich erheblich, wenn wir den ganzen Menschen mobilisieren, an der Genesung mitzuwirken.

Ohne die Mitarbeit des Patienten läßt sich dieses Behandlungskonzept also nicht verwirklichen – vor allem, wenn es um die Überwindung von Krebs und anderen lebensbedrohenden Krankheiten geht. Die Mitverantwortung des Patienten geht weit über den Gang zum Arzt, der ihn «schon wieder in Ordnung bringen» wird, hinaus. Jeder kann die Veränderung von Einstellungen, die der Behandlung nicht förderlich sind, als eine Aufgabe betrachten, die seiner Selbstverantwortung zufällt.

Die vier nächsten Kapitel befassen sich jeweils mit einem Teil des Auffassungswandels hinsichtlich der Verantwortung, die wir selbst für unser Kranksein und unser Gesundsein tragen. In jedem Kapitel werden ein paar neue Fäden aufgenommen, die dem System Halt verleihen. Wir beginnen mit einer Definition des Krebses, die vielen neu sein wird, und dem Versuch, die eigenen Hilfsquellen, die uns zur Überwindung von Krankheiten zur Verfügung stehen, in ihrem Wert zu erkennen.

3

Die Suche nach den Ursachen der Krebserkrankung

Viele unserer Patienten beginnen bei uns über die Frage zu grübeln, was Krebs denn eigentlich ist und was ihn verursachen mag. Meistens stellen sie sich die Frage: «Warum gerade ich?» Wir beabsichtigen zwar, eine Definition der Krankheit anzubieten und die Ursachenforschung wenigstens in ihren Grundzügen zu umreißen, doch bildet die Beschäftigung mit der dritten Frage – warum gerade dieser Mensch an Krebs erkrankt und ein anderer nicht – den Kern des Buches. Dennoch müssen wir auch auf die ersten beiden Themen eingehen, um den Weg zur Beantwortung der Frage «Warum gerade ich?» zu ebnen.

Was ist Krebs?

Viele von uns haben einen geliebten Menschen durch Krebs verloren oder haben zumindest von den Schrecken der Krebserkrankung gehört, und so sind sie der Meinung, es handle sich um einen starken, widerstandsfähigen Eindringling, der imstande ist, den Körper restlos zu vernichten. Die biologische Beschaffenheit der Tumorzelle steht indes im Widerspruch zu dieser Auffassung: In Wirklichkeit ist sie schwach und unsicher.

Die Entwicklung des Krebses beginnt damit, daß eine Zelle auf Grund falscher genetischer Informationen nicht imstande ist, die ihr zugedachte Funktion zu erfüllen. Die Ursache für diese Fehlinformation kann darin liegen, daß die Zelle schädlichen Substanzen oder Chemikalien ausgesetzt war oder durch äußere Einwirkung geschädigt wurde. Es besteht auch die Möglichkeit, daß dem Körper bei der ununterbrochenen Hervorbringung von Milliarden von Zellen gelegentlich ein Fehler unterläuft. Beginnt diese Zelle, sich zu teilen und an ihre Tochterzellen die gleiche genetische Fehlinformation weiterzugeben, bildet sich aus der abnormen Zellhäufung ein Tumor. Normalerweise sollte der Abwehrmechanismus unseres Körpers, das Immunsystem, diese Zellen erkennen und zerstören. Im Nu wären sie eingeschlossen und könnten sich nicht weiter vermehren.

Handelt es sich um bösartige, maligne Zellen, gehen Umwandlungen in ihnen vor, die es ihnen ermöglichen, sich sehr schnell zu vermehren und das angrenzende Gewebe zu durchdringen. Während zwischen normalen Zellen eine Art «Kommunikation» besteht, die ihre übermäßige Vermehrung verhindert, sind die malignen Zellen derart ungeordnet, daß sie nicht auf die Kommunikation der umliegenden Zellen ansprechen und sich rücksichtslos auszubreiten beginnen. Normalerweise werden sie vom Organismus vernichtet. Geschieht dies aber nicht, kann die Geschwulst der entarteten Zellen, der Tumor, die Funktionen von Organen blockieren, indem sie entweder zu einer solchen Größe anwächst, daß sie einen regelrechten physischen Druck auf ein Organ ausübt, oder indem sie gesunde Organzellen zerstört und durch ihre malignen Zellen ersetzt. In schweren Fällen brechen maligne Zellen aus der Muttergeschwulst aus und lassen sich in andere Teile des Organismus treiben, wo sie sich irgendwo festsetzen und sich ebenfalls zu vermehren und damit neue Tumoren zu bilden beginnen. Diese Streuungen werden «Metastasen» genannt.

Wie entsteht Krebs?

Unsere Patienten sind gewöhnlich nur so weit über den Stand der Krebsforschung informiert, daß sie meinen, die Medizin sei im Begriff, die Ursachen einzukreisen – und sie neigen dazu, die Schuld äußeren Faktoren zuzuweisen. Heute glaubt jeder zu «wissen», daß Krebs von sogenannten karzinogenen Substanzen, durch genetische Disposition, durch Strahlen oder möglicherweise durch die Ernährung verursacht wird. In Wirklichkeit liefert nicht einer dieser Faktoren eine ausreichend plausible Antwort auf die Frage: Wer bekommt Krebs, und wer bekommt ihn nicht? Betrachten wir jeden dieser Faktoren für sich.

Karzinogene Substanzen

Zweifellos gibt es bestimmte Schadstoffe, zum Beispiel Anilinfarben, Asbest, Teer und andere chemische Substanzen, die offensichtlich auf die genetische Information einer Zelle einwirken und auf diese Weise Krebs erzeugen können. Setzt man Labortiere eine Zeitlang hohen Dosen dieser Schadstoffe aus, so steigt die Krebsrate unter ihnen deutlich an – das ist wissenschaftlich erwiesen. Deshalb werden solche Substanzen «Karzinogene« oder «Kanzerogene» genannt.

Die Tatsache, daß mit zunehmender Industrialisierung die prozentuale Häufigkeit der Krebserkrankungen ansteigt, untermauert die These, daß diese Schadstoffe Krebs verursachen. In den USA, in Westeuropa und anderen industrialisierten Gegenden ist Krebs eine sehr verbreitete Krankheit. Da die Industrialisierung eine ständig wachsende Umweltverschmutzung zur Folge hat und die Bevölkerung diesen Karzinogenen in zunehmendem Maße ausgesetzt wird, führt man die steigende Krebsrate auf diese mit der Industrialisierung einhergehende Umweltverseuchung zurück. Tatsächlich stimmen die Krebsraten in der Sowjetunion, wo die Industrialisierung noch nicht so weit vorangeschritten ist wie in vielen westlichen Staaten, genau mit denen überein, die in den USA bereits vor zwanzig Jahren festgestellt wurden. Viele Wissenschaftler vermuten, daß diese zeitliche Verzögerung der zeitlich verzögerten Industrialisierung in der UdSSR entspricht.

Andere Forscher halten dagegen, daß in industrialisierten Ländern auch die medizinische Versorgung besser sei. Daher stürben in Ländern mit einem niedrigeren Entwicklungsstand Menschen an Leiden oder Krankheiten, die in hochindustrialisierten Ländern geheilt werden, oder sie leben gar nicht lange genug, um Krebs zu bekommen. Wenn auch die Tatsache, daß die Menschen auf Grund besserer medizinischer Versorgung länger leben, das Ansteigen der tödlichen Krebsfälle in den Industriegesellschaften teilweise erklärt, so bietet sie doch keine befriedigende Erklärung für das Phänomen als solches.

Gäbe es eine unmittelbare, einfache Kausalverbindung zwischen der Einwirkung von Schadstoffen, Chemikalien, starken Reizstoffen und Krebs, müßte sich eine steigende Exponierung in einer Zunahme der Krebsfälle äußern. Auf breiter statistischer Basis trifft dies auch zu; trotzdem bekommen die allermeisten Menschen, die diesen Substanzen ausgesetzt sind, keinen Krebs, während andererseits zahllose Krebspatienten offensichtlich mit keinen hohen Schadstoffdosen in Berührung gekommen waren und dennoch erkrankten. Mit anderen Worten: Weder reichen Karzinogene allein aus, um Krebs zu verursachen, noch verhindert eine geringere Karzinogenexponierung eine Krebserkrankung automatisch. Hier brauchen wir weitere Aufschlüsse.

Erbanlagen

Die Frage, warum der eine Krebs bekommt und ein anderer nicht, haben Forscher mit der These zu beantworten versucht, daß manche Menschen auf Grund ihrer Erbanlagen eine größere Zahl von anomalen Zellen bilden oder zu einer schwächeren Reaktion des Immunsystems auf anomale Zellen neigen. Die Beobachtung, daß in manchen Familien wesentlich häufiger Krebsfälle auftreten als in anderen, hat eine lebhafte Forschungstätigkeit auf diesem Gebiet in Gang gesetzt. So hat man aus besonders krebsanfälligen Mäusekulturen ganze Stämme von Mäusen für Krebsexperimente gezüchtet. Doch ein mit diesen krebsanfälligen Mäusen durchgeführter Großversuch ließ beträchtliche Zweifel an jeder reinen Vererbungstheorie aufkommen. Im Rahmen dieses Versuchs setzte Dr. Vernon Riley von der University of Washington einige dieser Mäuse einem erhöhten Stress aus, während er eine Kontrollgruppe aus demselben Mäusestamm in eine stressfreie Umgebung versetzte. Zur Zeit dieser Untersuchung hätten sich den Erwartungen zufolge bei 80 Prozent der Mäuse Krebsgeschwulste bilden müssen. Wie sich jedoch herausstellte, bekamen 92 Prozent der einer Stress-Situation ausgesetzten Mäuse Krebs, von den nicht belasteten Mäusen hingegen nur 7 Prozent. Obwohl sämtliche Mäuse die gleiche genetische Krebsprädisposition hatten, war doch das Ausmaß an Umweltstress der ausschlaggebende Einflußfaktor bei der Entstehung von Krebs.

Weitere Versuche, Krebserkrankungen auf Erbanlagen

zurückzuführen, wurden unternommen, indem man die Krebsarten verschiedener Länder miteinander verglich. Zum Beispiel ist in Japan die niedrigste Brustkrebsrate der Welt festgestellt worden. Noch vor wenigen Jahren vermutete man, dies sei auf eine ererbte, allen Japanern gemeinsame, rassisch bedingte Resistenz zurückzuführen. Doch dann entdeckte man, daß die Japanerinnen, die in die USA übergesiedelt waren, viermal so anfällig für Brustkrebs waren wie die in ihrem Heimatland lebenden. Offensichtlich beruhen die Unterschiede in diesem Fall nicht auf rassischen oder genetischen Faktoren, sondern sind darauf zurückzuführen, daß die Japanerinnen in Japan und nicht in Amerika leben.

Andere kulturvergleichende Studien erbrachten ähnliche, ebenfalls wenig überzeugende Resultate. Zudem gehen Veränderungen in den Erbanlagen nur sehr langsam vor sich, da sie von Generation zu Generation weitergegeben werden müssen. Insofern läßt sich das auffallend häufigere Vorkommen von Krebs in industrialisierten Ländern in den vergangenen fünfundzwanzig bis fünfzig Jahren nicht ohne weiteres als genetisch bedingt erklären.

Mögen genetische Faktoren auch eine Rolle spielen, so glauben wir doch nicht, daß sie allein zur Erklärung des unterschiedlichen Auftretens von Krebserkrankungen in der Welt ausreichen. Wichtig ist, sich vor Augen zu halten, welche Umweltbelastungen mit der Industrialisierung einhergehen, und diese Informationen in unsere Bemühungen um eine Klärung des Krebsphänomens einzubeziehen.

Strahlung

Ein weiterer «Verdächtiger» in der Reihe der möglichen Krebsverursacher ist die Strahlung, denn bekanntlich kann sie erbliche Zellmutationen hervorrufen, die zur Tumorbildung führen. Wir alle sind den verschiedensten Strahlungen ausgesetzt. Erstens wird unsere Erde fortwährend aus dem Weltall mit der sogenannten «kosmischen Strahlung» bombardiert. Möglicherweise verursacht diese Strahlung gelegentlich Veränderungen der Zellstruktur, die einen karzinogenen Prozeß in Gang setzen. Doch kein ernsthafter Forscher wird je behaupten, daß diese natürliche Strahlung eine der Hauptursachen für Krebs ist. Zunächst einmal sind alle Regionen der Erde dieser Art von Strahlung gleichermaßen ausgesetzt, und so kann man wohl schwerlich die Abweichungen hinsichtlich der Krebsarten und der Häufigkeit der Tumorerkrankungen in den verschiedenen Ländern auf sie zurückführen. Würde diese Dauerbestrahlung tatsächlich zu den Hauptursachen für die Entstehung von Krebs zählen, müßte ihre Wirkung in allen Ländern wenigstens annähernd gleich sein.

Viel diskutiert wird neuerdings auch die Möglichkeit, daß das aus den Sprühdosen entweichende Fluorkarbon die schützende Ozonschicht in der Atmosphäre zerstören könnte, was einen stärkeren Einfall von ultravioletter Strahlung zur Folge hätte. Wenn diese Vermutung zutrifft, so weist sie auf eine ernst zu nehmende Gefährdung unserer Gesundheit hin, doch können Krebserkrankungen, von Hautkrebs abgesehen, normalerweise nicht mit ultravioletten Strahlen in Verbindung gebracht werden. Und da die in Aussicht gestellten Veränderungen in der Atmosphäre bis jetzt nicht eingetreten sind, kommen sie als Ursache für unsere heutigen Krebsfälle nicht in Betracht.

Heftige Diskussionen sind auch um die schädliche Wirkung von Röntgen- und anderen in der medizinischen Diagnostik und Therapie angewandten Strahlen geführt worden. Klare Beweise für solche gefährlichen Nebenwirkungen gibt es nicht, doch Vorsicht ist allemal geboten (zum Beispiel könnten Beobachtungen auf mögliche Zusammenhänge zwischen der Anwendung von Strahlentherapie bei Arthritis und späterer Entstehung von Leukämie schließen lassen). Dennoch, wollte man diese Art von Bestrahlung zur Krebsursache erklären, stünde man dem gleichen Problem gegenüber wie bei der Schadstoff-Therapie: Unzählige Leute, die mit hohen Dosen von Röntgen- oder anderen Strahlen behandelt wurden, sind nicht an Krebs erkrankt, wohingegen andere, die relativ niedrigen Strahlendosen ausgesetzt wurden, nach einiger Zeit an dieser Krankheit litten. Statistisch gesehen mögen Strahlen eine gewisse Rolle spielen, doch auf die Patientenfrage «Warum gerade ich?» gibt dieser Faktor keine befriedigende Antwort.

Ernährungsweise

Daß die Ernährung eine mögliche Ursache für Krebs sein könnte, ist ein Erklärungsversuch jüngeren Datums. Einige Wissenschaftler vermuten, daß das häufige Auftreten bestimmter Krebsarten auf den Fettgehalt in unserer Nahrung zurückzuführen sei. Ausführliche Tierversuche haben gezeigt, daß bei einer Verringerung der Kalorienaufnahme auch die Krebshäufigkeit abnimmt. Es scheint, daß Krebs, wie andere Degenerationskrankheiten, die Überernährten am härtesten trifft.

In Japan zum Beispiel, wo die Ernährung überwiegend aus Fisch und Reis besteht und wesentlich weniger Fett enthält als in Amerika und Europa, ist die Krebsrate niedriger, und auch die Krebsformen ergeben ein ganz anderes Profil als in anderen industrialisierten Ländern. Da unter den in den USA lebenden Japanern die Krebsrate – wie erwähnt – steil ansteigt, kaprizieren sich manche Forscher bei ihrer Suche nach einer Erklärung auf die Unterschiede hinsichtlich der Ernährung.

Neben der Ernährung gibt es noch andere Faktoren, die eine Erklärung für die in Japan vergleichsweise niedrige Krebsrate liefern könnten. Zum Beispiel könnten kulturelle Einflüsse eine entscheidende Rolle spielen, da sie, stärker als die Ernährung, unsere Lebensweise, unsere Ansichten und Gefühle prägen. Doch ändert das nichts an der Tatsache, daß viele Japaner, die wenig Fett zu sich nehmen, an Krebs erkranken, während viele Menschen der westlichen Hemisphäre trotz ihrer fetthaltigen Ernährung von dieser Krankheit verschont bleiben.

Es liegen noch andere Studien vor, die an der Theorie, daß Krebs allein auf Ernährungsfehler zurückzuführen sei, zweifeln lassen. Auf eine der seltsamsten Entdeckungen in der Geschichte der Krebsforschung stießen Wissenschaftler bei vergleichenden Untersuchungen der Krebshäufigkeit unter katatonischen und paranoiden Schizophrenen.

Katatonie ist eine Form von Geisteskrankheit, bei der sich der Betroffene jedem äußeren Kontakt verschließt. Typisch für Katatoniker ist, daß sie nicht sprechen und auch nicht reagieren, wenn man sie anspricht. Häufig können sie nicht einmal die Initiative zum Essen oder zu anderen lebenswichtigen Handlungen aufbringen. Sie isolieren sich, schirmen sich von der Außenwelt ab. (Auch schirmen andere sie – das muß hier betont werden – von der Außenwelt ab.) Unter ihnen ist die Krebsanfälligkeit sehr gering.

Anders als die Katatoniker, die einfach abschalten, reagieren Paranoiker überempfindlich auf Menschen in ihrer Umgebung – oft fühlen sie sich von allen verfolgt. Unter diesen paranoiden Schizophrenen treten Krebserkrankungen weit häufiger auf als in der normalen Bevölkerung. Es sieht so aus, als böte die Fähigkeit der Katatoniker, sich gegen die Außenwelt abzuschließen, einen gewissen Schutz gegen krebsauslösende Faktoren, wohingegen der Paranoiker dieses Schutzes entbehrt.

Zwischen diesen beiden speziellen Probandengruppen und der These, daß die Ernährung etwas mit der Entstehung von Krebserkrankungen zu tun habe, besteht folgender Zusammenhang: Sowohl die Katatoniker als auch die Paranoiker erhalten in Anstalten die gleiche Verpflegung, und doch unterscheiden sie sich hinsichtlich ihrer Krebsanfälligkeit erheblich. Darüber hinaus ähnelt diese Verpflegung weitgehend der Ernährungsweise des Durchschnittsamerikaners. Dennoch weicht die Krebsrate in beiden Gruppen von der der amerikanischen Bevölkerung insgesamt deutlich ab. So dürfte die Erklärung für diese Unterschiede eher auf psychologischem Gebiet zu suchen sein.

Doch schließt die Tatsache, daß eine andere Population mit niedriger Krebsrate eine für die Menschen westlicher Kulturen typische Kost verzehrt, nicht aus, daß die niedrige Krebsrate in Japan möglicherweise dennoch ernährungsbedingt ist. Vielmehr sollte uns dies veranlassen, uns ein zweites Mal die Frage zu stellen, worin sich Japan von anderen Ländern unterscheidet: Wenn die Ernährungsweise der Japaner im Vergleich zu den anderen Industrienationen einmalig ist, so ist auch ihre Kultur einmalig. Da Einstellungen und Empfindungen anerkanntermaßen einen Einfluß auf Krankheiten haben, müssen auch kulturelle Faktoren für das verschieden häufige Auftreten von Krebserkrankungen von großer Bedeutung sein – werden doch Einstellungen und Empfindungen der Völker von ihren unterschiedlichen Kultursystemen geprägt.

Keine dieser Theorien kann allein die Frage nach der Ursache für die Entstehung von Krebs ausreichend beantworten. Doch wird in jede Erklärung für dieses Phänomen zumindest eine wesentliche Teilursache miteinbezogen werden müssen: die Hemmung des natürlichen Abwehrsystems unseres Körpers.

Das Immunsystem: unsere natürliche Abwehr gegen Krankheiten

In die Suche nach den Ursachen der Krebserkrankung hat man ungeheure Mengen an Zeit, Energie und Geld investiert, und doch wurde dabei oft eine wichtige Tatsache übersehen: Die meisten Menschen bleiben kerngesund, obwohl sie Substanzen ausgesetzt sind, von denen man weiß, daß sie Krebs erzeugen. Zum Beispiel besteht kein Zweifel daran, daß die Anfälligkeit für Lungenkrebs durch starkes Rauchen deutlich ansteigt. Wenn jedoch die Einwirkung von Nikotin und Teer die einzige Entstehungsbedingung für Lungenkrebs wäre, müßten alle starken Raucher diese Krankheit bekommen. Doch die meisten starken Raucher erkranken nicht an Lungenkrebs. Um diese Krankheit zu begreifen, müssen wir uns also nicht nur fragen, was bei manchen Menschen Krebs verursacht, sondern zugleich auch, was die meisten Menschen vor Krebs bewahrt. Mit anderen Worten: Was erhält uns eigentlich gesund?

Einer der wichtigsten Faktoren der Gesundheit wie der Krankheit ist das natürliche Abwehrsystem unseres Körpers. Wir alle sind ständig von Krankheiten bedroht. Wir können einen Schnupfen bekommen, aber auch eine Grippe oder eine ernstere Infektionskrankheit. Doch die Tatsache, daß wir der Ansteckungsgefahr ausgesetzt sind, hat noch nicht automatisch zur Folge, daß wir auch krank werden. Denn der Abwehrmechanismus des Körpers – das Immunsystem – ist so mächtig und wirksam, daß die meisten Menschen nur sehr selten einen Arzt aufzusuchen brauchen. Wir können uns das Immunsystem stark vereinfacht folgendermaßen vorstellen: Es setzt sich aus verschiedenartigen Zellen zusammen, die die Aufgabe haben, Fremdkörper anzugreifen und zu vernichten. Jedesmal, wenn sich an einer Schnittwunde Eiter bildet, sollte Sie das an Ihr Immunsystem erinnern, das hier aktiv wird. Eiter ist nichts anderes als eine Zusammenballung von weißen Blutkörperchen - dem Hauptbestandteil des Immunsystems -, die an an die verletzte Stelle geeilt sind, um die Infektion einzugrenzen und zu beseitigen. Dieser Selbstheilungsvorgang findet ständig und in allen Regionen unseres Körpers statt.

Es gibt zahlreiche Fälle, in denen sich erst bei einer Röntgendurchleuchtung des Brustkorbs herausstellt, daß ein Mensch irgendwann eine leichte Form der Tuberkulose gehabt hat, die durch die Abwehrmechanismen des Körpers zurückgedrängt worden ist, ohne daß der Betreffende auch nur die geringsten Anzeichen einer Krankheit verspürt hat. Auf ähnliche Weise kämpft der Körper gegen Krebszellen. Sie werden eingeschlossen oder zerstört, so daß sie keinen Schaden anrichten können. Dies ist eine mechanische Routinearbeit des Abwehrsystems.

Die Effektivität des natürlichen Immunsystems bei der Beseitigung alles Fremdartigen und Anomalen ist so groß, daß sie heute eines der Hauptprobleme bei der Organtransplantation ist. Normalerweise ist dieses Phänomen eine wesentliche Voraussetzung für das Überleben, doch bei der Transplantation muß das fremde Organ vom Körper akzeptiert werden, sonst stirbt der Patient. Deshalb erhalten Kranke vor und nach solchen schweren Eingriffen Medikamente, die die Abwehrreaktionen des Körpers hemmen. Das führt nun allerdings zu einem weiteren gravierenden Problem: Die Medikamente, die verhindern sollen, daß der Körper das Transplantat ablehnt, setzen zugleich auch seine Fähigkeit herab, andere Gefahren wie Infektionskrankheiten oder anomale Zellbildungen abzuwehren. Deshalb wird in den Krankenhäusern sorgfältig darauf geachtet, daß der Patient nach der Operation keiner Ansteckungsgefahr ausgesetzt ist. Das Transplantat wird ständig gründlich auf anomale Bildungen hin überwacht. Komplikationen, die trotz aller Sorgfalt hin und wieder auftreten, können tödliche Folgen haben.

Über einen solchen – seltenen – Fall berichtet Dr. Ronald Glasser in seinem Buch ‹*The Body Is the Hero*›. Einem Kranken, der Medikamente zur Unterdrückung der Immunreaktion erhalten hatte, wurde eine Niere mit Krebsknoten eingepflanzt, obwohl man alles getan hatte, um sicherzugehen, daß der Spender der Niere gesund war. Nach der Operation setzte man die Verabreichung dieser Immunsuppressiva fort, um zu erreichen, daß der Körper die Niere annimmt. Wenige Tage später begann sich das verpflanzte Organ zu vergrößern. Diese Reaktion konnte eine Form der aktiven Ablehnung des Körpers sein, doch die Niere funktionierte weiterhin normal. Einige Tage darauf stellten die Ärzte bei einer Routinedurchleuchtung einen Tumor im Brustkasten des Patienten fest. Da man vier Tage zuvor eine Röntgenaufnahme gemacht hatte, auf der kein Knoten zu sehen gewesen war, konnte er sich erst nach der Operation entwickelt haben.

Einen Tag später zeichneten sich auf einer weiteren Röntgenaufnahme auch im anderen Lungenflügel die Umrisse eines Tumors ab. Als die Ärzte daraufhin eine Notoperation durchführten, zeigte sich, daß die obere Hälfte der verpflanzten Niere dreimal so groß war wie die untere. Eine Biopsie dieses anomalen Gewebes ergab, daß es mit malignen Zellen durchsetzt war. Die Ärzte schlossen daraus, daß die Knoten in der Lunge bereits Metastasen dieser Muttergeschwulst waren. Am verblüffendsten war das rapide Wachstum der Krebszellen. Innerhalb weniger Tage hatten sich Karzinome gebildet, die normalerweise Monate oder Jahre für ihre Entwicklung gebraucht hätten. Notgedrungen beschlossen die Ärzte, die gegen die Abwehrreaktion gegebenen Medikamente sofort abzusetzen.

Glaser berichtet weiter:

«Innerhalb von wenigen Tagen reagierte das Immunsystem des Patienten wieder normal. Die Krebsknoten in seinen Lungenflügeln bildeten sich zurück, und die transplantierte Niere begann zu schrumpfen. Doch nach Absetzen der Medizin zeigte sich deutlich, daß das Transplantat vom Körper nicht angenommen wurde. Es blieb uns keine Wahl. Wir konnten nicht das Risiko einer erneuten Tumorbildung eingehen, und so erhielt der Patient auch weiterhin keine das Immunsystem hemmenden Medikamente. Der Krebs war besiegt, aber die Niere wurde vom Körper zurückgewiesen. Sie wurde entfernt, und der Patient mußte wieder regelmäßig zur Dialyse. Er überlebte ohne neuerliche Anzeichen von Krebs.»

Die Ärzte schlossen daraus, daß das Immunsystem des Spenders die Krebszellen in der Niere unter Kontrolle gehalten, ihre Ausbreitung verhindert hatte. Möglicherweise war die natürliche Abwehrreaktion des Spenders so stark, daß er nie etwas von dem Vorhandensein maligner Zellen in seinem Körper erfahren hätte. Doch als das Organ in einen anderen Körper verpflanzt wurde, dessen Abwehrsystem durch Medikamente geschwächt war, gab es nichts mehr, was die Krebszellen daran hindern konnte, Amok zu laufen. Trotz ihrer raschen Ausbreitung – und das ist sehr wichtig – wurden die Krebszellen ebenso rasch zerstört, sobald das Abwehrsystem wieder normal funktionierte.

Diese Krankengeschichte und die Ergebnisse zahlreicher Untersuchungen lassen erkennen, daß die Entwicklung eines Krebses nicht nur durch die Existenz von anomalen Zellen bedingt wird, sondern auch *durch die Unterdrückung der normalen Abwehrmechanismen des Körpers.* Diesen Untersuchungen ist es zu verdanken, daß die Mediziner heute die sogenannte «Überwachungstheorie» weitgehend akzeptieren.

Überwachungstheorie und Krebsanfälligkeit

Dieser Theorie zufolge bringt jeder Mensch von Zeit zu Zeit Krebszellen hervor, entweder auf Grund äußerer Faktoren oder einfach infolge einer fehlerhaften Zellvermehrung. Normalerweise hält das Immunsystem des Körpers aufmerksam Ausschau nach abnormen Zellen, um sie zu zerstören (daher der Ausdruck «Überwachung»). Wenn also Krebs entsteht, muß das Immunsystem in irgendeiner Weise gehemmt worden sein.

Die möglichen Ursachen für diese Hemmung werden wir in späteren Kapiteln zu ergründen versuchen, doch wichtig ist an dieser Stelle, zu erkennen, daß in dem Menschen, der Krebs bekommt, etwas vorgeht, das ihn anfällig macht.

Schadstoffe, Strahlung, genetische Prädisposition, Ernährung – alle vier Faktoren können eine Rolle bei der Verursachung der Krankheit spielen, doch keiner von ihnen liefert eine ausreichende Erklärung für die Entstehung des Krebses, wenn man nicht zugleich auch die Frage in Betracht zieht, warum bestimmte Individuen zu einem bestimmten Zeitpunkt ihres Lebens an Krebs erkranken. Mit Sicherheit sind sie auch zu anderen Zeiten Schadstoffen oder Strahlungen ausgesetzt gewesen. Besteht eine genetische Prädisposition, so war sie seit der Geburt vorhanden. Die Ernährungsweise ist vermutlich seit Jahren etwa gleichgeblieben. Und einer durch viele Untersuchungen gestützten Theorie der modernen Krebsforschung zufolge hat wahrscheinlich jeder gelegentlich in seinem Leben anomale Zellen im Körper. Unabhängig davon, ob anomale Zellen durch äußere Faktoren entstehen oder hin und wieder auf Grund eines natürlichen Vorgangs im Organismus auftreten, lautet die entscheidende Frage: Welcher Fehler im Abwehrmechanismus des Körpers läßt es zu, daß sich die Zellen zu einem bestimmten Zeitpunkt zu teilen und einen lebensbedrohenden Tumor zu bilden beginnen? Was hindert das Immunsystem des Körpers an der Ausübung einer Funktion, die es viele Jahre lang erfolgreich erfüllte?

Die Antworten auf diese Fragen führen uns zu den emotionalen und geistigen Gesundheits- und Krankheitsfaktoren zurück. Die gleichen Faktoren, die mit bestimmen können, ob der eine Patient am Leben bleibt und der andere mit gleicher Diagnose und bei gleicher Behandlung stirbt, haben auch Einfluß darauf, warum die eine Person erkrankt und eine andere nicht. Wir werden in den beiden folgenden Kapiteln zeigen, daß es bereits eine Reihe von wertvollen Anhaltspunkten gibt, die unser Vorgehen in dieser Richtung rechtfertigen.

Erstens besteht ein unübersehbarer Zusammenhang zwischen Stress und Erkrankung. Zweitens steigt die Krebshäufigkeit bei Labortieren beträchtlich an, wenn sie einem andauernden Stress ausgesetzt werden. Drittens: Es sind erhebliche Unterschiede hinsichtlich der Häufigkeit von Krebserkrankungen bei Patienten mit verschiedenen seelischen und emotionalen Problemen festgestellt worden. Alle diese Beobachtungen weisen deutlich auf Zusammenhänge zwischen der emotionalen Verfassung und Krankheit hin.

Wir wollen uns nun mit der Frage befassen, welche wichtigen neuen Aufschlüsse uns die Wechselwirkung zwischen Geist, Körper und Emotionen über die erhöhte Anfälligkeit für Krankheiten allgemein und für Krebs im besonderen vermitteln kann. Vielleicht können wir auf Grund dieser Aufschlüsse die Frage beantworten: «Warum gerade ich?»

4

Die Verbindung zwischen Stress und Krankheit

Zwischen Stress und Erkrankung besteht ein deutlicher Zusammenhang. Einer der ersten, die darauf hinwiesen, daß Gemütsbelastungen krank machen können, war in den zwanziger Jahren Hans Selye von der Universität Prag. Neuere Untersuchungen an Menschen und Versuchstieren haben Selyes Forschungsergebnisse bestätigt und erste Aufschlüsse über den physiologischen Vorgang erbracht, der dazu führt, daß emotionale Reaktionen auf Stress eine erhöhte Krankheitsanfälligkeit bewirken können. Diese Entdeckungen sind für Krebspatienten von entscheidender Bedeutung, da sie erkennen lassen, daß die Auswirkungen einer emotionalen Überbelastung das Immunsystem lahmlegen und damit die natürlichen Abwehrreaktionen gegen Krebs und andere Krankheiten hemmen können.

Stressmessung und Krankheitsprognose

Seit vielen Jahren beobachten Ärzte, daß Menschen nach hochgradig stressauslösenden Ereignissen in ihrem Leben eine deutlich größere Neigung zu Erkrankungen zeigen. Sie werden nach großen seelischen Erschütterungen nicht nur von den für gewöhnlich psychischen Ursachen zugeschriebenen Krankheiten - von Magengeschwüren, Bluthochdruck, Herzleiden, Kopfschmerzen usw. - befallen, sondern auch von Infektionskrankheiten und Rückenschmerzen. Sogar die Unfallquote steigt bei diesen Menschen deutlich an.

Dr. Thomas H. Holmes und seine Mitarbeiter von der medizinischen Fakultät der University of Washington machten es sich zur Aufgabe, diese Beobachtungen wissenschaftlich zu erhärten. Sie entwickelten eine Methode, mit der sie die Höhe der Stressbelastung oder seelischer Erregungszustände im Leben eines Menschen objektiv messen können: Dr. Holmes und Dr. Rahe entwarfen eine Skala, mit deren Hilfe sie belastenden Ereignissen und Vorgängen bestimmte Zahlenwerte zuordneten. Die Summe der Zahlenwerte sämtlicher stresserzeugender Ereignisse im Leben eines Menschen konnte über das Ausmaß der Stressbelastung, der er ausgesetzt war, Auskunft geben:

Skala zur Bewertung der sozialen Anpassung

Ereignis	*Bewertung*
Tod des Ehepartners	100
Scheidung	73
Trennung der Ehepartner	65
Gefängnishaft	63
Tod eines Angehörigen	63
Körperverletzung oder Krankheit	53
Heirat	50
Entlassung	47
Aussöhnung der Ehepartner	45
Pensionierung	45
Erkrankung eines Angehörigen	44
Schwangerschaft	40

Sexuelle Probleme	39
Familienzuwachs	39
Geschäftlicher Neuanfang	39
Veränderung des finanziellen Status	38
Tod eines engen Freundes	37
Arbeitswechsel	36
Veränderung in der Häufigkeit ehelicher Auseinandersetzungen	36
Hypotheken oder Darlehen in größerer Höhe	31
Verfall einer Hypothek oder eines Darlehens	30
Veränderung des beruflichen Verantwortungsbereichs	29
Sohn oder Tochter verlassen das Haus	29
Schwierigkeiten mit angeheirateten Verwandten	29
Hervorragende persönliche Leistung	28
Ehepartner wird (wieder) berufstätig oder hört auf zu arbeiten	26
Schuleintritt oder Schulabschluß	26
Veränderung der Lebensbedingungen	25
Änderung persönlicher Gewohnheiten	24
Schwierigkeiten mit dem Vorgesetzten	23
Veränderung der Arbeitszeit oder der Arbeitsbedingungen	20
Wechsel des Wohnorts	20
Schulwechsel	20
Veränderte Freizeitgewohnheiten	19
Veränderung der kirchlichen Aktivitäten	19
Veränderung der sozialen Aktivitäten	18
Kleinere Hypotheken oder Darlehen	17
Veränderung der Schlafgewohnheiten	16
Veränderung der Anzahl der Familienzusammenkünfte	15
Veränderung der Eßgewohnheiten	15
Urlaub	13
Weihnachtszeit	12
Geringfügige Gesetzesübertretungen	11

Diese Skala umfaßt Geschehnisse, die wir alle als Stressfaktoren empfinden, zum Beispiel den Tod eines Ehepartners, Scheidung oder den Verlust des Arbeitsplatzes. Interessanterweise enthält sie aber auch Ereignisse, die gewöhnlich als positive Erfahrungen gelten, zum Beispiel Heirat, Schwangerschaft oder hervorragende Leistungen. Sie alle können eine Veränderung unserer Gewohnheiten, unseres Umgangs mit Menschen oder unseres Selbstbildes zur Folge haben. Sie können als positiv empfunden werden, aber auch ein gut Teil Selbstbeobachtung von uns verlangen und sogar ungelöste emotionale Konflikte an die Oberfläche bringen. Entscheidend ist die Notwendigkeit, sich an die *Veränderung* anzupassen, unabhängig davon, ob sie für uns positiv oder negativ ist.

An Hand dieser Messungen konnten Holmes und seine Mitarbeiter mit einem hohen Grad an statistischer Genauigkeit voraussagen, ob eine Erkrankung eintritt oder nicht. 94 Prozent der Probanden, die innerhalb von zwölf Monaten mehr als 300 Punkte der Skala erreichten, erkrankten im Untersuchungszeitraum, während von den Testpersonen, bei denen weniger als 200 Punkte gezählt wurden, nur 9 Prozent in der gleichen Zeit krank wurden. Eine weitere zwölfmonatige Untersuchung ließ erkennen, daß Personen, deren Gesamtpunktzahl im oberen Drittel der festgestellten Werte aller Untersuchungsteilnehmer lag, zu 90 Prozent mehr krank waren als die Probanden, deren Gesamtpunktzahl sich im unteren Drittel befand.

Obwohl man mit Hilfe dieser Skala die Wahrscheinlichkeit von Erkrankungen bestimmen kann, ist es doch andererseits nicht möglich, vorauszusagen, wie der einzelne auf Stress-Situationen reagieren wird. Selbst bei Holmes' Studie wurden 51 Prozent derjenigen, die während der Untersuchungszeit 300 Punkte oder mehr erreichten, nicht krank. Zwar erzeugt Stress eine deutliche Krankheitsprädisposition, doch scheint der entscheidende Faktor die Art und Weise zu sein, wie ein Mensch mit ihm fertig wird.

Es versteht sich von selbst, daß die Bedeutung eines Ereignisses – selbst eines stresserzeugenden Erlebnisses – von Mensch zu Mensch verschieden aufgenommen wird. Der Verlust der Arbeitsstelle wird bei einem Zwanzigjährigen meist weniger Stress auslösen als bei einem Menschen in den Fünfzigern. Wenn jemand dem Rentnerdasein erwartungsvoll entgegenblickt, weil er dann endlich seinen Neigungen nachgehen kann, wird er die Pensionierung als weniger belastend empfinden als jemand, der sie als Zwang ansieht. Manche Scheidungen sind außerordentlich bitter und mit schweren Erschütterungen verbunden, während andere vergleichsweise freundschaftlich verlaufen. Das gleiche gilt auch für all die anderen auf der Stressliste aufgeführten Situationen. Da die Geschehnisse Veränderungen mit sich bringen, rufen sie alle mehr oder weniger großen Stress hervor. Nur sein Ausmaß variiert von Person zu Person.

Stresserlebnisse können sich in einem solchen Maße anhäufen, daß der Betroffene sie nicht mehr bewältigen kann und infolgedessen erkrankt. Doch gewöhnlich sind die Beziehungen zwischen Stress und der Fähigkeit des Individuums, mit ihm fertig zu werden, komplexer, vielschichtiger. Holmes und Masuda weisen in ihrer Analyse der Gründe, die bei Stress zu Krankheiten führen, ausdrücklich auf die Bedeutung der individuellen Reaktion hin:

«Die Erklärung für dieses Phänomen liegt vermutlich darin, daß die Bemühungen des Individuums, mit seinen Problemen fertig zu werden, seine Widerstandskraft gegen Krankheiten vermindern – *vor allem, wenn er sich unzureichender Methoden der Problembewältigung bedient*, wenn sie hinsichtlich der Probleme, die er lösen will, unzweckmäßig sind. Diese Einsicht belehrt uns über die Grenzen des Menschen. Sie erinnert uns daran, daß wir nur über ein bestimmtes Maß an Kraft verfügen, das wir nicht überschreiten können. Wenn wir zu große Anstrengungen auf die Anpassung an unsere Umwelt verwenden müssen, bleibt uns weniger Energie zur Verhinderung von Krankheiten übrig. Ein zu hektisches Leben und das *Scheitern der Bemühungen, mit ihm fertig zu werden*, schafft die Bedingung für das Entstehen von Krankheiten» (Hervorhebungen durch die Verfasser).

Verschiedene Tierversuche erhärten die Bedeutung dieser Ergebnisse. Dr. Samudzhen konnte nachweisen, daß die Intensität des Krebswachstums bei Versuchstieren, die unter Stress gesetzt werden, deutlich größer ist als bei Tieren, die unter stressfreien Bedingungen leben. Und Dr. Turkevich zeigte, daß Stress bei Versuchstieren die Entwicklung von Tumoren stimuliert. In einer 1969 veröffentlichten Besprechung dieser Studien schrieb Dr. S. B. Friedman: «Es scheint jetzt erwiesen zu sein, daß bestimmte Umweltfaktoren psychosozialer Natur die Widerstandsfähigkeit gegen eine Reihe von Infektions- und Tumorerkrankungen schwächt.» Die Verbindung zwischen Stress und Krebs wurde in einer so großen Zahl von Tierversuchen aufgezeigt, daß Friedman auf einem Symposion der New York Academy of Science vorschlug, auf weitere Tierversuche auf diesem Gebiet zu verzichten, da der Zusammenhang bereits hinlänglich bewiesen sei.

Die Wissenschaftler, die diese Untersuchungen durchführten, haben zwar den Nachweis erbracht, daß Stress oft zu Erkrankungen führt, doch sie scheuen sich, darzustellen, *wie* dies geschieht. Anderen Forschern hingegen ist es gelungen, die Physiologie des Stresses zu beschreiben.

Wie Stress die Krankheitsanfälligkeit erhöht

Nur zögernd haben die Mediziner die Rolle des Stresses bei der Entstehung von Krankheiten anerkannt. Zum Teil ist dies auf die allgemeine Körper-Orientierung der Medizin zurückzuführen: Körperliche Leiden werden durch körperliche Ursachen hervorgerufen und sollten durch Eingriffe oder Mittel, die auf den Körper einwirken, geheilt werden. Was an den Studien der Stressforscher fehlte, um ihre Ergebnisse für die Mediziner annehmbarer zu machen, war die Identifizierung jenes physiologischen Mechanismus, durch den die emotionale Verfassung zum Ausbruch einer Krankheit beiträgt. Nachdem in den letzten Jahren zahlreiche neue Untersuchungen über die Auswirkungen von chronischem Stress durchgeführt worden sind, beginnen wir, diesen Mechanismus langsam zu begreifen. Damit Sie die Ergebnisse dieser Untersuchungen verstehen, ist es notwendig, daß Sie ein wenig mehr über die Physiologie des Stresses erfahren.

Das Nervensystem des Menschen ist das Produkt einer Evolution, die sich über Millionen von Jahren erstreckt hat. Während der längsten Zeit unserer Existenz als Homo sapiens unterschieden sich die an das Nervensystem gestellten Anforderungen erheblich von denen, die uns die moderne Zivilisation heute auferlegt. Um in primitiven Gesellschaften zu überleben, mußte der Mensch imstande sein, eine Gefahr augenblicklich wahrzunehmen und sofort zu entscheiden, was besser war: zu kämpfen oder die Flucht zu ergreifen. Auf diese Art der Mobilisierung ist unser Nervensystem angelegt: Bei einer Gefahr von außen wird unser Körper (über eine Veränderung des hormonalen Gleichgewichts und durch Signale unserer Nerven) unverzüglich auf «Flüchten» oder «Standhalten» programmiert.

Doch das Leben in unserer modernen Gesellschaft macht es erforderlich, daß wir häufig unsere «Kämpfe oder flieh»-Reaktionen verdrängen müssen. Wenn ein Polizist Sie an den Straßenrand winkt, weil Sie zu schnell gefahren sind, und Sie mit einem Strafzettel beglückt oder wenn Ihr Vorgesetzter sie anbrüllt, wird Ihr Körper instinktiv gegen die Gefahr mobilisiert. Doch unter unseren heutigen Bedingungen wäre weder die Kampf- noch die Fluchtreaktion sozial angemessen, und so lernen Sie, Ihre unwillkürlichen Reaktionen zu unterdrücken. Den ganzen Tag über sind Sie gezwungen, die Reaktionen Ihres Körpers auf Stress zu überwinden – wenn jemand einen Fehler begeht, wenn ein Auto zu laut hupt, wenn Sie in einer Schlange stehen, den Bus verpassen usw.

Der Körper ist so eingerichtet, daß ihm Stressmomente, denen er mit seinen spontanen «Kämpfe oder flieh»-Reaktionen begegnen kann, kaum schaden. Wenn sich jedoch die physiologische Stressreaktion nicht frei äußern kann – wegen der sozialen Konsequenzen –, dann hat das eine negative, kulminierende Wirkung auf den Körper zur Folge. Durch diese ständige Hemmung entsteht *chronischer* Stress, – Stress, der sich im Körper staut und nicht abreagiert werden kann. Er spielt, das wird immer deutlicher erkannt, bei vielen Erkrankungen eine bedeutsame Rolle.

Der bereits erwähnte Hans Selye, Endokrinologe und Leiter des Instituts für experimentelle Medizin und Chirurgie an der University of Montreal, hat die Wirkungen des chronischen Stresses auf den Körper beschrieben. Seine Darstellung liest sich wie eine Auflistung medizinischer Greuel.

Zunächst einmal erzeugt chronischer Stress häufig ein hormonales Ungleichgewicht. Da Hormone eine entscheidende Rolle bei der Regulierung der Körperfunktionen spielen, kann dieses Ungleichgewicht zu Bluthochdruck und schließlich zu Nierenschäden führen. Der Nierenschaden wiederum kann seinerseits schwere Hypertonie hervorrufen, die das chemische Ungleichgewicht weiter verstärkt.

Darüber hinaus können durch diese hormonalen Veränderungen Risse in den Arterienwänden entstehen. Der Körper repariert diese Schäden, indem er die Risse mit Cholesterinablagerungen ausfüllt, die wie Narben in die Blutbahn hineinragen. Bei einer starken Ablagerung verhärten sich die Arterienwände – eine Erscheinung, die wir unter dem Namen Arteriosklerose kennen. Diese Verhärtung hat zur Folge, daß das Herz stärker pumpen muß, um das Blut durch den Körper zirkulieren zu lassen, wodurch sich wiederum der Blutdruck erhöht. Bei weit fortgeschrittener Arteriosklerose gelangt immer weniger Blut und Sauerstoff zum Herzen, so daß es zur Koronarinsuffizienz kommen kann. Auch können die Cholesterinablagerungen die wichtigsten Koronararterien (Herzkranzgefäße) blockieren, so daß Teile des Herzmuskels absterben, was schließlich zum Herzversagen führt. Normalerweise wird der Körper versuchen, diese Beeinträchtigungen auszugleichen, doch unter chronischem Stress wird der für die Behebung des hormonalen Ungleichgewichts zuständige Mechanismus lahmgelegt. Das Ungleichgewicht bleibt als zunehmend lebensbedrohender Teufelskreis bestehen.

Hier offenbaren sich die deutlich spürbaren physischen Auswirkungen des Stresses. Doch wirkt er noch auf eine andere, für Krebspatienten höchst bedeutsame Weise auf das Körpergeschehen ein: Selye hat entdeckt, daß das für die Einkreisung und Zerstörung der Krebszellen oder fremder Mikroorganismen zuständige Immunsystem durch Stress gehemmt wird. Wichtig dabei ist: Die durch Stress hervorgerufenen physischen Bedingungen, die Selye beschrieben hat, sind buchstäblich identisch mit denen, die eine anomale Zellvermehrung und Entwicklung eines bedrohlichen Krebswachstums ermöglichen. So ist es nicht überraschend, wenn bei Krebspatienten häufig das Immunsystem geschwächt ist.

Selyes Entdeckungen sind von anderen Forschern bestätigt worden. Dr. R. W. Bathrop und seine Mitarbeiter an der University of New South Wales in Australien führten Untersuchungen durch, aus denen hervorgeht, daß die tiefe Trauer um einen gestorbenen Angehörigen die Abwehrreaktionen des Immunsystems lähmt. Sie testeten 26 Personen (zwischen 25 und 65 Jahren) jeweils zwei und sechs Wochen nach dem Verlust des Ehepartners. Zugleich wurde eine Kontrollgruppe, bestehend aus 26 Krankenhausangestellten, gebildet, die in den vergangenen zwei Jahren keinen solchen Verlust erlitten hatten. Bei den Probanden der ersten Gruppe war die Funktion der Lymphozyten – einer der entscheidenden Maßstäbe für die Leistungsfähigkeit des Immunsystems – deutlich herabgesetzt. Da das Immunsystem auch als ein wirksamer Abwehrmechanismus gegen die Vermehrung von Krebszellen fungiert, ist ein Forschungsergebnis, das zeigt, daß emotionale Belastung eine Hemmung des Immunsystems zur Folge haben kann, ein wichtiger Anhaltspunkt bei der Suche nach den Ursachen für Krebs.

Eine weitere Studie, die darauf verweist, daß seelische Faktoren das Immunsystem beeinflussen, wurde unter der Leitung von Dr. J. H. Humphrey und seinen Mitarbeitern am British Medical Research Council durchgeführt. Sie konnten nachweisen, daß man die Immunität des Körpers gegen Tuberkulose hypnotisch beeinflussen kann.

Schließlich hat Dr. George Solomon von der California State University entdeckt, daß Einschnitte in den Hypothalamus – einen wichtigen Teil des Gehirns, der auf die innere Sektretion des Körpers Einfluß hat – eine Hemmung des Immunsystems bewirken. Darüber hinaus besteht vermutlich ein direkter Zusammenhang zwischen dem Hypothalamus und unseren Gefühlen – ein weiterer wichtiger Hinweis auf mögliche Entstehungsbedingungen von Krebserkrankungen.

Zu Beginn seines Forschungsberichtes führt Solomon die einzelnen physiologischen Mechanismen auf, durch die sich Stress hemmend auf das Immunsystem auszuwirken scheint. Wenn wir seine Schlüsse mit denen Selyes und anderer kombinieren, beginnt sich abzuzeichnen, auf welche Weise emotionale Überbelastung die Voraussetzungen für die Entwicklung von Krebs schaffen kann. Doch reichen unsere Kenntnisse über den menschlichen Körper noch nicht aus, um die Zusammenhänge zwischen Krebs und Stress exakt und im Detail beschreiben zu können.

Zusammenfassung der Forschungsergebnisse: Wir kehren zum Individuum zurück

Wir wollen hier einen Augenblick innehalten, um die Hauptergebnisse der erwähnten Untersuchungen zusammenzufassen:

- Großer emotionaler Stress erhöht die Krankheitsanfälligkeit.
- Chronischer Stress bewirkt eine Hemmung des Immunsystems, die wiederum die Anfälligkeit für Krankheiten erhöht – insbesondere für Krebs.
- Emotionaler Stress, der das Immunsystem hemmt, führt auch zu hormonalem Ungleichgewicht. Dieses Ungleichgewicht könnte die Vermehrung anomaler Zellen gerade zu einer Zeit fördern, da der Körper am wenigsten imstande ist, sie zu zerstören.

Entscheidend dabei ist, daß das Ausmaß der durch äußere Ereignisse entstehenden emotionalen Überbelastung davon abhängt, wie der einzelne ein solches Ergebnis jeweils für sich deutet und wie er mit ihm fertig wird. Denn obwohl man auf Grund der Anzahl der stresserzeugenden Situationen im Leben eines Menschen die Wahrscheinlichkeit bestimmen kann, mit der er erkranken wird, wurde doch ein Teil der Probanden dieser Untersuchungen trotz ihres hohen Stressfaktors *nicht* krank. Damit sehen wir uns wiederum vor die Notwendigkeit gestellt, unsere Aufmerksamkeit der individuellen Reaktion auf ein stresserzeugendes Ereignis zuzuwenden.

Jeder von uns hat gelernt, auf die eine oder andere Weise mit Stress fertig zu werden und entweder seine emotionale Wucht abzufangen oder seine Wirkung auf den Organismus zu reduzieren. Deshalb werden wir als nächstes zu klären versuchen, welche individuellen Reaktionsweisen Menschen krebsanfällig machen können.

5

Persönlichkeit, Stress und Krebs

Meistens reagieren wir auf Stressfaktoren nach gewohnten Mustern, die von unseren unbewußten Auffassungen darüber beeinflußt werden, was wir, die Welt und die anderen sind und sein «sollten». Diese Verhaltensmuster formen unsere Gesamtorientierung, unsere Einstellung zum Leben. Inzwischen liegen zahlreiche Beweise für die These vor, daß die unterschiedlichen Lebenseinstellungen mit bestimmten Krankheiten einhergehen. Zum Beispiel beschreiben Meyer Friedman und Ray H. Rosenman in ihrem Buch ‹*Der A-Typ und der B-Typ*› eine Reihe von Verhaltensweisen – sie ergeben eine bestimmte Lebenseinstellung –, die ihrer Meinung nach wesentlich zur Entstehung von Herzkrankheiten beitragen. Diese von krampfhaftem Konkurrenzdenken geprägte Einstellung bezeichnen sie als «Typ-A-Persönlichkeit».

In einer Reihe von Untersuchungen ist inzwischen nachgewiesen worden, daß es außer den für Herzkrankheiten disponierten Persönlichkeitstypen viele zu rheumatischer Arthritis, Magengeschwüren, Asthma und Reizungen der Harnröhre (bei Frauen) neigende Menschen gibt, die ähnliche Charaktereigenschaften aufweisen. Und ebenso sind bei Krebspatienten gewisse Ähnlichkeiten im Persönlichkeitsprofil festgestellt worden.

Der Zusammenhang zwischen Krebs und Emotionen – ein historischer Rückblick

Daß zwischen Krebs und emotionaler Verfassung ein Zusammenhang besteht, weiß man bereits seit fast 2000 Jahren.

In Wirklichkeit ist es eine neue und seltsame Idee, zwischen Gemütsverfassung und Krebs *keinen* Zusammenhang zu sehen.

Vor beinahe 2000 Jahren, im 2. Jahrhundert, beobachtete bereits der griechisch-römische Arzt Galenus Galen, daß fröhliche Frauen weniger zu Krebs neigen als schwermütige.

D. Gendron führte den Krebs in einer 1701 veröffentlichten Abhandlung, in der er das Wesen und die Ursachen dieser Krankheit zu ergründen versuchte, auf «Mißgeschick, das viel Mühe und Sorgen verursacht» zurück. Und in einem Abschnitt, in dem Gendron über Fallbeispiele berichtet, die noch heute an medizinischen Fakultäten zitiert werden, heißt es:

«Nach dem Tode ihrer Tochter wurde Mrs. Emerson von großer Betrübnis befallen und bemerkte, daß ihre Brust anschwoll, was ihr bald große Schmerzen bereitete. Schließlich brach ein unheilbarer Krebs aus, der in kurzer Zeit einen großen Teil ihrer Brust verzehrte. Stets hatte sie sich vollkommener Gesundheit erfreut.»

«Die Frau des Schiffsmaats [der einige Zeit zuvor von den Franzosen ergriffen und inhaftiert worden war] litt so sehr darunter, daß ihre Brust anzuschwellen begann. Bald darauf brach ein verheerender Krebs aus, der so weit fortgeschritten war, daß ich ihr nicht mehr helfen konnte. Vorher hatte sie nie Beschwerden in der Brust gehabt.»

1783 schrieb J. Burrows in einem Kommentar, der sich wie eine frühe Beschreibung des chronischen Stresses anhört, die Krankheit entstehe aus den «unruhigen Leidenschaften des Gemüts, die den Patienten seit langem befallen» hätten. 1822 stellt T. H. Nunn in seiner weithin anerkannten Abhandlung ‹*Cancer of the Breast*› fest, daß emotionale Faktoren das Wachstum von Tumoren beeinflussen. Als Beispiel führte er an, daß die Entwicklung der Krebserkrankung einer Patientin «mit einer Erschütterung ihres Nervensystems, die durch den Tod ihres Gatten verursacht wurde», zeitlich zusammenfiel. «Bald darauf begann der Tumor wieder zu wachsen, und die Patientin starb.»

1846 veröffentlichte Dr. Walter Hyle Walshe das Buch ‹*The Nature and Treatment of Cancer*›, ein einflußreiches Werk, in dem nahezu alle Informationen über den Krebs verarbeitet sind, die damals bekannt waren. Dort heißt es:

«Über den Einfluß seelischen Schmerzes, unerwarteter Schicksalsschläge oder eines schwermütigen Temperaments auf die Übertragung karzinomatöser Substanzen ist schon viel geschrieben worden. Sofern man den systematisch vorgehenden Verfassern glauben darf, bilden jene Erscheinungen die einflußreichste Ursache für Krebs ... Es konnten sehr überzeugende Beobachtungen hinsichtlich der Einwirkung des Geistes auf die Entstehung dieses Leidens angestellt werden. Ich selbst habe mit Fällen zu tun gehabt, bei denen der Zusammenhang so offensichtlich war, daß ... ihn in Frage zu stellen bedeutet hätte, sich gegen die Einsicht der Vernunft zu sträuben.»

1865 schrieb Dr. Claude Bernard sein klassisches Werk ‹*Experimental Medicine*›, in dem er von Beobachtungen berichtet, die mit den unseren weitgehend übereinstimmen. Bernard empfiehlt ein behutsames Vorgehen: Jedes Lebewesen sei als ein harmonisches Ganzes zu betrachten. Obwohl bei der Untersuchung jeder Organteil einzeln analysiert werden müsse, dürfe man die Beziehung der einzelnen Teile untereinander nicht außer acht lassen. Und Sir James Paget äußert in seinem 1870 erschienenen Buch ‹*Surgical Pathology*› – ein weiterer Klassiker der Medizingeschichte – die Überzeugung, daß Depressionen am Auftreten von Krebs einen entscheidenden Anteil haben:

«Fälle, in denen auf tiefe Sorge, vergebliche Hoffnungen und Enttäuschungen bald der Ausbruch einer Krebserkrankung folgte, sind so häufig, daß es kaum noch Zweifel gibt: Seelische Depressionen sind neben anderen die Krebsbildung begünstigenden Einflüssen ein sehr gewichtiges Additiv.»

Die erste statistische Untersuchung über die Zusammenhänge zwischen Gefühlszuständen und Krebserkrankungen wurde 1893 von H. Snow durchgeführt. In seiner Monographie ‹*Cancers and the Cancer Process*›, in der er über die Ergebnisse seines für die damalige Zeit außerordentlich hochentwickelten Forschungsprojektes berichtet, heißt es:

«Von 250 ambulant und stationär behandelten Patientinnen mit Brust- oder Gebärmutterkrebs im London Cancer Hospital ließen 43 Krankengeschichten den Verdacht auf mechanische Verletzung zu. 15 dieser 43 Frauen berichteten, sie hätten in letzter Zeit viele Unannehmlichkeiten und Sorgen gehabt. Weitere 32 Patientinnen sprachen von harter Arbeit und Not. 156 hatten unmittelbar zuvor große Leiden und Wirren durchlebt, zum Beispiel den Tod eines nahen Verwandten. Bei 19 Frauen konnte keine Entstehungsursache nachgewiesen werden.»

Zum Schluß stellt Snow fest:

«Von allen Ursachen der Krebsentwicklung in jeglicher Form erweisen sich neurotische Agenzien als die mächtigsten; die häufigste unter den vorherrschenden Ursachen ist seelischer Schmerz. Erschöpfung und Entbehrung folgen als nächste. Sie gehören zu den unmittelbar krebserzeugenden Ursachen und haben einen gewichtigen, prädisponierenden Einfluß auf die weitere Entwicklung. Bei Schwachsinnigen und Geistesgestörten treten Krebsfälle bemerkenswert selten auf.»

Obwohl sich die Fachleute des späten 19. und frühen 20. Jahrhunderts offenbar darüber einig waren, daß zwischen der emotionalen Verfassung und Krebserkrankungen eine Verbindung besteht, verblaßte angesichts der sich mehr und mehr durchsetzenden Anästhesie, der neuartigen chirurgischen Verfahren und der Strahlentherapie das Interesse an ihr. Die Heilerfolge dieser Eingriffe in den Organismus trugen wesentlich zur Festigung des Standpunkts bei, daß Störungen der Körperfunktionen nur mit irgendeiner auf den Körper einwirkenden Behandlungsform behoben werden könnten. Darüber hinaus begannen die Ärzte die großen Stressfaktoren Schwerarbeit und Entbehrung für unvermeidlich zu halten; und selbst wenn sie tatsächlich eine Rolle bei der Verursachung von Krebs spielten, was konnte ein Arzt schon gegen sie unternehmen? So war schließlich das medizinische Instrumentarium für den Umgang mit emotionalen Problemen bis ins erste Drittel des 20. Jahrhunderts hinein noch immer sehr begrenzt.

In diesem Fortgang liegt eine der Ironien der Medizingeschichte: Als die neu sich entfaltenden Wissenschaften der Psychologie und Psychiatrie das diagnostische Werkzeug entwickelt hatten, um die Verbindung zwischen Krebs und emotionaler Verfassung wissenschaftlich erforschen zu können, und auch über die therapeutischen Möglichkeiten für den Umgang mit emotionalen Problemen verfügten, verlor die Medizin das Interesse an diesen Fragen. So kam es, daß auf beiden Seiten ungeheure Forschungsprojekte ins Leben gerufen und riesige Mengen wissenschaftlicher Literatur veröffentlicht wurden, doch beschäftigten sich Psychologen wie Mediziner nur jeweils mit «ihren» Themen. Die psychologische Literatur ist zwar reich an Beschreibungen emotionaler, mit Krebs in Verbindung zu bringender Zustände, doch unterlassen die Verfasser es zumeist, Aussagen über physiologische Mechanismen zu machen, die diese Verbindung erhellen könnten. Die medizinische Literatur andererseits ist zwar physiologisch gut fundiert, aber – auf Grund der Tatsache, daß keine psychologischen Daten in die ihr zugrunde liegende Forschung einbezogen werden – nicht in der Lage, «spontane» Heilungen und die großen Unterschiede der individuellen Reaktionen auf die Behandlung hinreichend zu erklären.

Carl als Mediziner war verblüfft, in der psychologischen Forschungsliteratur substantielle Beweise für einen Zusammenhang zwischen emotionaler Verfassung und Krebs vorzufinden. Mittlerweile haben wir feststellen müssen, daß nur wenige Ärzte von dieser Forschung etwas wissen. Es ist der für unser Zeitalter prägende Spezialisierung zu zahlende Preis, daß Personen, die in verschiedenen Disziplinen am gleichen Problem arbeiten, oft wenig Informationen austauschen. Jede Disziplin entwickelt ihre eigene Fachsprache, ihre eigenen Wertvorstellungen, ihre eigene Methode der Weitergabe von Informationen. Weil die Disziplinen ihre Entdeckungen nicht effektiv genug austauschen, fallen wichtige Informationen unter den Tisch.

Wir haben festgestellt, daß es eine besonders heikle Aufgabe ist, Krebspatienten die psychologische Literatur nahezubringen. Wenn wir ihnen mitteilen, daß Krebspatienten psychologischen Forschungen zufolge gewisse gemeinsame Züge aufweisen, dann nehmen viele von ihnen automatisch an, daß die Psychologie behauptet, sie persönlich besäßen diese Züge. Doch statistische Untersuchungen können nichts anderes als Durchschnittswerte und stark verallgemeinerte Aussagen erbringen, die man auf Gruppen anwenden kann, nicht aber notwendigerweise auf ein bestimmtes Individuum. In seinem Buch *‹Mind as Healer. Mind as Slayer›* weist Kenneth R. Pelletier darauf hin, daß man bei der Übertragung von «Persönlichkeitsprofilen» auf die eigene Person Vorsicht walten lassen sollte:

«Zur Zeit konzentriert sich die Persönlichkeits- und Ursachenforschung auf die Ermittlung charakteristischer Verhaltensmuster von Menschen, die an bestimmten Störungen leiden. Bei manchen dieser typischen Persönlichkeitsmerkmale mögen Sie sich stark an Ihre eigenen erinnert fühlen. Doch sollten Sie sich darüber keine Sorgen machen, denn *dies hat nicht unvermeidlich zur Folge, daß auch Sie von der mit diesen Charakteristika in Zusammenhang gebrachten Krankheit befallen werden.* Solche Persönlichkeitsprofile dienen lediglich als Richtlinie – um uns bewußtzumachen, wie gefährlich sich bestimmte Verhaltensweisen auswirken können. Selbsteinschätzungen treffen selten ins Schwarze, und so sollte man sich bei der Analyse von Verhaltensmustern stets auf die Interpretation eines erfahrenen Klinikers stützen. Persönlichkeitsprofile sind nur *ein* Element der Diagnose und sind in sich und untereinander nicht schlüssig. Studenten aller klinischen Bereiche bilden sich häufig ein, sie litten selbst an der Krankheit, mit der sie sich gerade beschäftigen. Im Fortgang ihrer Ausbildung wird ihnen klar, daß die diagnostische Bewertung eine komplexe Angelegenheit ist und eher nur richtungweisend als definitiv sein kann. Jeder, der sich mit dem Problem ‹Krankheit und Persönlichkeit› befaßt, sollte diese Warnung beherzigen» (Hervorhebung durch die Verfasser).

Da wir jetzt die Erforschung des Zusammenhangs zwischen Emotionen und Krebs in ihren Grundzügen darstellen wollen, raten wir auch Ihnen – vor allem, wenn Sie krebskrank sind oder Angst haben, es zu werden –, die Forschungsergebnisse lediglich als Ausgangspunkt für Ihr Denken zu betrachten und sich vor Augen zu halten, daß wir alle dazu neigen, in diesen Beschreibungen Aspekte unserer selbst wiederzuerkennen. Menschen mit gleichen Persönlichkeitszügen bekommen nicht alle die gleiche Krankheit, ebensowenig wie alle, die den gleichen Karzinogenen ausgesetzt sind, krebskrank werden. Wie Sie wissen, spielen noch viele andere Faktoren eine wichtige Rolle.

Psychologische Beweise

Eine der besten Untersuchungen über die Verbindung zwischen emotionaler Verfassung und Krebs findet sich in dem Buch ‹*A Psychological Study of Cancer*›, das Dr. Elida Evans, eine Psychologin aus der Jungschen Schule, im Jahre 1926 veröffentlichte. Die Einleitung verfaßte C. G. Jung selbst. Dr. Evans habe, so schrieb er, viele Rätsel der Krebskrankheit gelöst, unter anderem die folgenden Probleme: warum der Krankheitsverlauf nicht immer vorhersehbar ist, warum die Krankheit manchmal nach vielen in scheinbar vollkommener Gesundheit verbrachten Jahren erneut auftritt und warum man ihr hauptsächlich in den Industriegesellschaften begegnet.

Elida Evans, die hundert Krebspatienten untersuchte, fand heraus, daß viele von ihnen vor Ausbruch der Krankheit einen Menschen verloren hatten, mit dem sie eine tiefe, für sie bedeutsame emotionale Beziehung eingegangen waren.

Diese Patienten, meinte sie, hatten sich, anstatt die eigene Individualität zu entwickeln, mit einem Objekt oder einer bestimmten Rolle (einer Person, dem Haus, in dem sie wohnten, ihrem Beruf usw.) restlos identifiziert. Waren das Objekt oder die Rolle gefährdet oder verschwanden sie aus ihrem Leben, waren diese Patienten plötzlich auf sich selbst angewiesen und verfügten dabei nur über geringe innere Kraftreserven, um mit dieser Situation fertig zu werden. (Auch wir haben bei verschiedenen unserer Patienten dieses Charakteristikum – den Bedürfnissen anderer wird vor den eigenen Vorrang eingeräumt – festgestellt, wie Sie aus den folgenden Krankengeschichten ersehen können.) Dr. Evans hält Krebs darüber hinaus für ein Symptom, das auf andere ungelöste Probleme im Leben des Patienten hinweist. Ihre Beobachtungen sind mittlerweile von vielen anderen Forschern bestätigt und ergänzt worden.

Dr. Lawrence LeShan, der experimentelle Psychologie studierte, aber auf Grund seiner praktischen Erfahrungen der klinischen Psychologie zugerechnet wird, ist der bedeutendste Theoretiker auf dem Gebiet der psychologischen Erfassung der Biographien von Krebspatienten. In seinem 1977 erschienenen Buch ‹*You Can Fight for Your Life: Emotional Factors in the Causation of Cancer*› berichtet er von Entdeckungen, die in vieler Hinsicht mit denen von Elida Evans übereinstimmen. In den Lebensgeschichten von über 500 von ihm befragten Krebspatienten konnte LeShan vier typische Komponenten erkennen:

■ Die Jugend des Patienten ist durch Gefühle der Isolierung, des Sich-vernachlässigt-Fühlens und der Verzweiflung gekennzeichnet. Intensive zwischenmenschliche Beziehungen erscheinen ihm in dieser Zeit schwierig und gefahrvoll.

- In seinen frühen Erwachsenenjahren gelingt es dem Patienten, eine starke, bedeutungsvolle Beziehung zu einer Person einzugehen, oder er findet eine große Erfüllung in seinem Beruf. In diese Bindung beziehungsweise Rolle steckt er eine gewaltige Menge an Energie. Sie wird zum Lebensinhalt, zum Mittelpunkt seines Lebens.
- Dann nimmt diese Beziehung oder Rolle plötzlich ein Ende – die geliebte Person stirbt, der Sohn beziehungsweise die Tochter verlassen das Elternhaus, die Familie zieht in eine andere Gegend, der zukünftige Krebspatient wird entlassen oder pensioniert usw. Die Folge ist tiefe Verzweiflung. Es scheint dem Betroffenen, als würden ihm die Verletzungen seiner Kindheit noch einmal zugefügt werden.
- Eines der grundlegenden Merkmale dieser Patienten ist, daß sie ihre Verzweiflung in sich «hineinfressen». Sie sind außerstande, anderen Menschen zu erkennen zu geben, wann sie sich verletzt fühlen, wann sie wütend sind oder feindselige Gefühle hegen. Andere Menschen empfinden den zukünftigen Krebspatienten als ungewöhnlich umgänglich, als freundlich, gütig, hilfsbereit usw. LeShan kommt zu dem Schluß: «Das liebenswerte, gütige Wesen dieser Menschen war in Wirklichkeit ein Zeichen dafür, daß sie sich außerstande sahen, an sich selbst zu glauben, und obendrein ein Zeichen der Hoffnungslosigkeit.»

Den Gemütszustand dieser Patienten nach dem traumatischen Objekt- oder Rollenverlust beschreibt LeShan wie folgt:

«Die wachsende Verzweiflung, die alle diese Menschen empfanden, scheint eng mit einem in der Kindheit erlittenen Verlust zusammenzuhängen ... Das Ende dieser Beziehung bedeutete für sie eine Katastrophe, mit der sie im übrigen schon fast gerechnet hatten. Sie hatten es erwartet, abgelehnt zu werden. Und als das Ende dann kam, sagten sie sich: ‹Es war ja auch zu schön, um wahr zu sein› ... Von außen gesehen war es allen gelungen, sich anzupassen an diesen Schlag. Sie erfüllten weiter ihre Funktion, gingen ihren täglichen Pflichten nach. Doch die Farbe, die Würze, der Sinn des Lebens waren dahin. Sie schienen nicht mehr am Leben zu hängen.

Den Menschen um sie herum, sogar ihren Nächsten, erschien alles in bester Ordnung ... doch in Wirklichkeit war es der Scheinfriede der Verzweiflung, den sie empfanden. Sie warteten einfach auf den Tod, der ihnen als einziger Ausweg erschien. Sie waren bereit zu sterben. In einem bestimmten Sinne waren sie bereits tot. Ein Patient sagte einmal zu mir: ‹Das letzte Mal hatte ich noch Hoffnung, und nun sehen Sie, was passiert ist. Sobald ich meine Abwehrhaltung aufgebe, läßt man mich natürlich wieder allein. Ich werde nie wieder hoffen können. Das war zu viel. Ich ziehe mich besser wieder in mein Schneckenhaus zurück.›

Und dort blieben sie auch, warteten ohne Hoffnung auf den erlösenden Tod. Innerhalb eines Zeitraumes zwischen sechs Monaten und acht Jahren befanden sich diese Patienten im Endstadium des Krebses.»

LeShan berichtet weiter, daß die Lebensgeschichten von 76 Prozent aller von ihm befragten Krebspatienten diese emotionalen Grundzüge aufwiesen. Dieses Entwicklungsmuster zeigte sich bei 95 Prozent der Krebspatienten, die sich bei ihm einer intensiven psychotherapeutischen Behandlung unterzogen; bei einer aus nicht krebskranken Patienten gebildeten Kontrollgruppe waren es nur 10 Prozent.

Wiewohl LeShan den emotionalen Zustand seiner Patienten ergreifend und überzeugend beschreibt, konnten noch nicht alle Aspekte seiner Arbeit durch Untersuchungen anderer Wissenschaftler verifiziert werden. Doch einige Grundelemente wurden nach dreißigjähriger Forschungsarbeit von der Psychologin Caroline B. Thomas bestätigt.

Dr. Thomas begann in den vierziger Jahren, Medizinstudenten der Johns Hopkins University zu befragen und die ermittelten psychologischen Profile auszuwerten. Seitdem hat sie mehr als 1300 Studenten erfaßt und ihre Krankengeschichten verfolgt. Die ausgeprägtesten psychologischen Profile ergaben sich bei Studenten, die später an Krebs erkrankten – sie waren ausgeprägter als die von Studenten, die später durch Freitod endeten. Insbesondere ging aus den Daten hervor, daß die Studenten, die später an Krebs erkrankten, das Gefühl hatten, es habe ihnen an einer engen Bindung zu ihren Eltern gefehlt. Darüber hinaus brachten sie nur selten starke Gefühle zum Ausdruck und «fuhren im ersten Gang durchs Leben».

Ein weiteres Ergebnis der Untersuchungen LeShans – die Beobachtung, daß Krebspatienten meistens schon vor dem Ausbruch ihrer Erkrankung unter dem Gefühl der Resignation und Verlassenheit leiden – ist inzwischen in zwei anderen Studien bestätigt worden.

■ A. H. Schmale und H. Iker beobachteten an ihren weiblichen Krebspatienten eine besondere Form des Aufgebens, ein Gefühl von hoffnungsloser Frustration im Zusammenhang mit einem Konflikt, für den es keine Lösung gab. Oft war es etwa sechs Monate vor der Krebsdiagnose zu diesem Konflikt gekommen. Schmale und

Iker untersuchten daraufhin eine Gruppe von gesunden Frauen, die aber für eine Krebserkrankung im Gebärmutterhals disponiert zu sein schienen. An Hand psychologischer Meßwerte, die es ihnen ermöglichten, eine «zur Hilflosigkeit neigende Persönlichkeit» in dieser Gruppe zu identifizieren, gelang es Schmale und Iker, vorauszusagen, welche Frau Krebs bekommen würde. Sogar die Prognose des Erkrankungszeitpunktes traf bei 73,6 Prozent aller Fälle zu. Sie betonen in diesem Zusammenhang, daß dieses Ergebnis nicht bedeute, Gefühle der Hilflosigkeit *verursachten* notwendigerweise Krebs - bei den untersuchten Frauen schien von vornherein eine Cervixkrebsprädisposition vorzuliegen –, doch seien diese Gefühle als ein wichtiges Element des Ursachensyndroms anzusehen.

- Über einen Zeitraum von fünfzehn Jahren untersuchte Dr. W. A. Greene die seelischen und sozialen Erlebnisse von Patienten, die an Leukämie und Lymphomen erkrankt waren, und beobachtete ebenfalls, daß der Verlust einer wichtigen Bezugsperson ein bedeutsames Element in der Lebensgeschichte dieser Patienten war. Der größte Verlust für Männer und Frauen, so Greene, war der Tod oder der drohende Tod der Mutter und für Männer darüber hinaus die Trennung von einer «Mutterfigur», zum Beispiel der Ehefrau. Signifikante emotionale Erlebnisse seien für Frauen die Wechseljahre und ein Umzug, für Männer dagegen der Verlust oder die Gefährdung ihres Arbeitsplatzes und die (drohende) Pensionierung.

Greene kommt zu dem Schluß, daß sich Leukämie und Lymphome unter äußeren Bedingungen entwickelten, die dem Patienten eine Reihe von Verlusten und Trennungen auferlegten, die wiederum Zustände der Verzweiflung, der

Hoffnungslosigkeit, das Erlebnis der Diskontinuität zur Folge hatten.

Andere Untersuchungen bestätigten die von LeShan beobachteten Schwierigkeiten von Krebspatienten, das Bedürfnis, negativen Empfindungen Ausdruck zu geben, mit dem Verlangen zu vereinen, auf andere stets einen guten Eindruck zu machen.

- D. M. Kissens Beobachtungen zufolge besteht der Hauptunterschied zwischen starken Rauchern, die an Lungenkrebs erkranken, und starken Rauchern, die ihn nicht bekommen, darin, daß bei den Lungenkrebspatienten «die Anlage zur emotionalen Entlastung nur schwach entwickelt» ist.
- E. M. Blumberg bewies, daß man die Wachstumsrate des Tumors auf Grund bestimmter Persönlichkeitsmerkmale vorausbestimmen kann. Patienten mit schnell wachsenden Tumoren strebten danach, auf andere einen guten Eindruck zu machen, waren schutzbedürftiger und weniger imstande, Ängste zu überwinden. Darüber hinaus tendierten sie dazu, Zuneigungsbekundungen abzuwehren, selbst wenn sie ihrer bedurften. Patienten mit langsam wachsenden Tumoren dagegen waren besser in der Lage, emotionale Schocks abzufangen und innere Spannungen durch körperliche Aktivitäten zu reduzieren. Die Schwierigkeiten bei den Patienten mit schnell wachsenden Tumoren schienen in einer Blockierung ihrer emotionalen Ausdrucksfähigkeit durch das extrem starke Verlangen zu bestehen, einen guten Eindruck zu machen.
- Eine ähnliche Untersuchung führte B. Klopfer durch. Auch er konnte den Tumortyp (schnell oder langsam wachsende Karzinome) auf der Grundlage der Persönlichkeitsprofile bestimmen. Die Variablen für die Vor-

hersage schnellen Wachstums bestanden zum einen in der Abwehrhaltung des Ich, zum anderen im Festhalten an der «eigenen Version der Wirklichkeit». Wenn zuviel Energie an die Abwehrtätigkeit des Ich und an die Lebenseinstellung gebunden ist, bleibt dem Körper nicht mehr genügend Lebenskraft, um den Krebs abzuwehren.

Beispiele aus dem Leben unserer Patienten

Über die im vorigen Abschnitt erwähnten Untersuchungen hinaus lassen uns auch unsere eigenen Erfahrungen mit Patienten nicht mehr daran zweifeln, daß zwischen emotionaler Verfassung und Krebs eine Verbindung besteht.

Eine unserer ersten Erfahrungen machten wir bereits zu jener Zeit, als Carl noch als Amtsarzt in einem Krankenhaus arbeitete und wir noch nicht von der in diesem Buch beschriebenen Methode Gebrauch machten. Die vierzigjährige Betty Johnson wurde mit einem fortgeschrittenen Nierenkrebs in die Klinik eingeliefert. Ein Jahr zuvor war sie verwitwet, lebte und arbeitete jedoch weiter auf der Ranch, die ihr Mann ihr hinterlassen hatte. Bei einer explorativen Operation stellte sich heraus, daß sich der Krebs bereits über die befallene Niere hinaus ausgedehnt hatte und daß es nicht möglich sein würde, die Geschwulst chirurgisch zu entfernen. Betty wurde mit geringen Bestrahlungsdosen behandelt, doch bestand wenig Hoffnung auf Besserung. Schließlich schickten die Ärzte sie wieder nach Hause auf ihre Ranch; sie waren der Meinung, daß sie innerhalb weniger Monate sterben würde.

Nach ihrer Heimkehr verliebte sie sich in einen der Männer, die auf ihrer Ranch arbeiteten, und bald darauf heiratete sie ihn. Entgegen der bedrohlichen Prognose zeigten sich fünf Jahre lang keine weiteren Krankheitssymptome mehr. Dann wurde sie von ihrem zweiten Mann verlassen, nachdem er ihr Geld durchgebracht hatte. Wenige Wochen später trat der Krebs erneut in verschärfter Form auf, und bald darauf starb sie.

Es scheint, als habe Bettys Wiederverheiratung bei der offensichtlichen Besserung ihres Gesundheitszustandes eine wesentliche Rolle gespielt und als sei das erneute Auftreten der Krankheit und ihr Tod auf die Tatsache zurückzuführen, daß ihr zweiter Mann sie verließ.

Tag für Tag stießen wir in den Lebensgeschichten der Menschen, die zu uns kamen, auf ähnliche Anhaltspunkte für den Zusammenhang zwischen dem emotionalen Zustand und dem Krankheitsgeschehen. Unsere Beobachtungen veranlaßten uns, unseren Patienten aufmerksamer zuzuhören, wenn sie von sich erzählten. Als wir Krebs noch für eine rein körperliche Krankheit hielten, bemühten wir uns zwar, auf ihre Berichte über ihre emotionale Situation mitfühlend und verständnisvoll zu reagieren, doch glaubten wir nicht, daß sie mit der Entstehung und Entwicklung der Krankheit in irgendeinem bedeutsamen Zusammenhang stünde. Nachdem uns aufgegangen war, wie sehr der «ganze Mensch» am Krankheitsgeschehen beteiligt ist, begannen wir, sehr genau darauf zu achten, was unsere Patienten berichteten. Eine der Patientinnen, von denen wir viel lernten, war Millie.

Millie Thomas ist insofern eine einmalige Erscheinung unter unseren Patienten, als sie bereits davon überzeugt war, an ihrer Erkrankung aktiv mitgewirkt zu haben, bevor sie zu uns kam. Sie wurde von ihrem Arzt, einem Thorax-Chirurgen, der einen Vortrag von Carl gehört hatte, an uns überwiesen. Millie war siebzig Jahre alt, doch hielt sie sich so gut, daß sie jünger wirkte. Sie hatte bereits eine Krebsoperation hinter sich, bei der das erkrankte Gewebe entfernt worden war.

Millies erste Äußerung Carl gegenüber lautete, sie habe sich die Krankheit selbst zugelegt und sei nun besorgt, daß sie noch ein weiteres Mal eine Krebswucherung in ihrem Körper verursachen könnte. Sie brauche Hilfe. Was sie sagte, war so offen und durchdacht, daß wir nicht sofort eine Antwort darauf zu geben wußten. Wir baten sie, uns ihre überraschenden Aussagen zu erklären.

Daraufhin begann sie, von sich zu erzählen. Sie war Volksschullehrerin gewesen. Als sie sich ihrem siebzigsten Lebensjahr und damit dem vorgeschriebenen Pensionsalter näherte, begann sie sich immer häufiger über ihre Schüler zu ärgern; ihre Arbeit machte ihr keine Freude mehr. Sie war nicht verheiratet und teilte ihre Wohnung mit einer anderen älteren Frau, die ihr ebenfalls zunehmend auf die Nerven ging. Alles schien sich zum Schlechten zu wenden.

Es fiel ihr auf, daß sie jetzt stärker rauchte als früher, und bei jedem Zug dachte sie: Nun wird es nicht mehr lange dauern, bis ich sterbe. Abends, wenn sie ins Bett ging, dachte sie: Wieder ein Tag vorüber, ein Tag weniger zu leben. Sie rauchte weiter und wurde immer depressiver. Dann begann sie zu husten, immer heftiger, bis sie eines Tages etwas Blut auswarf.

Als sie den Arzt aufsuchte, stellte er Lungenkrebs fest. Sie ließ sich operieren. Nach der Operation stellten sich die Depressionen aufs neue ein. Sie befürchtete, daß sie dadurch ihre Krankheit noch einmal heraufbeschwören würde, denn sie war fest davon überzeugt, daß an erster Stelle sie selbst am Entstehen ihrer Krebserkrankung beteiligt gewesen war. Als sie dem Chirurgen ihre Ängste eingestand, fiel diesem Carls Vortrag ein, und so hatte er sie zur Konsultation an uns überwiesen.

Millie war unsere erste Patientin, die von sich aus die

Überzeugung äußerte, daß sie selbst sich «krank gemacht» habe, und sie war in der Lage, den Denkprozeß wiederzugeben, der sie zu dieser Überzeugung geführt hatte. Da sie früher einmal in psychotherapeutischer Behandlung gewesen war, war sie sich ihres Denkens und Fühlens bewußter als andere Patienten. Sie brauchte auch nur wenig Beistand, um ihre Ängste und Depressionen zu überwinden.

Millie war in ungewöhnlichem Maße zur Selbstbeobachtung fähig, doch wir stellten fest, daß sich auch viele andere unserer Patienten ähnlicher Gedanken und Empfindungen erinnerten, wenn sie erst einmal begriffen hatten, daß zwischen ihrer emotionalen Verfassung und ihrer Erkrankung ein Zusammenhang bestand. Oft hatten sie sich den Tod gewünscht, die Hoffnung verloren und geglaubt, der Tod sei der einzige Ausweg. Häufig waren diese Gefühle aufgetreten, weil neue Anforderungen an sie gestellt oder weil sie mit einem ihnen unlösbar erscheinenden Konflikt konfrontiert worden waren.

Für viele Patienten entsteht zum Beispiel eine solche Konfliktsituation, wenn sie entdecken, daß ihr Ehepartner fremdgeht, zumal wenn sie von Eheberatung nichts wissen wollen oder ihre religiösen Anschauungen es nicht erlauben, eine Scheidung auch nur in Erwägung zu ziehen. Für Edith Jones ergab sich dieses Problem im Extrem, als sie entdeckte, daß ihr Mann, Vater ihrer sechs Kinder, ein Verhältnis hatte. Sie glaubte, diese Situation nicht tolerieren zu dürfen, hielt aber andererseits auch nichts von einer Scheidung. So saß sie in der Klemme. Sie erkrankte an Krebs und starb bald darauf. Für Edith war der Tod die Lösung gewesen. Andere Frauen hätten wahrscheinlich irgendeine akzeptable Möglichkeit gefunden, ihre Ehe aufrechtzuerhalten, andere wieder hätten sich in dieser Situation vielleicht die «Erlaubnis» gegeben, die Scheidung einzureichen.

Bei einigen unserer männlichen Patienten ergaben sich

im geschäftlichen Bereich Konflikte mit Verwandten. Rod Hansen, der aus seiner kleinen Firma ein bedeutendes Unternehmen gemacht hatte, nahm aus familiären Gründen einen nahen Verwandten in leitender Position in sein Geschäft auf. Der Verwandte entpuppte sich indes als unfähig, auf dieser Ebene verantwortlich zu handeln; die Geschäfte gingen zurück, und das Unternehmen, dem sich Rod mit Leib und Seele verschrieben hatte, wurde für ihn zum unlösbaren Problem.

Ungefähr ein Jahr nach Beginn des geschäftlichen Rückgangs wurde bei ihm Krebs festgestellt. Nachdem er eine Weile am Behandlungsprogramm in unserer Klinik teilgenommen hatte, lernte er, sich offener mit seinen Problemen zu konfrontieren. Schließlich entließ er den Verwandten und stellte ihn später in einer niedrigeren, seinen Fähigkeiten angemesseneren Position wieder ein.

Ein anderes, häufig bei Krebskranken auftretendes Verhaltensmuster soll im folgenden Beispiel dargestellt werden. June Larsen hatte früher ihre gesamte psychische und physische Energie in ihre Familie investiert. Als Chauffeur, Köchin, Kindermädchen und Beraterin ihrer vier Töchter und Söhne waren ihre Tage in hektischer Folge mit Ballettstunden, Musikunterricht, Fußballspielen, Partyvorbereitungen und Elternversammlungen vergangen. Ihr Mann, ein erfolgreicher Geschäftsführer einer großen Gesellschaft, war viel auf Reisen gewesen, und so hatte die Last der Verantwortung für die Kinder fast ausschließlich auf ihr gelegen. Wenn sie auf diese Jahre zurückblickte, stellte sie fest, daß sie und ihr Mann im Laufe der Zeit, abgesehen von den Kindern, kaum mehr etwas gemeinsam hatten.

Als die Kinder größer wurden und zwei von ihnen das Elternhaus verließen, befiel June eine tiefe Verzweiflung. Doch bald hatte sie sich wieder gefangen und kümmerte sich erneut voller Eifer um die beiden noch bei ihr lebenden

Kinder. Als schließlich auch der Jüngste aufs College kam, war June zumute, «als sei ein Stück meines Lebens von mir abgeschnitten worden». Sie wußte nicht, was sie mit ihrer Zeit anfangen sollte, und versank in schwere Depressionen. Sie verlangte nun von ihrem Mann, daß er sich mehr um sie kümmere. Er wies ihre Forderungen zurück. Nichts schien ihre Stimmung mehr heben zu können, und ein Jahr später wurde bei ihr Brustkrebs mit Knochenmetastasen diagnostiziert.

Junes Identität war in ihrem Kern an die Kinder gebunden. Nun, da sie auf sich selbst gestellt war, erkannte sie, daß ihr ganzes Verhalten mehr darauf ausgerichtet war, für andere zu sorgen, als an ihre eigenen Bedürfnisse zu denken. Sie mußte einsehen, daß von ihrer Ehe nur wenig übriggeblieben war. Wenn auch die Stress-Situation, in der sie sich vor Ausbruch der Erkrankung befunden hatte – das letzte Kind löste sich aus ihrer Obhut –, nicht so schwerwiegend erscheinen mochte, so hatte sie doch im selben Moment die Rolle, die so viele Jahre lang ihr Leben bestimmt hatte, endgültig aufgeben müssen.

Junes Situation ist typisch. Es sind uns im Laufe der Jahre viele Patientinnen begegnet, denen es ähnlich ergangen ist, und so konnten wir eine Reihe unterschiedlicher Reaktionen auf diese besondere Art von Belastung beobachten. Manchen dieser Frauen war es gelungen, sich neben ihrer Aufgabe als Mutter eine neue Identität zu schaffen. In einigen Fällen konnten sie ihre Ehe neu gestalten, so daß sie ihrem Leben wieder einen Sinn gab. Patientinnen, denen der Übergang in eine andere Rolle gelingt oder die wichtige menschliche Beziehungen wiederherzustellen vermögen, leben unserer Erfahrung nach nicht nur länger – bei manchen treten keine weiteren Krankheitssymptome mehr auf –, sie führen auch ein aktiveres und erfüllteres Leben.

Berufstätige, Männer wie Frauen, werden häufig durch

die Pensionierung mit einer Reihe von schwerwiegenden Problemen konfrontiert. Sam Brown, der als Geschäftsführer tätig war, wollte sich eigentlich nicht mit 65 zur Ruhe setzen, doch war dies eine altgewohnte, feststehende Regelung in seiner Firma, und so stellte er sie nie in Frage. Als er jedoch die Verabschiedungsfeiern hinter sich gebracht hatte, verspürte Sam eine zunehmende Langeweile und verfiel schließlich in tiefe Depressionen. Als Geschäftsführer seiner Firma hatte er sich stets als wichtig empfunden. Nun fühlte er sich in seiner Bedeutung herabgesetzt: Wenn ihn jemand fragte, was er mache, und er antwortete, daß er Rentner sei, dann spürte er bei seinem Gegenüber nicht mehr den gewohnten Respekt und das Interesse an seiner Person, das man ihm früher entgegengebracht hatte. Darüber hinaus fehlten ihm die Auf- und Anregungen, die seine Tätigkeit mit sich gebracht hatte; gern hätte er mal wieder eine Geschäftsreise gemacht. Und obwohl er vorgesorgt hatte, sah er sich durch die Inflation gezwungen, seinen Lebensstandard einzuschränken.

Eine weitere Komplikation trat hinzu: Sam und seine Frau hatten sich seit vielen Jahren auseinandergelebt. Konflikte, die verborgen geblieben waren, als er noch viele Stunden täglich im Büro verbracht hatte, traten nun an die Oberfläche, und er sah sich in sie verstrickt – als Zielscheibe der ständig zunehmenden Klagen seiner Frau. Es wurde ihm klar, wie stark seine Selbstachtung mit seiner Arbeit verbunden gewesen war; ohne sie kam er sich überflüssig und unproduktiv vor. Er begann sich zu fragen, was er denn nun eigentlich in seinem Leben erreicht hatte. Als dann mehrere seiner Freunde kurze Zeit nach ihrer Pensionierung starben, begann er, öfter an den Tod zu denken. Vierzehn Monate nach seinem Austritt aus der Firma stellte man Darmkrebs bei ihm fest.

Zu den in diesem Abschnitt aufgeführten Stressoren

(Verlust des Ehepartners, finanzielle Schwierigkeiten, unerwünschter Ruhestand, schwere geschäftliche Rückschläge, Verlust des Lebensinhalts, wenn die Kinder das Elternhaus verlassen, Zerrüttung der Ehe) tritt noch ein weiterer Faktor hinzu, den wir oft bei unseren Patienten feststellen: die sogenannte «Midlife Crisis» (Krise in der Lebensmitte). Im neunten Kapitel werden wir einen solchen Fall noch im einzelnen betrachten.

Psychologie des Erkrankungsprozesses

Die geschilderten Fälle sind typisch für die Art der Konflikte, mit denen sich unsere Patienten in den Monaten vor Ausbruch der Krankheit konfrontiert sahen. Auf Grund unserer eigenen Erfahrungen und der Forschungsergebnisse anderer konnten wir fünf Stadien eines psychologisch faßbaren Prozesses verfolgen, der häufig in eine Krebserkrankung mündet.

1. *Kindheitserlebnisse führen zu der Entscheidung, was für ein Mensch man werden möchte.* Die meisten von uns werden sich an Situationen ihrer Kindheit erinnern, in denen ein Erwachsener etwas tat, was uns mißfiel, und wir uns insgeheim schworen: «Wenn ich später mal groß bin, will ich nicht so sein.» Aber es kam auch vor, daß ein Spielkamerad oder ein Erwachsener etwas tat, das uns sehr imponierte. Dann schworen wir uns, wann immer nur möglich genauso zu handeln.

Viele dieser Kindheitsentscheidungen sind positiv zu werten und wirken sich vorteilhaft auf unser späteres Leben aus; andere hingegen haben eher nachteilige Konsequenzen. Manchmal erfolgen solche Entscheidungen auf Grund traumatischer oder schmerzlicher Erlebnisse. So treffen zum Beispiel Kinder, die mit ansehen, wie sich ihre Eltern heftig streiten, möglicherweise die Entscheidung: Feindseligkeit auszutragen ist schlecht. Infolgedessen machen sie es sich zur Regel, stets brav, verträglich, gefällig zu erscheinen, ganz gleich, was sie wirklich empfinden. Auch an der Entscheidung, ein rundum liebes Kind zu sein und alles gern zu haben, weil dies die einzige Möglichkeit ist, von den Eltern geliebt oder anerkannt zu werden, hält mancher auch als Erwachsener fest, selbst wenn sein Leben dadurch zu einer furchtbaren Anstrengung wird.

Oder ein Kind entscheidet schon sehr früh, daß es Verantwortung für die Gefühle anderer trägt; wann immer jemand in seiner Umgebung unglücklich oder traurig ist, sieht dieses Kind seine Aufgabe darin, ihn wieder froh zu stimmen. Möglicherweise sind dies die besten Entscheidungen, die unsere Kinder in dem Augenblick treffen können, da sie ihnen die Kraft verleihen, schwierige Situationen durchzustehen. Doch wenn eine solche Entscheidung zur Anpassung auch im Erwachsenenalter bestehenbleibt, wird sie wahrscheinlich den veränderten Lebensumständen, die sich von der Situation, in der diese Entscheidung getroffen wurde, erheblich unterscheiden, nicht mehr angemessen sein.

Hier geht es uns hauptsächlich darum, klarzumachen, daß diese in der Kindheit getroffenen Entscheidungen den Verhaltensspielraum für die Bewältigung von Stress einengen. Dem Erwachsenen sind die meisten dieser Entscheidungen unbewußt. Er hat die ihnen entsprechenden Verhaltensweisen so oft praktiziert, daß ihm das Bewußtsein dafür, daß ihnen einst Entscheidungen zugrunde lagen, verlorengegangen ist. Und wenn man sie nicht ändert, werden sie zu Spielregeln, die unser ganzes Leben bestimmen: Jeder Anforderung kann nur entsprochen, jedes Problem nur gelöst werden innerhalb der engen Grenzen dieser Kindheitsentscheidungen.

Die meisten von uns neigen dazu, sich damit abzufinden, daß sie so sind, wie sie sind, weil sie meinen, daß sie «nun mal eben so sind». Doch wenn wir uns der Entstehungsgeschichte unserer Entscheidungen bewußt werden, haben wir die Chance, sie zu ändern, neue Entscheidungen zu treffen.

2. *Das Individuum wird durch das Zusammentreffen mehrerer stressauslösender Ereignisse erschüttert.* Zahlreiche Untersuchungen und unsere eigenen Beobachtungen an Patienten haben ergeben, daß der Erkrankung oft schwere Belastungen vorausgehen. Oft treten mehrere Stresserlebnisse zur selben Zeit auf und wirken zusammen. Als kritisch erweisen sich jene Stressfaktoren, die unsere Identität gefährden, zum Beispiel der Tod des Ehegatten oder eines anderen nahestehenden Menschen, die Pensionierung oder der Verlust einer wichtigen Rolle.

3. *Diese Stressfaktoren bilden ein Problem, mit dem das Individuum nicht umzugehen weiß.* Nicht allein die Stressfaktoren sind das Problem, sondern auch die Unfähigkeit, sie gemäß der in früher Kindheit selbst auferlegten Verhaltensregeln und Rollenbilder zu bewältigen. Wenn ein Mann, der sich keine engen menschlichen Beziehungen gestattete und den Sinn seines Lebens in seiner Arbeit sah, in den erzwungenen Ruhestand tritt, kann er mit diesem Stressfaktor nicht fertig werden. Wenn eine Frau, die sich in erster Linie mit ihrem Mann identifiziert, entdeckt, daß dieser eine Geliebte hat, ist sie der Situation nicht gewachsen. Ein Mann, der sich dazu erzogen hat, seinen Gefühlen nur selten Ausdruck zu geben, sitzt in der Klemme, wenn er in eine Situation gerät, die nur dann zum Guten gewendet werden kann, wenn er sich offen zu seinen Gefühlen bekennt.

4. *Das Individuum sieht keine Möglichkeit, seine Verhaltensregeln zu ändern. Es hat das Gefühl, in einer Falle zu stec-*

ken und dem Problem hilflos gegenüberzustehen. Da die ins Unbewußte verdrängten Entscheidungen darüber, was «richtig» ist, einen wesentlichen Teil der Identität ausmachen, sehen diese Menschen keine Möglichkeit, diese Entscheidung zu ändern, oder meinen, daß eine solche Änderung mit dem Verlust ihrer Identität verbunden sei. Die meisten unserer Patienten geben zu, daß sie sich vor Ausbruch ihrer Krankheit eine Zeitlang hilflos fühlten und sich außerstande sahen, ihre Lebensprobleme zu lösen oder unter Kontrolle zu bringen. Sie «gaben auf».

Sie fühlten sich – Monate vor Ausbruch der Krebserkrankung – als «Opfer», weil sie nicht fähig waren, ihr Leben so zu verändern, daß eine Lösung ihrer Probleme oder zumindest eine Reduzierung des Stresses möglich gewesen wäre. Die Ereignisse geschahen einfach; die späteren Patienten fühlten sich ihnen ausgeliefert, sie hatten keine Macht über sie. Sie waren nicht Handelnde, sondern Opfer des Handelns anderer. Die anhaltenden Belastungen schienen endgültig zu beweisen, daß weder die Zeit noch das weitere Geschehen an ihrem Los etwas ändern konnten.

5. *Das Individuum distanziert sich von sich selbst und von dem Problem und wird unbeweglich, starr, unfähig zur Veränderung.* Da Menschen, die sich in dieser Situation befinden, keine Hoffnung mehr haben, treten sie auf der Stelle, ohne Erwartung, irgendwo hinzugelangen. Von außen betrachtet scheinen sie mit ihrem Leben gut fertig zu werden; doch im Innern werden sie von dem Gefühl beherrscht, daß das Leben keinen Sinn mehr hat – es sei denn den, die Konventionen zu wahren. Schwere Krankheit oder gar Tod scheinen eine Lösung, einen Ausweg zu bieten oder eine Möglichkeit, das Problem zurückzustellen.

Manche unserer Patienten können sich dieser Stadien entsinnen, andere hingegen sind sich ihrer nicht bewußt.

Die meisten werden sich jedoch des Gefühls der Hilflosigkeit und Hoffnungslosigkeit erinnern, das sie schon Monate vor Ausbruch der Krankheit befiel. Der beschriebene Prozeß *verursacht* nicht den Krebs, aber er *ermöglicht* ihm, sich zu entwickeln.

Genau dieses Aufgeben wirkt sich auf das Immunsystem aus und kann durch die Veränderung des hormonalen Gleichgewichts eine vermehrte Produktion anomaler Zellen in Gang setzen. Es schafft genau das richtige körperliche «Klima» für die Entstehung des Krebses.

Entscheidend ist, sich zu vergegenwärtigen, daß jeder die Ereignisse seines Lebens selbst *deutet.* Wenn er sich als Opfer versteht, kann er an der Entstehung einer Erkrankung mitwirken, weil er die Vorgänge so auslegt, daß sie ihm die Hoffnungslosigkeit seiner Lage beweisen. Jeder von uns hat – wenn auch nicht immer auf einer bewußten Ebene – die Wahl, auf welche Weise er reagieren will. Die Intensität eines Stresserlebnisses wird von der Bedeutung bestimmt, die wir ihm beimessen, und von den Regeln für den Umgang mit Stress, die wir einst selbst aufgestellt haben.

Es ist nicht unsere Absicht, durch die Skizzierung dieses Prozesses Schuld- oder Angstgefühle zu erwecken. Solche Gefühle können nur eine negative Wirkung haben. Vielmehr hoffen wir, daß Sie diesen seelischen Vorgang, wenn er Ihnen bewußt wird, als einen Aufruf zum Handeln und zur Veränderung Ihres Lebens verstehen. Wenn emotionale Zustände die Erkrankung auszulösen vermögen, müßten sie auch zur Gesundung beitragen können. Indem Sie einsehen, daß Sie selbst an Ihren Erkrankungen mitwirken, sprechen Sie sich auch die Macht zu, selbst an Ihrer Gesundung mitzuarbeiten. Und damit haben Sie bereits den ersten Schritt zu Ihrer Genesung getan.

Wieder gesund werden

Im vorangegangenen Abschnitt haben wir die Schritte einer psychischen Entwicklung beschrieben, in denen sich der Patient unseren Beobachtungen zufolge auf die Krankheit zubewegt. Es ist wichtig, sich darüber klar zu sein, daß viele dieser Schritte unbewußte Vorgänge sind, die sich der Wahrnehmung der Patienten entziehen. Durch die Erläuterung dieser Schritte entlang der zur Krankheit führenden Spirale wollen wir eine Basis schaffen, die es dem Patienten ermöglicht, nunmehr auch die einzelnen Schritte entlang der «Genesungsspirale» zurückzulegen.

Indem sie sich ihrer «Erkrankungsspirale» bewußt werden, machen viele unserer Patienten bereits den ersten Schritt in die entgegengesetzte Richtung. Bald darauf können sie durch die Änderung ihrer Einstellungen und ihres Verhaltens das Zünglein an der Waage zugunsten ihrer Genesung zum Ausschlag bringen.

1. *Nach der Diagnose einer lebensbedrohenden Krankheit sieht das Individuum seine Probleme in einer neuen Perspektive.* Viele der Regeln, nach denen der Mensch sein Leben ausrichtet, erscheinen ihm angesichts des Todes engstirnig und belanglos. Die Tatsache, daß sein Leben bedroht ist, gestattet ihm, Verhaltensweisen zu zeigen, die ihm zuvor unstatthaft erschienen. Aufgestauten Zorn und zurückgehaltene Feindseligkeit kann er nun zum Ausdruck bringen. Die Krankheit ermöglicht es ihm, nein zu sagen.

2. *Das Individuum beschließt, sein Verhalten zu ändern und ein anderer Mensch zu werden.* Da die Krankheit die Regeln, an die sich der Patient bis dahin gehalten hat, außer Kraft setzt, erwachsen ihm neue Wahlmöglichkeiten. Wenn sich sein Verhalten ändert, erscheinen bisher für unlösbar gehaltene Konflikte plötzlich lösbar. Das Individuum beginnt zu erkennen, daß es in seiner Macht steht, Probleme zu lö-

sen oder mit ihnen auszukommen. Es entdeckt auch, daß die Welt nicht untergeht, wenn man gegen die alten Regeln verstößt, und daß Verhaltensänderungen keinen Identitätsverlust zur Folge haben. Es erschließen sich ihm eine größere Handlungsfreiheit und neue Hilfsquellen, mit denen es sein Leben bestehen kann. Durch die Äußerung unterdrückter Gefühle werden psychische Energien freigesetzt, und damit lösen sich häufig auch die Depressionen.

Auf Grund dieser neuen Erfahrungen entscheidet sich das Individuum, ein anderer Mensch zu werden. Die Krankheit erlaubt es ihm, sich zu ändern.

3. *Das Wiedererwachen der Hoffnung und des Lebenswillens setzt im Körper natürliche Prozesse in Gang, die sich ihrerseits stärkend auf die seelische Verfassung auswirken.* Da der Körper, die Gefühle und der Geist ein integrales System bilden, haben Änderungen des psychischen Zustandes auch Änderungen der physischen Verfassung zur Folge. Diese Wechselwirkungen bilden einen fortwährenden Kreislauf: Bessert sich der physische Zustand, lebt die Hoffnung wieder auf, und mit der erneuten Hoffnung bessert sich die körperliche Verfassung usw. (Eine detailliertere Erklärung dieses Vorgangs finden Sie im siebten Kapitel. Sehen Sie sich dort vor allem die Abbildungen auf den Seiten 119 und 125 an.)

In den meisten Fällen geht diese Entwicklung auf und ab. Manchen Patienten geht es körperlich sehr gut, bis sie sich durch ihre Genesung aufs neue mit ihren psychischen Konflikten konfrontiert sehen. Hat dieser Konflikt zum Beispiel etwas mit der Berufstätigkeit zu tun, kann die krankheitsbedingte Arbeitsunfähigkeit diesen Konflikt vorübergehend behoben haben. Ist der Betreffende körperlich wieder gesund, muß er sich unter Umständen wieder der gleichen stresserzeugenden Lebenssituation stellen wie vor Beginn der Erkrankung. Und trotz aller Hoffnung, trotz einer veränderten Einstellung sich selbst und seinem Problem gegenüber ist dies eine schwere Zeit für ihn. Es kann zu vorübergehenden körperlichen Rückschlägen kommen, bis der Patient allmählich die nötige Zuversicht gewinnt, die er braucht, um die Situation zu bewältigen.

4. *Der als geheilt entlassene Patient fühlt sich «wohler als wohl».* Der bekannte Psychologe Karl Menninger sagt oft von Patienten, die nach Anfällen von Geisteskrankheit wieder gesund werden, sie fühlten sich «wohler als wohl». Mit anderen Worten: Die wiederhergestellte emotionale Verfassung des Patienten übertrifft den vor Ausbruch der Erkrankung als «gut» empfundenen gefühlsmäßigen Zustand. Dasselbe kann auf Patienten zutreffen, die aktiv an ihrer Genesung von einer Krebserkrankung mitgewirkt haben. Sie verfügen über eine seelische Stärke, ein positives Selbstbild, sie spüren, daß sie ihr Leben unter Kontrolle haben. Diese neuen Kräfte, Empfindungen und Fähigkeiten gehen weit über das frühere Niveau hinaus. Viele dieser Patienten haben ihre Einstellung zum Leben positiv verändert: Sie sind zuversichtlich, daß sich alles zum Guten wenden wird, und sie sind nicht länger Opfer.

6

Die Erwartungen des Krebskranken wirken sich auf die Genesung aus

Die meisten von uns haben erfahren oder zumindest gehört, daß es mit scheinbar kerngesunden, kräftigen Leuten, die an Krebs erkrankten, sehr schnell zu Ende ging. Diese Patienten wurden durch die Diagnose derart entmutigt und hegten so negative Erwartungen hinsichtlich ihrer Überlebenschancen, daß sie das Krankenhaus nie wieder verließen. Es ging mit ihnen viel schneller bergab, als die Ärzte vorausgesehen hatten. Als Erklärung für dieses Phänomen führen Ärzte oft an, der Patient habe «aufgegeben», habe keinen «Lebenswillen» mehr gehabt.

Doch in vielen Fällen begegnen Ärzte auch Patienten, die sich ihre Zuversicht bewahren und sich ungewöhnlich gut erholen. Solche positiven Entwicklungen werten Ärzte gern als Erfolge ihrer Behandlung.

Im allgemeinen glauben die Menschen eher an den Zusammenhang zwischen negativen Erwartungen und Tod als an den zwischen positiven Erwartungen und Heilung. Dies liegt unserer Meinung nach teilweise daran, daß die Schulmedizin die Wirkung positiver Erwartungen – im Gegensatz zu den negativen – noch nicht vollauf erkannt hat und daß zweitens oft nicht leicht zu entscheiden ist, wieweit ein Patient seinen Angehörigen zuliebe Zuversicht vortäuscht oder wieweit sie seinen wirklichen Gefühlen entspricht. Sagt ein Patient, er denke nicht daran zu sterben oder er werde «mit der Sache schon fertig» werden, kriecht dann aber ins Bett, zieht die Decke über die Ohren, geht nicht zur Arbeit und legt weitere mit seiner optimistischen Äußerung unvereinbare Verhaltensweisen an den Tag, wird deutlich, daß er nicht wirklich an seine Genesung glaubt.

Es ist durchaus möglich, daß sich Patienten ihrer negativen Erwartungen und Ängste – sie mögen auf den Tod von Freunden oder Verwandten, die an Krebs litten, und auf die allgemein pessimistische Einstellung unserer Kultur dieser Erkrankung gegenüber zurückzuführen sein – gar nicht bewußt sind. Um den wahren seelischen Zustand unserer Patienten zu ergründen, achten wir auf ihre Worte und auf ihre Handlungen und nehmen die Botschaften, die diese vermitteln, sehr ernst. Wir sind davon überzeugt, daß der Glaube des Patienten an die Wirksamkeit der Behandlung und an die Macht der natürlichen körpereigenen Abwehr – mit anderen Worten: seine positive beziehungsweise negative Erwartung – den Ausgang der Krankheit zu einem wesentlichen Teil mitbestimmen.

Voraussagen, die sich selbst erfüllen

Wir alle kennen aus unserer Alltagserfahrung jenes Phänomen, das wir als *self-fulfilling prophecy*, als sich selbst erfüllende Voraussage, bezeichnen: Wenn der Mensch bestimmte Geschehnisse erwartet, verhält er sich so, daß er das Eintreten des Erwarteten begünstigt. Rechnet ein Patient zum Beispiel damit, daß er gesund wird, neigt er eher dazu, seine Medizin zu nehmen und die Vorschriften seines Arztes zu befolgen, was wiederum seine Genesungschancen erhöht. Rechnet er mit dem Tod, wird er es für wenig sinnvoll halten, zu tun, was sein Arzt ihm vorschreibt. Dieses simple Beispiel verdeutlicht ein grundlegendes Charakteristikum der sich selbst erfüllenden Voraussage, den sogenannten «Verstärkerkreis»: Erfolgserwartung führt meist zum Erfolg, der wiederum beweist, daß die Erwartung berechtigt war. Dagegen wird die Erwartung des Mißerfolgs oft tatsächlich zum Mißerfolg führen, der wiederum die negative Erwartung bestätigt. Also wird die Berechtigung der Erwartung durch das jeweils durch die Erwartung hervorgerufene Resultat erwiesen. Und die Erwartung, ob negativ oder positiv, wird stärker und fester, je öfter sich dieser Kreislauf wiederholt.

Daß sich selbst erfüllende Voraussagen auch Ergebnisse der angeblich objektiven Wissenschaft beeinflussen können, verdeutlichten zahlreiche psychologische Untersuchungen. Dr. R. Rosenthal zum Beispiel erzählte Studenten, die mit Tierversuchen beschäftigt waren, daß einige der Ratten, die er ihnen zeigte, besonders intelligent seien und schnell aus dem Labyrinth herausfinden würden, daß die übrigen Ratten dagegen einen niedrigeren Intelligenzquotienten hätten und man deshalb von ihnen weniger erwarten könne. In Wirklichkeit bestanden jedoch keine Unterschiede hinsichtlich der Intelligenz und des Leistungsvermögens der Tiere. Doch als man die Testergebnisse auswertete, zeigte sich, daß die Leistungen der angeblich intelligenteren Ratten die der als «dümmer» bezeichneten deutlich übertroffen hatten. Dieses Ergebnis war offenbar nur dadurch zu erklären, daß die Studenten die für intelligenter gehaltenen Ratten anders behandelt, ihnen mehr Zuwendung gegeben hatten als den anderen Ratten, wodurch jene zu besseren Leistungen ermuntert worden waren.

Gleichermaßen verblüffende Beweise für die Auswirkungen einer Erwartungshaltung erbrachten Rosenthal und seine Mitarbeiter an Hand einer Untersuchung, die sie mit Kindern in einem kalifornischen Schulbezirk durchführten. In achtzehn Elementarschulklassen wurde zu Beginn des Schuljahrs ein nonverbaler Intelligenztest durchgeführt. Den Lehrern wurde gesagt, daß auf Grund der Tests vorausgesagt werden könne, welche Kinder in der Lage seien, sich intellektuell zu entfalten. Dann wählte Rosenthal zwanzig Prozent der Schüler vollkommen willkürlich aus und erklärte, daß die Testergebnisse sie als «intellektuell entwicklungsfähig» auswiesen. Den Lehrern wurde gesagt, daß sie bei diesen Schülern im Laufe des Jahres mit bemerkenswerten Fortschritten rechnen könnten. Der einzige Unterschied zwischen diesen Kindern und den anderen in der Kontrollgruppe bestand in der Erwartung, die man auf seiten der Lehrer erweckt hatte. Als man beide Gruppen acht Monate später noch einmal testete, wurde bei den willkürlich ausgewählten «Entwicklungsfähigen» tatsächlich ein höherer Intelligenzquotient festgestellt als bei den Schülern der Kontrollgruppe.

Bei diesen und anderen Untersuchungen hat sich erwiesen, daß Lehrer manche Schüler unbewußt anders behandeln. Sie bringen ihnen mehr Wärme entgegen, zeigen mehr Anerkennung für ihre Leistungen, teilen ihnen anspruchsvollere Themen zu und geben ihnen mehr Gelegenheit zu Frage und Antwort. Diese Entdeckung ist insofern von großer Bedeutung, als sie erkennen läßt, daß eine Änderung der Erwartung eine unbewußte Verhaltensänderung bewirkt, die wiederum deutlich erkennbare Veränderungen der Ergebnisse zur Folge haben kann.

Eine Untersuchung, die Carl an 152 Krebspatienten der Travis Air Force Base, einer großen medizinischen Einrichtung der Air Force, durchführte, bestätigte die positiven Auswirkungen einer positiven Erwartungshaltung. Fünf Mitglieder des Ärztestabs bewerteten die Patienten achtzehn Monate lang hinsichtlich ihrer Einstellung zur Behandlung und ihrer Reaktionen auf sie. Die Ergebnisse waren eindeutig: Die zuversichtlichen Patienten hatten deutlich besser auf die Behandlung angesprochen als die negativ eingestellten. Nur zwei der Patienten mit einer negativen Einstellung hatten gut auf die Behandlung reagiert.

Das aufschlußreichste Ergebnis dieser Untersuchung war jedoch, *daß eine positive Einstellung zur Behandlung zuverlässigere Prognosen hinsichtlich des Behandlungserfolges zuließ als die Schwere der Erkrankung.* Mit anderen Worten: Patienten mit einer schlechten Prognose und einer positiven Einstellung erholten sich besser als Patienten mit einer weniger düsteren Prognose und einer negativen Einstellung. Außerdem gab es bei Patienten, die eine positive Einstellung hatten, weniger unerwünschte Nebenwirkungen.

Erwartungen können auch negativ wirken. Das ist Carl auf Grund eines anderen Erlebnisses in Travis sehr eindringlich vor Augen geführt worden. Zu seinen Patienten gehörten auch einige Japaner mittleren Alters. Obwohl sie die gleiche Standard-Strahlentherapie in gleicher Dosierung wie die amerikanischen Patienten erhielten, zeigten sich bei ihnen unangenehme Nebenwirkungen, die sich aus der Behandlung allein nicht erklären ließen.

Einer der Japaner, ein pensionierter Major, war nach seiner militärischen Laufbahn ein erfolgreicher Manager geworden. Wie man uns vor der Diagnose berichtete, war er sehr energisch, selbständig und verantwortungsbewußt und gab sich nicht leicht geschlagen. Doch mit Beginn der Strahlentherapie verwandelte er sich in einen Invaliden und war nicht imstande, auch nur das mindeste für sich selbst zu tun. So sehr man auch auf ihn einredete, nichts schien zu nützen. Es ging sehr schnell mit ihm bergab. Daraufhin führten wir mit ihm ein Gespräch, um seine Einstellung zu erkunden. Nach vorsichtigem Sondieren stellte sich heraus, daß er eine tiefverwurzelte Angst vor der Bestrahlung hatte. Sie rührte noch aus dem Zweiten Weltkrieg her. So wurde uns plötzlich klar, daß unsere japanischen Patienten unbewußt noch schwer an der seelischen Erschütterung litten, die die Atombombenexplosionen in Hiroshima und Nagasaki hervorgerufen hatten, und daß dieser Schock sich stark auf ihre Einstellung zur Strahlentherapie auswirkte. Für einen Japaner mittleren Alters war der Begriff Strahlung bis an sein Lebensende mit Vernichtung und Tod verbunden.

Wir gaben uns alle Mühe, ihm den Unterschied zwischen der Atombombenstrahlung und der therapeutischen Bestrahlung zu erklären, doch schien es so gut wie unmöglich, seine Meinung über die Wirkung der Behandlung zu erschüttern. Es war eindeutig seine negative Erwartung, die wesentlich zur Verschlechterung seines Zustands beitrug.

In manchen Fällen lassen sich die unvermeidlich mit der Behandlung einhergehenden Nebenwirkungen nur schwer von Wirkungen unterscheiden, die durch die Einstellung des Patienten hervorgerufen werden. So wird oft behauptet, daß Übelkeit als Begleiterscheinung bestimmter Behandlungsweisen auftritt. Bei manchen Patienten stellt sich die Übelkeit indes schon ein, wenn ihm die Behandlung angekündigt wird oder wenn er sich auf dem Weg zu einem Behandlungsraum befindet. Deshalb müssen wir uns fragen: Ist die Übelkeit eine Nebenwirkung der Behandlung oder eine Folge der Einstellung des Patienten?

Die Krebsangst in unserer Gesellschaft und ihre Auswirkungen

Die Macht der negativen Erwartung wird durch unsere Erfahrungen eindrucksvoll bestätigt. Besonders erschreckend erscheint uns diese Macht, wenn wir die landläufige Einstellung gegenüber dem Krebs, die in unserer Gesellschaft herrscht, und ihre möglichen Auswirkungen auf den Patienten eingehender betrachten. Diese Einstellung ist, vereinfacht dargestellt, durch folgende Ansichten geprägt:

1. Krebs ist gleichbedeutend mit Tod.
2. Krebs ist etwas, das von außen in uns eindringt; es besteht keine Hoffnung, ihn unter Kontrolle zu bringen.
3. Die Behandlung – ob Bestrahlung, Chemotherapie oder Operation – ist drastisch und unwirksam und hat häufig viele unerwünschte Nebenwirkungen zur Folge.

Wenn Erwartungen den Krankheitsverlauf beeinflussen, dann haben diese Ansichten eine tödliche Wirkung. In Zeitungen und Zeitschriften werden künstlich aufgebauschte Stories veröffentlicht, in denen berichtet wird, wie Menschen nach einem langen Kampf mit dem Krebs schließlich doch qualvoll sterben. Die offensichtliche Aussage dieser Berichte ist gewöhnlich die Bewunderung für die Tapferkeit dieser Menschen. Die verborgene Botschaft besagt indes, daß sie tapfer waren angesichts ihres *unausweichlichen* Todes. Oft ändert sich der Ton einer Unterhaltung, wenn es heißt, jemand habe Krebs; peinliche Stille tritt ein, die Menschen senken den Blick. Sie bringen damit ihre Erwartung zum Ausdruck, daß der Erkrankte sterben wird.

Krebspatienten entwickeln natürlich ein feines Gespür für solche negativen Botschaften. Manche berichten, daß ihre Freunde sie zu meiden beginnen, sobald sie von der Art ihrer Erkrankung erfahren, weil sie offensichtlich nicht wissen, wie sie sich ihnen gegenüber verhalten sollen. Schließlich sind sie ja bereits «so gut wie tot». Viele meiden Krebspatienten deshalb, weil sie sich scheuen, an den Tod zu denken – und weil sie Angst haben, sie könnten sich irgendwie anstecken.

Diese unheilvollen negativen Erwartungen werden nicht nur durch Freunde und Verwandte übermittelt, sondern bisweilen auch durch Ärzte und Pflegepersonen. Ein Arzt, zuvor ein verständnisvoller Experte, der auf alle Fragen eine Antwort zu geben weiß, verwandelt sich in Gegenwart eines krebskranken Patienten in einen ziemlich ungeschickten Philosophen, der sich angesichts des seiner Meinung nach unvermeidlichen Todes in billige Plattitüden rettet. In vielen Fällen teilt er dem Patienten seine Erwartung durch die ausweichenden Antworten, die er ihm gibt, am deutlichsten mit. Eine Patientin schilderte uns, auf welche Art ein Arzt sie nach einer Biopsie über ihre Krebserkrankung informierte: Er wagte sich nur einen Schritt ins Krankenzimmer hinein, lehnte sich im Stehen an die Wand, erzählte ihr rasch, sie habe Krebs, brauche weitere Behandlung und er werde sie an einen anderen Arzt überweisen. Dann verließ er das Zimmer ebenso schnell, wie er gekommen war. Natürlich spürte die Patientin aus seinen verbalen und nichtverbalen Mitteilungen heraus, was der Arzt erwartete: daß sie in absehbarer Zeit sterben würde.

Wir wollen die Ärzte oder die bestürzten Angehörigen und Freunde, die sich so oder ähnlich dem Krebskranken gegenüber verhalten, nicht verurteilen. Wir schildern nur die Tatsachen. Jeder von uns erinnert sich an bestimmte Gelegenheiten, bei denen auch er seine negative Erwartung zum Ausdruck brachte oder den Patienten durch die eigene Hilflosigkeit entmutigte. Das Problem ist, daß die übermittelte Erwartung, der Patient werde Schmerzen und Nebenwirkungen erleiden und schließlich sterben, zu einer sich selbst erfüllenden Voraussage werden kann. Wenn wir uns jedoch bemühen, unsere Einstellungen und Erwartungen zu verändern, können wir den Ausgang der Krankheit positiv beeinflussen.

Wir entwickeln eine positive Einstellung

Wenn wir einen Krebskranken bitten, seine Einstellung zu ändern und zu begreifen, daß er – allen eigenen Ängsten und der negativen Erwartung seiner Umwelt zum Trotz – wieder gesund werden und ein erfülltes Leben führen kann, so verlangen wir Mut und innere Stärke von ihm. Doch zeigt sich immer wieder, daß es vielen Krebspatienten gelingt, diesen Mut und diese Stärke aufzubringen. Wollen wir ihnen bei ihren Bemühungen helfen, müssen wir zuerst darauf hinarbeiten, ihnen in Form positiver Erwartungen ein Gegengewicht zu der in unserer Gesellschaft vorherrschenden negativen Einstellung zu schaffen. Die beiden Erwartungshaltungen werden in der folgenden Tabelle einander gegenübergestellt:

Negative Erwartungen	*Positive Erwartungen*
1. Krebs ist gleichbedeutend mit Tod.	1. Krebs ist eine Krankheit, die zum Tod führen, aber auch geheilt werden kann.
2. Krebs ist etwas, das von außen in uns eindringt; es besteht keine Hoffnung, ihn unter Kontrolle zu bringen.	2. Der Todfeind des Krebses sind die körpereigenen Abwehrkräfte, was auch immer die Krankheit verursacht haben mag.
3. Die medizinische Behandlung ist drastisch, unwirksam und hat häufig viele negative Nebenwirkungen zur Folge.	3. Die medizinische Behandlung ist ein mächtiger Verbündeter, «ein Freund in der Not»; sie unterstützt die körpereigene Abwehr.

Die unter «Positive Erwartungen» aufgeführten Einstellungen sind, wie bereits dargelegt, auf Grund der Ergebnisse der modernen wissenschaftlichen Forschung weitaus berechtigter als die negativen Erwartungen. Doch die Schwierigkeit, die Menschen dazu zu bewegen, ihre Einstellung zum Positiven zu ändern, besteht darin, daß sie im allgemeinen negative Erfahrungen gemacht haben, die die Gültigkeit ihrer Einstellung zu «beweisen» scheinen. Unsere Versuche, sie von der Notwendigkeit neuer Auffassungen zu überzeugen, erscheinen ihnen als Aufforderungen, ihre eigenen Erfahrungen wider besseres «Wissen» zu verleugnen.

Der springende Punkt ist, daß viele der negativen Erfahrungen dieser Menschen vermeidbar gewesen wären, denn sie sind ja zum Teil durch die negativen Erwartungen herbeigeführt worden.

Die gleiche Macht, die uns erlaubt, negative Erfahrungen hervorzurufen, kann auch positive Erfahrungen herbeiführen. Und wenn auch der Wirkung von Erwartungen Grenzen gesetzt sein mögen, weiß doch niemand wirklich, worin diese Grenzen bestehen. Wir sollten deshalb auf jeden Fall Erwartungen hegen, die zugunsten des Krebspatienten wirken und nicht gegen ihn.

Manche Leser, deren Erwartungen eher negativ sind, werden nun meinen, daß dies notwendigerweise auch einen negativen Ausgang bewirken müsse. Dies ist jedoch nicht der Fall. Wir haben viele Patienten gehabt, die mit negativen Erwartungen zu uns kamen und sich erst in einem langsamen Lernprozeß positive aneigneten. Der erste entscheidende Schritt zur Änderung der Erwartung besteht darin, sich seiner Einstellung und ihrer möglichen Auswirkungen bewußt zu werden. Dies könnte auch Ihnen auf Grund der Lektüre dieses Kapitels gelingen. Später (im vierzehnten Kapitel) werden wir Schritt für Schritt die Methode beschreiben, die wir anwenden, um unseren Patienten bei der Erarbeitung einer positiven Erwartungshaltung behilflich zu sein.

«Falsche Hoffnungen»

Bisweilen werden wir gefragt, ob wir unseren Patienten nicht falsche Hoffnungen machen. Unsere Antwort ist «Nein». Im Gegenteil: Die Hoffnungen, die wir in ihnen erwecken, sind berechtigt. Wir können zwar die Genesung nicht garantieren. Doch dem Hinweis auf die «falschen Hoffnungen» liegt die Ansicht zugrunde, daß sich Menschen keine Hoffnungen machten sollten, wenn die Möglichkeit, daß sie enttäuscht werden, groß ist. Eine solche Auffassung liefert weder eine Basis für ein erfülltes Leben noch für den Umgang mit einer lebensbedrohenden Situation.

Gehen wir eine Ehe ein, so tun wir es ohne die Garantie, daß sie glücklich werden, daß sie unsere Erwartungen erfüllen wird. Gehen wir mit der Erwartung in die Ehe, daß sie scheitern *muß*, erhöhen wir mit Sicherheit die Wahrscheinlichkeit, daß sie scheitern *wird*. Eine positive Erwartung garantiert noch keine glückliche Ehe, aber sie macht sie wahrscheinlicher und verbessert die Qualität der Beziehung.

Von Anfang an haben wir in diesem Buch betont, daß wir die Einstellung des Patienten hinsichtlich seiner Genesungschancen als wichtiges förderndes Moment der Gesundung betrachten. Doch sind auch Patienten, die sich sehr intensiv bemüht haben, sich unseren Weg zunutze zu machen, gestorben – wenn auch viele von ihnen weit über den prognostizierten Sterbezeitpunkt hinausgelangten und das Gefühl hatten, ein erfüllteres Leben zu führen, als es ihnen ohne aktive Mitarbeit an ihrer Therapie möglich gewesen wäre. Der Tod ist für uns alle ein unvermeidbares Faktum. Und so stehen auf unserem Programm auch Übungen, die unseren Patienten helfen sollen, sich offen mit der Möglichkeit ihres Todes auseinanderzusetzen. Eine solche Konfrontation setzt Energien für das Leben frei.

Leute, die vor «falschen Hoffnungen» warnen, sehen sich gern als Realisten, als Menschen, die das Leben sehen, «wie es ist». Doch ohne Hoffnung zu leben ist nicht Realismus, sondern Pessimismus. Es mag zwar Enttäuschungen verhindern, doch der Preis, den wir dafür zahlen müssen, ist, daß wir mit einer solchen Haltung aktiv an einem negativen Ausgang mitwirken.

Hoffnung ist ein wichtiges Überlebensmoment für den Krebspatienten. Die Hoffnungslosigkeit und das Gefühl, den Verhältnissen hilflos ausgeliefert zu sein, sind oft Wegbereiter für die Krebserkrankung. Die Hoffnung, die wir zu erwecken versuchen, ist in ihrem Kern Hinwendung zum Leben. Sie ist keine philosophische Schwärmerei, sondern eine Bedingung für das Überleben. Für jeden Patienten beinhaltet das Wiedergesundwerden eine Neudefinierung seiner Einstellung zu der lebensbedrohenden Krankheit, eine Wandlung, die ihn wieder hoffen läßt.

Darüber hinaus geben uns die Menschen, die von «falschen Hoffnungen» sprechen, zu verstehen, daß sie unser Vorgehen gegen die Krankheit für Quacksalberei halten. Es stimmt zwar, daß es eine Reihe von unüblichen Methoden zur Behandlung von Krebs gibt, denen es offensichtlich an wissenschaftlicher Fundierung fehlt. Dennoch ist es nicht einfach, definitive Urteile über ihren Wert abzugeben, denn gewöhnlich können Heiler, die diese Methoden anwenden, auf erstaunliche Erfolge verweisen.

Eines der bekanntesten Beispiele für «Wunderheilungen» bei Krebs sind die Erfolge, die mit dem Präparat Laetril erzielt worden sind. Obwohl in renommierten Fachzeitschriften keine Forschungsberichte über die Wirksamkeit von Laetril zu finden sind, gibt es doch zahlreiche Patienten, die ihre Genesung der Anwendung dieses Medikaments zuschreiben. Diese Heilungen sind wahrscheinlich auf den Placebo-Effekt zurückzuführen, obwohl auch diese Vermutung nicht bewiesen ist. Doch selbst wenn erwiesen wäre, daß die Wirkung von Laetril-Kuren oder anderen nichttraditionellen Behandlungsmethoden «nur» auf dem Placebo-Effekt beruht, wäre das eine bedeutsame Entdeckung. Denn sie wäre ein zusätzlicher Beweis für die außerordentliche Wirkung des Glaubens oder der Einstellung des Betroffenen auf den Krankheitsverlauf. Vielleicht würde dann die Medizin, die allein auf die verschiedenen Formen der medizinischen Behandlung fixiert ist, dazu übergehen, die seelische Kraft des Glaubens oder der Einstellungen in den Brennpunkt ihres Interesses zu rücken.

Indem wir uns freimütig auf die Macht des Glaubens konzentrieren und sie gezielt zur Unterstützung der natürlichen körpereigenen Abwehrkräfte und der jeweils gebotenen bestmöglichen medizinischen Behandlung einsetzen, entwickeln wir, gestützt auf wissenschaftliche Untersuchungen, einen neuen Ansatz, einen Paradigmenwechsel in der Medizin. Gerade diejenigen, die den Einfluß seelischer Faktoren bei der Genesung trotz aller medizinischen Beweise, die mittlerweile dafür vorliegen, nicht wahrhaben wollen, machen sich der Quacksalberei schuldig, denn sie lassen Therapieformen außer acht, deren Effektivität experimentell und in der Praxis überprüft worden ist. Die wahre Streitfrage lautet nicht mehr, *ob* sich seelische Faktoren im Rahmen der Behandlung auswirken, sondern vielmehr, *wie* man sie am wirksamsten zur Unterstützung der Therapie einsetzen kann.

Manchen Lesern mag es noch schwerfallen, die hier vorgetragenen Ideen zu akzeptieren. Das ist nicht überraschend. Denn wir haben selbst Jahre dazu gebraucht, nicht nur ein paar Stunden Lektüre. Dies kann und soll auch gar nicht anders sein. Zu schnell gewonnene Meinungen lassen wir oft ebenso rasch wieder fallen, während Ansichten, zu denen wir im Laufe eines langsamen Lernprozesses gelangen, meist beständiger sind. Unsere Erfahrungen zeigen, daß Patienten, die ihre Meinungen nur langsam, bisweilen sogar widerstrebend ändern, mit unserem Programm besonders gut vorankommen. Die Zeit, die sie auf das Überdenken und die innere Auseinandersetzung verwenden, ermöglicht es ihnen, ihre neuen Ansichten in ihre gesamte Persönlichkeit zu integrieren, allen ihren Verhaltensweisen zugrunde zu legen.

Wer seine negativen Einstellungen ändern will, führt sich am besten vor Augen, auf welche Weise sich unsere Auffassungen auf alle Bereiche unseres täglichen Lebens auswirken. Wenn Sie zu verstehen beginnen, wie der Erkenntnisprozeß bei Ihnen abläuft – jener Vorgang, in dem Ihre Einstellungen Ihre Erfahrungen prägen –, wird es Ihnen leichter fallen, dieses Verständnis auch im Falle einer Erkrankung anzuwenden und für Ihre Heilung zu nutzen.

Wesentlich ist, zu begreifen, daß Sie selbst Ihre Einstellungen beeinflussen, und wenn Sie den tiefen Wunsch spüren, sie zu ändern, dann wird Ihnen das auch gelingen. Alle unsere Patienten und auch wir selbst bekommen hin und wieder Zweifel oder stoßen auf Überreste früherer Einstellungen.

Wichtig ist jedoch die Bemühung um eine eigene positive Meinung wie auch die Einsicht, daß wir sie ändern können.

Viele der Techniken und Verfahrensweisen, die wir beschreiben werden, dienen dazu, Einstellungen und Überzeugungen zu festigen oder Ihnen bei der Beantwortung der Frage zu helfen, wie sich eine neue Einstellung auf Ihr Leben auswirken wird.

Wir würden es begrüßen, wenn Sie diese Techniken mit der größtmöglichen Aufgeschlossenheit erproben. Schon allein dadurch, daß Sie sich mit diesen Vorgängen und Vorstellungen konfrontieren, werden Sie für alternative Lebensauffassungen empfänglich und schließlich zu neuen Einstellungen gelangen.

7

Ein ganzheitliches Modell der Krebsheilung

Auf der Grundlage unserer eigenen Arbeit und der Forschungen zahlreicher Wissenschaftler haben wir ein «Leib-Seele-Modell» entwickelt, das zeigen soll, wie psychische und physische Zustände bei dem Entstehen von Krebs zusammenwirken. Dieses Modell dient dem Versuch, eine Anzahl von Forschungsergebnissen, die in die gleiche Richtung zu weisen scheinen, zu einem Ganzen zusammenzufügen. Will man verstehen, worum es sich bei solch einem Modell handelt, sollte man sich die Forschungsdaten als einzelne Teile eines Puzzles vorstellen: Hat man nur einige wenige Stücke, läßt sich noch kein Zusammenhang erkennen. Kann man ihnen jedoch weitere Teile hinzufügen, ergibt sich allmählich ein erkennbares Muster. Ein Modell ist der Niederschlag der Bemühung, ein solches Muster herzustellen, bevor man alle Stücke beisammen hat. Wie bei einem unvollständigen Puzzlebild glaubt man zu wissen, wie die Stücke zusammengehören, stellt dann aber fest, daß man noch einiges austauschen muß, ehe man auch die letzten Stücke einfügen kann. Ebenso müssen die einzelnen Teile eines Modells zurechtgerückt, neu angeordnet oder ausgetauscht werden, damit sich auch noch die neuesten Daten einfügen lassen.

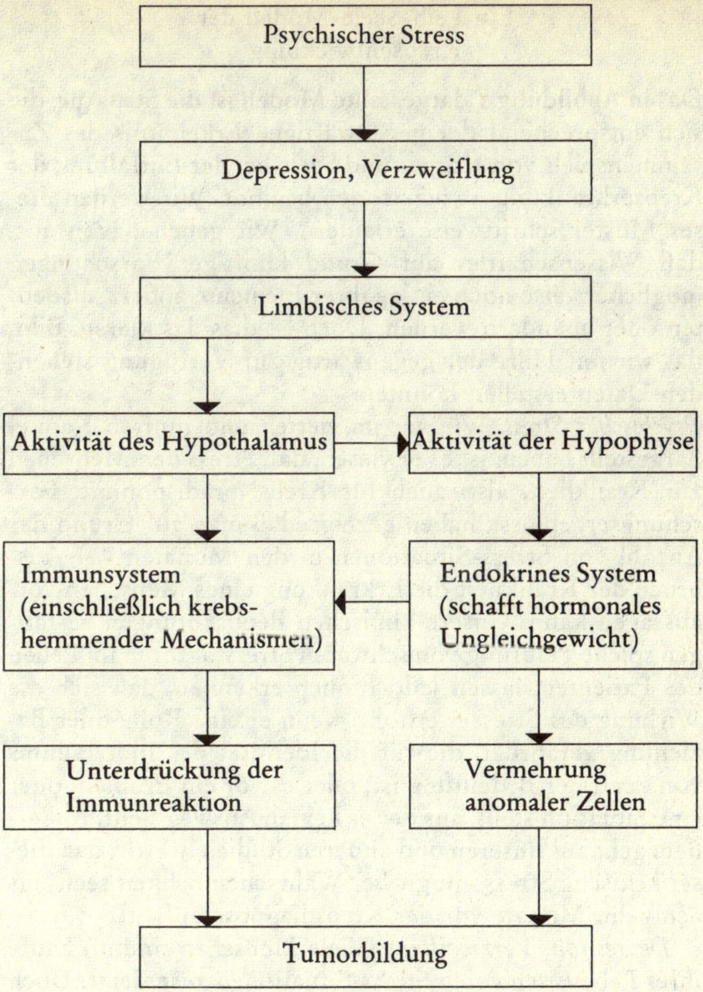

Abbildung 1: Ein Leib-Seele-Modell der Krebsentwicklung

Ein Leib-Seele-Modell der Krebsentwicklung

Das in Abbildung 1 dargestellte Modell ist die Struktur, die sich entsprechend der gegenwärtigen Erkenntnis des Zusammenspiels von Körper und Seele bei der Entfaltung der Krebserkrankung abzuzeichnen beginnt. Wir werden dieses Muster schrittweise erläutern. Wir gehen davon aus, daß Wissenschaftler auf Grund künftiger Forschungen möglicherweise noch einige ihrer Elemente anders ausdeuten oder abändern werden. Doch ist dies das klarste Bild, das wir mit Hilfe der gegenwärtig zur Verfügung stehenden Daten erstellen konnten.

Psychischer Stress. Wie wir im vierten und fünften Kapitel dargestellt haben, ist es erwiesen, daß Stress den Menschen zur Krankheit, also auch für Krebs, prädisponiert. Forschungsergebnisse haben gezeigt, daß man auf Grund der Anzahl von Stress-Situationen in den Monaten vor Ausbruch der Krankheit die Erkrankung eines Menschen voraussagen kann. Unsere klinischen Beobachtungen bestätigen solche Häufung von schweren Stressfaktoren im Leben des Patienten, lassen jedoch auch erkennen, daß sich die Wirkung des Stresses erhöht, wenn er eine Rolle oder Beziehung gefährdet, die für die Identität des Individuums von zentraler Bedeutung ist, oder es vor ein Problem oder eine Situation stellt, aus der es keinen Ausweg sieht. Außerdem geht aus unseren und anderen Studien hervor, daß dieser kritische Stress mit großer Wahrscheinlichkeit sechs bis achtzehn Monate vor der Krebsdiagnose auftritt.

Depression, Verzweiflung. Viele Menschen sind im Laufe ihres Lebens schweren Stress-Situationen ausgesetzt. Doch hängt die unterschiedliche Anfälligkeit für Krebs nicht vom Stress an sich, sondern von der Reaktion des Individuums auf ihn ab. Wir alle handeln nach erlernten Regeln, die unser Sein und unsere Verhaltensweisen bestimmen, die aber auch die Grenzen abstecken, innerhalb derer wir mit dem Stress fertig zu werden vermögen. In manchen Fällen engen diese Regeln die Möglichkeiten eines Menschen, den Stress zu bewältigen, dermaßen ein, daß ihm die stresserzeugenden Probleme unlösbar erscheinen. Dies kann zu Depression, Verzweiflung, Hoffnungs- und Hilflosigkeit führen – zu Gefühlen, die zahlreichen Krankengeschichten und Forschungsberichten zufolge dem Auftreten von Krebs voranzugehen pflegen. Infolge dieser Empfindungen werden, bewußt oder unbewußt, Erkrankung und/oder Tod als mögliche Lösungen gesehen.

Limbisches System. Das limbische System, das Zentrum für Trieb- und Instinkthandlungen und Emotionen, wirkt auf alle Aktivitäten ein, die für die Selbsterhaltung des Organismus entscheidend sind, zum Beispiel auf die im vierten Kapitel erörterte Kampf-oder-Flucht-Reaktion. Infolgedessen ist es darauf eingerichtet, neben allen anderen körperlichen Gefühlen und Empfindungen auch Stress und Stresswirkungen zu registrieren.

Aktivität des Hypothalamus. Der Hauptweg, über den das limbische System den Körper beeinflußt, führt über den Hypothalamus, einen kleinen, unter dem Thalamus gelegenen Teil des Zwischenhirns. Die Signale des limbischen Systems an den Hypothalamus werden auf zweierlei Weise übersetzt: Zum einen beeinflußt (wie im fünften Kapitel beschrieben) ein Teil des Hypothalamus – jener Teil des Gehirns, der am stärksten auf emotionalen Stress reagiert – die Koordinierung und Steuerung des Immunsystems. Zweitens wirkt der Hypothalamus entscheidend auf die Regelung der Tätigkeit der Hypophyse ein, die wiederum die Tätigkeit der übrigen endokrinen Drüsen mit ihren zahlreichen Kontrollfunktionen im Körper reguliert.

Immunsystem. Das Immunsystem – die natürliche Abwehr

des Körpers – ist darauf eingerichtet, krebsartige Zellbildungen einzuschließen oder zu zerstören. Neueren medizinischen Untersuchungen zufolge beherbergen wir alle zeitweise Krebszellen in unserem Körper. Doch erst die Hemmung des Immunsystems kann Krebswachstum zur Folge haben. In unserem Leib-Seele-Modell lähmt der durch das limbische System vermittelte emotionale Stress über den Hypothalamus das Immunsystem und macht den Körper anfällig für Krebs.

Aktivität der Hypophyse/Endokrines System. Eine weitere Komplikation scheint hinzuzutreten: Der Hypothalamus veranlaßt die Hypophyse in seiner Reaktion auf den Stress, Hormone zu produzieren, die das durch das endokrine System gewährleistete hormonale Gleichgewicht im Körper verändern. Dies ist insofern ein bedeutsamer Vorgang, als erwiesen ist, daß ein Ungleichgewicht der Nebennierenhormone eine größere Anfälligkeit für karzinogene Substanzen hervorruft.

Vermehrung anomaler Zellen. Ein solches hormonales Ungleichgewicht kann eine vermehrte körpereigene Produktion von anomalen Zellen und zugleich eine Beeinträchtigung der Fähigkeit des Immunsystems zur Folge haben, diese Zellen unschädlich zu machen.

Tumorbildung. Durch diese physiologischen Veränderungen werden optimale Bedingungen für die Entfaltung einer Krebserkrankung geschaffen. Genau in dem Moment, da die körpereigene Abwehr am schwächsten ist, steigt die Produktion anomaler Zellen. Die Folge dieser doppelten Gefahr kann eine lebensbedrohende Erkrankung sein.

Die Umkehrung: Ein Leib-Seele-Modell der Genesung

Wir wollen in diesem Buch zeigen, daß die Stadien der Krebsentwicklung auch umgekehrt durchlaufen werden können. Auf dem gleichen Wege, auf dem Gefühle in physiologische Zustände übersetzt werden, können wir umgekehrt die Wiederherstellung der Gesundheit herbeiführen. Abbildung 2 soll die Interaktion zwischen Körper und Seele im Verlauf der Genesung veranschaulichen. Unsere Erklärung beginnt wieder im psychologischen Bereich.

Psychologische Intervention. Der erste Schritt zur Genesung besteht darin, den Krebspatienten in seinem Glauben an die Wirksamkeit der Behandlung und der körpereigenen Abwehr zu bestärken. Dann kann man ihm Möglichkeiten zeigen, besser mit den Stress-Situationen fertig zu werden. Wichtig ist vor allem, daß der Patient entweder seine Selbstwahrnehmung verändert - er muß daran glauben, daß er imstande ist, jedes der Lebensprobleme zu bewältigen, mit denen er vor Ausbruch der Krankheit konfrontiert war - oder seine Probleme anders zu sehen lernt, damit er auf eine effektivere Weise mit ihnen umgehen kann.

Hoffnung, Erwartung. Die Auswirkungen des Glaubens des Patienten an die Möglichkeit seiner Genesung und die «Umentscheidung» hinsichtlich seiner Probleme erzeugen gemeinsam eine Einstellung zum Leben, die von Hoffnung und Erwartung geprägt ist.

Limbisches System. Die Gefühle der Hoffnung und Erwartung werden vom limbischen System genauso registriert wie zuvor die Gefühle der Hoffnungslosigkeit und Verzweiflung.

Aktivität des Hypothalamus. Nachdem diese Gefühle vom

limbischen System registriert worden sind, werden Signale an den Hypothalamus gesendet, die den veränderten emotionalen Zustand melden. Die Folge ist eine deutliche Steigerung des Lebenswillens. Der Hypothalamus wiederum gibt Signale an die Hypophyse weiter.

Immunsystem. Der Hypothalamus hebt die Hemmung des Immunsystems auf, so daß die Körperabwehr gegen die Krebszellen erneut mobilisiert werden kann.

Aktivität der Hypophyse/Endokrines System. Die Hypophyse, die ein Teil des endokrinen Systems ist, empfängt Signale vom Hypothalamus und sendet Signale an die übrigen Teile des endokrinen Systems. Auf diese Weise stellt sie das hormonale Gleichgewicht im Körper wieder her.

Rückgang anomaler Zellen. Ist das hormonale Gleichgewicht wiederhergestellt, hört der Körper auf, große Mengen von anomalen Zellen zu produzieren, so daß immer weniger Krebszellen durch die Behandlung und die wiederbelebten körpereigenen Abwehrkräfte unschädlich gemacht werden müssen.

Tumorregression. Das normale Funktionieren des Immunsystems und die rückläufige Produktion anomaler Zellen schaffen optimale Bedingungen für den Rückgang des Krebses. Die verbleibenden Krebszellen können entweder durch die Behandlung oder durch die körpereigene Abwehr zerstört werden.

Wir haben bereits darauf hingewiesen, daß Patienten, die selbst an ihrer Genesung mitwirken, nachher oft über eine größere seelische Kraft verfügen als vor ihrer Erkrankung. Aus der Konfrontation mit der lebensbedrohenden Krankheit, aus der Auseinandersetzung mit fundamentalen Fragen des Lebens und aus dem Erleben ihrer Fähigkeit, auf ihre Heilung Einfluß nehmen zu können, gehen sie mit ei-

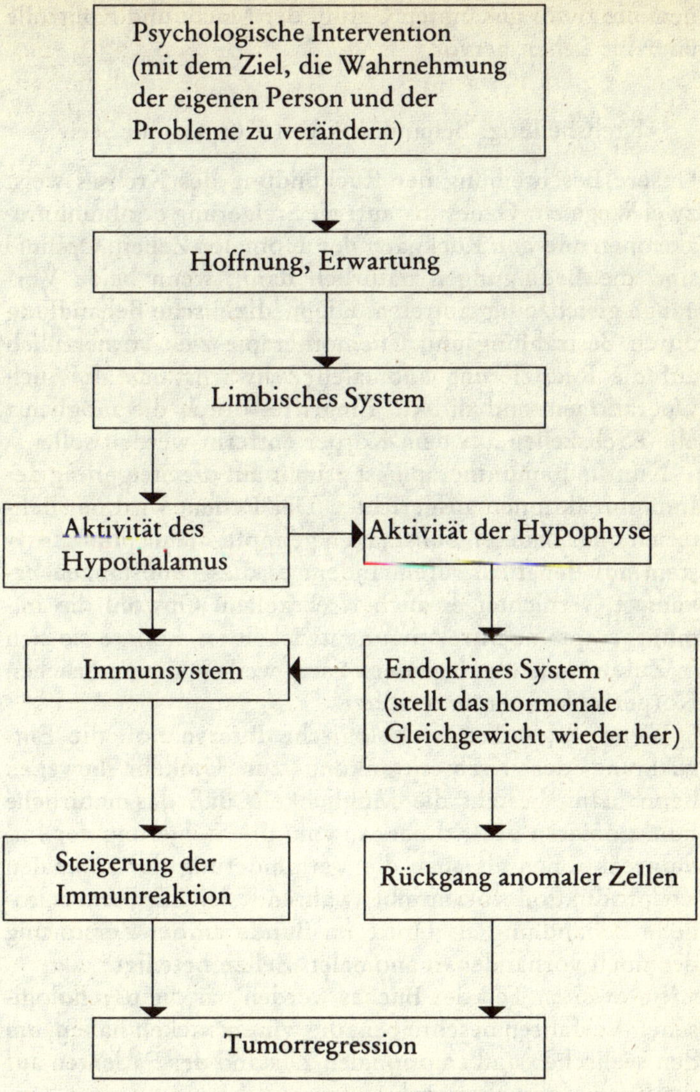

Abbildung 2: Ein Leib-Seele-Modell der Genesung.

nem nie zuvor gekannten Gefühl der Macht und Kontrolle über ihr Leben hervor.

Krebsheilung: Behandlung von Körper und Seele

Unsere Beschreibung der Rückbildung des Krebses weist zwei Wege zur Genesung auf: die Steigerung der Immunreaktionen und den Rückgang der anomalen Zellen. Optimal sind die Bedingungen natürlich dann, wenn beide Vorgänge gleichzeitig eintreten. Die medizinische Behandlung durch Bestrahlung und Chemotherapie zielt vornehmlich auf die Reduzierung anomalen Zellwachstums ab. Auch Operationen sind direkte Eingriffe, durch die möglichst alle Krebszellen aus dem Körper entfernt werden sollen.

Nur die Immuntherapie ist primär auf die Steigerung der Immunreaktionen ausgerichtet. Der Patient wird mit Bakterien oder anderen Substanzen geimpft, die das Immunsystem auf den Plan rufen. Indem es diese Substanzen bekämpft, vernichtet es auch Krebszellen. Obwohl die Immuntherapie noch relativ unentwickelt ist, könnte sie sich in Zukunft als überlegen erweisen, weil sie die natürlichen Körperfunktionen unterstützt.

Wenn indes die psychologische Intervention die Entwicklung der Krebserkrankung zur Umkehr bewegen kann, dann besteht die Möglichkeit, daß das natürliche Funktionieren des Körpers sowohl die Steigerung der Immunreaktionen als auch die Verminderung der anomalen Zellproduktion vorantreibt, während sich die konventionelle Behandlung als Dritte im Bunde an der Zerstörung der noch vorhandenen anomalen Zellen beteiligt.

Im zweiten Teil des Buches werden wir die psychologischen Verfahren beschreiben, die wir entwickelt haben, um den seelischen und emotionalen Zustand des Patienten auf die Gesundung auszurichten.

Zweiter Teil

Wege zur Gesundheit

8

Das Programm in der Praxis

Die vorangegangenen sieben Kapitel sollten einen Überblick über die theoretischen Grundlagen unseres therapeutischen Ansatzes geben. Der zweite Teil des Buches ist der praktischen Anwendung dieser Theorie gewidmet. Wir wollen Sie mit den Methoden bekannt machen, die wir in unserer Klinik in Fort Worth anwenden. Ob Sie selbst Krebs haben, oder ein Verwandter oder Freund, oder ob Sie dieses Buch aus beruflichem Interesse lesen – wenn Sie sich mit den in den folgenden elf Kapiteln beschriebenen Aktivitäten befaßt haben, werden Sie anders über Krankheiten und Ihre Möglichkeiten denken, den Krankheitsverlauf zu beeinflussen.

Da wir ein besonderes Gewicht auf die durch unsere Methode ausgelösten seelischen Prozesse legen, mag der Eindruck entstehen, als wollten wir die auf den Körper gerichteten Behandlungsformen vernachlässigen oder sogar ganz auf sie verzichten. Das liegt jedoch nicht in unserer Absicht. Wenn wir auch der Meinung sind, daß die Mediziner sich dadurch, daß sie sich primär auf körperliche Symptome konzentrieren, ein zu enges Blick- und Aktionsfeld geschaffen haben, so sind ihnen doch gewaltige Fortschritte hinsichtlich der Entwicklung und Verfeinerung ihrer diagnostischen und therapeutischen Möglichkeiten zu verdanken. Wir legen allen unseren Krebspatienten dringend nahe, sich der bestmöglichen Behandlung bei einem Arzt zu unterziehen, der ihnen das Gefühl vermittelt, daß er wirklich um sie besorgt ist.

Der zweite Teil des letzten Satzes – «der ihnen das Gefühl vermittelt, daß er wirklich um sie besorgt ist» – ist von besonderer Bedeutung: Wir sind der Ansicht, daß es die Therapie erheblich beeinträchtigt, wenn der Patient sich von einem Arzt oder in einer Klinik unpersönlich behandelt fühlt. In solchen Fällen ermuntern wir unsere Patienten, diese Beziehungen seinen Bedürfnissen entsprechend zu verändern und – wenn ihnen das nicht gelingt – nach einem anderen Arzt beziehungsweise einer anderen Klinik Ausschau zu halten. Es ist wichtig, daß der Patient den Therapeuten als Verbündeten sieht, als seinen Freund, und daß er sich vor Augen hält, wieviel Anstrengung und Können in der Entwicklung der uns heute zur Verfügung stehenden medizinischen Therapien steckt.

Wir sind sogar besonders darauf bedacht, den Patienten nicht auf die Idee kommen zu lassen, die erforderliche medizinische Behandlung ließe sich durch eine rein psychologische ersetzen. Eine Ablehnung der medizinischen Therapie stünde im Widerspruch zu den in unserer Kultur vorherrschenden und auch in jedem einzelnen fest verwurzelten Überzeugungen hinsichtlich der physischen Natur der Erkrankung und der relativ geringen Bedeutung der seelischen Verfassung für den Gesamtzusammenhang der Gesundheit. Nur wenigen Menschen gelingt es, diese seit Jahrzehnten sich behauptende Konditionierung abzuschütteln und die alte durch die echte neue Überzeugung zu ersetzen, daß sie selbst das Krankheitsgeschehen beeinflussen können.

Deshalb ist es nur zu wahrscheinlich, daß sich unsere Patienten, wenn sie die medizinische Behandlung entgegen der Empfehlung ihres Arztes abbrechen, niemals ganz von dem Gefühl befreien können, daß sie einen Fehler begangen haben. Es besteht kein Grund, die Kenntnisse und Möglichkeiten der offiziellen Medizin geringzuschätzen, und deshalb können wir gar nicht oft genug betonen, wie wichtig es ist, sich beider Behandlungsweisen – der medizinischen *und* der psychologischen – zu unterziehen.

Wege zur Gesundheit – ein Überblick

Wir geben nun eine kurze Zusammenfassung der Methoden, die Ihnen bei Ihrer Genesung und der Erhaltung Ihrer Gesundheit helfen werden. Diese einzelnen Schritte fügen sich zu einem die Gesamtpersönlichkeit erfassenden Vorgehen bei der Krebsbehandlung zusammen, das sich sowohl mit den körperlichen Symptomen des Patienten als auch mit seiner emotionalen Verfassung und der sich daraus ergebenden Problematik und schließlich mit seiner eigenen Einschätzung seiner Fähigkeiten befaßt, wieder gesund zu werden und seine emotionalen Probleme zu lösen. Die therapeutischen Interventionen sind darauf angelegt, alle Teile dieses Systems anzusprechen und das körperliche, seelische und geistige Gleichgewicht wiederherzustellen. Diese Vorgehensweise ist eine notwendige Voraussetzung für die Gesundung des *ganzen* Menschen.

Kapitel 9: Wirken Sie an Ihrer Gesundung mit. Da jeder selbst aktiv an der Aufrechterhaltung seiner Gesundheit und an der Entstehung seiner Erkrankungen beteiligt ist, besteht der erste Schritt darin, dem Patienten zu einem Verständnis seiner eigenen Mitwirkung bei der Pathogenese zu verhelfen. Zunächst bitten wir ihn, sich der schwerwiegendsten Belastungen zu entsinnen, die ihm sechs bis achtzehn Monate vor der Krebsdiagnose zu schaffen gemacht haben. Eine schriftliche Aufstellung der einzelnen Stressfaktoren dient als Basis für die Gespräche mit dem Patienten. Manche haben vielleicht dadurch an der Entstehung ihrer Erkrankung mitgewirkt, daß sie sich selbst einer übermäßigen Belastung ausgesetzt oder sich nicht gegen Stress gewehrt haben, oder sie wollten die Grenzen ihrer emotionalen Belastbarkeit nicht anerkennen. Andere haben ihre eigenen Bedürfnisse so lange vor denen anderen zurückgestellt, bis sie nicht mehr die Kraft hatten, sich ihrer eigenen Person zuzuwenden. Weitere Möglichkeiten der Mitwirkung sind Gefühle der Ohnmacht und Hoffnungslosigkeit, mit denen manche auf problematische Situationen reagieren.

Diese Selbsterforschung soll keinesfalls Schuldgefühle erwecken, sondern Verhaltensweisen erkennbar machen, die geändert werden müssen, damit die Patienten ein erfülltes Leben in Gesundheit führen können. Wenn sie sich der Stressfaktoren in ihrem Leben bewußt werden und wirksamere Methoden entdecken, mit ihnen fertig zu werden, setzen sie damit Energien zur Überwindung ihrer Krankheit und für eine neue, befriedigendere Art zu leben frei.

Kapitel 10: Die «Vorteile» der Krankheit. Wir leben heute in einer Kultur, in der harte Arbeit hoch bewertet wird und die Selbstachtung des Menschen von seiner Produktivität abhängt. Gefühlsäußerungen, vor allem Traurigkeit, Kummer, Zorn und Feindseligkeit, werden im allgemeinen nicht gern gesehen. In einer solchen leistungsorientierten Gesellschaft, die den Menschen nicht gerade ermutigt, sich mit seinen Empfindungen auseinanderzusetzen, kann Krankheit eine wichtige Funktion erfüllen.

Wenn ein Mensch erfährt, daß er an einer schweren Krankheit leidet, rechnet man damit, daß er heftige Gefühlsreaktionen zeigt, und akzeptiert sie sogar. In einer solchen Situation gestatten sich viele zum erstenmal in ihrem Leben, etwa zu tun, das sie sonst nicht tun würden, wenn sie gesund wären. Sie zeigen zum Beispiel, daß sie Hilfe, Liebe, Mitgefühl brauchen. Darüber hinaus mag die Krankheit ihnen einen annehmbaren Grund liefern, bestimmte Aufgaben, die sie einem ständigen Stress aussetzen, von sich zu weisen.

Wir versuchen, dem Patienten dabei zu helfen, die positiven Seiten seiner Erkrankung zu erkennen und in dauerhafte Verhaltensweisen umzuformen, die er auch nach seiner Gesundung beibehält.

Kapitel 11: Sie lernen, sich zu entspannen und die Genesung zu visualisieren. Entspannungsübungen in Verbindung mit Vorstellungsbildern (Visualisierungstechniken) eignen sich hervorragend zur Stärkung des Vertrauens auf die eigene Fähigkeit, von Krebs zu genesen. Im ersten Teil des Kapitels bieten wir eine spezielle Entspannungstechnik an, die die so häufig bei Krebspatienten auftretenden Perioden der Anspannung und Furcht durchbrechen soll. Durch diese Übungen wird nicht nur die körperliche Anspannung verringert – viele Patienten entdecken darüber hinaus, daß sich auch ihre seelische Einstellung verändert, sobald sie die Entspannungsübungen beherrschen. Diese neue Einstellung erlaubt ihnen, sich mit ihrem Leben und ihrer Krankheit offener und bewußter auseinanderzusetzen. Da die Entspannungstechnik überdies die innere Spannung und Erregung verringert, ist sie eine gute Vorübung für das Visualisieren des Heilungsgeschehens.

Im April 1971 wendeten wir zum erstenmal die Visualisierungstechnik bei einem Patienten an. Seitdem ist sie ein zentrales Element unseres Therapiekonzeptes. Die bildliche Vorstellung des Selbstheilungsvorganges im Körper ändert nicht nur die Erwartungen zum Positiven, sie ist auch ein Mittel der Selbstfindung in anderen Lebensbereichen des Patienten. In diesem Kapitel geben wir Ihnen detaillierte Anleitungen zur Durchführung der Entspannungs- und Visualisierungsübungen, damit Sie lernen, sich den Genesungsvorgang bei Krebs und anderen Krankheiten genau vorzustellen.

Kapitel 12: Die Bedeutung der positiven Vorstellungsbilder. Wir prüfen die in unseren Vorstellungsbildern enthaltenen Symbole und finden mit ihrer Hilfe Einstellungen auf, die der Genesung im Weg stehen könnten. Darüber hinaus analysieren wir einige Beispiele aus dem Erfahrungsbereich unserer Patienten und lehren Sie, wirksamere Bilder zur Krankheitsbewältigung zu ersinnen.

Kapitel 13: Die Überwindung des inneren Grolls. Die Tatsache, daß die meisten Patienten unter Stress und inneren Spannungen leiden, kann zum Teil darauf zurückgeführt werden, daß es ihnen schwerfällt, negativen Gefühlen, insbesondere Zorn und Groll, Ausdruck zu geben. Das Zurückhalten negativer Gefühle belastet den Körper zusätzlich und hemmt die Genesung. Doch um solche Empfindungen abzubauen, genügt es natürlich nicht, den Patienten ins Gewissen zu reden, was sie tun «sollten» oder «müßten». Statt dessen möchten wir unseren Patienten eine bestimmte Methode beibringen, Vergangenes loszulassen, sich mit früheren Verhältnissen auszusöhnen und auf diese Weise den Groll zu überwinden.

Kapitel 14: Wir schaffen uns eine Zukunft und setzen uns Ziele. Nach einer Krebsdiagnose neigen Menschen dazu, ihrem Leben Beschränkungen aufzuerlegen. Oft ziehen sie sich von Freunden und Bekannten zurück und vermeiden es, irgendwelche Verpflichtungen einzugehen. Diese Mutlosigkeit festigt nicht nur die negative Erwartung – zu sterben, nicht wieder gesund zu werden –, sie setzt zugleich die Lebensqualität beträchtlich herab. Sich Ziele zu setzen ist eine wichtige Voraussetzung für die Erhaltung einer hohen

Lebensqualität. Wer sich ein Gefühl für den Sinn seines Lebens und Lebensfreude bewahrt, stärkt seinen Lebenswillen, selbst wenn das Leben von einer schweren Krankheit bedroht ist.

Wir helfen unseren Patienten, sich Ziele für die nächsten drei Monate, für ein halbes oder ein ganzes Jahr zu setzen. Damit sollen sie sich bestätigen, daß es Dinge gibt, die sie noch vollbringen möchten. Das Gefühl, eine Zukunft zu haben, soll sie in ihrem Glauben stärken, daß sie noch lange leben und diese Ziele verwirklichen werden. Bei der Zielsetzung stoßen wir häufig noch auf andere Probleme, mit denen sich der Patient aktiv auseinandersetzen muß: Neigt er dazu, sich nur Ziele zu setzen, die ihm sein Pflichtbewußtsein eingibt, oder schafft er sich einen Ausgleich durch Ziele, die ihm Freude bereiten werden? Und wird er sich, wenn er seine «Pflichtziele» zu verwirklichen sucht, nicht wieder dem gleichen Stress aussetzen, der seiner Krankheit vorausging? Zusätzlich machen wir unsere Patienten mit bestimmten Techniken zur Stärkung ihrer Erwartung vertraut, daß sie ihre Ziele verwirklichen werden.

Kapitel 15: Entdecken Sie Ihren «inneren Ratgeber», der Ihnen den Weg zur Gesundheit zeigt. Diese Methode ist eine besondere Form der bildlichen Vorstellung. Der Patient spürt in sich einen «inneren Ratgeber» auf, mit dem er kommuniziert. Oft ist der Ratgeber ein «weiser Mann» oder eine «weise Frau». Diese Gestalten sind Personifizierungen des inneren Antriebs, für sich selbst zu sorgen. In manchen Fällen konnte dieser Ratgeber dem Patienten als «Kontaktperson» zum Unterbewußten dienen und ihm wichtige Informationen über die seelischen und körperlichen Vorgänge in ihm liefern.

Kapitel 16: Umgang mit dem Schmerz. Viele Aspekte des Phänomens Schmerz sind uns heute noch unverständlich. Dennoch gibt es bereits einige psychologische Methoden, auf Grund derer man lernen kann, auf eine positive Weise mit Schmerzen umzugehen. Dieser Ansatz für den Umgang mit dem Schmerz zielt darauf ab, ihn als eine Einrichtung des Biofeedback-Systems zu verstehen und zu nutzen. In dieser Sicht sind Schmerzen beziehungsweise Schmerzfreiheit Kommunikationsmittel des Körpers, mit deren Hilfe er mitteilt, wie er auf Verhaltensweisen, Aktivitäten, auf Gedanken und Probleme des Patienten reagiert. Wir haben darüber hinaus festgestellt, daß Schmerz eng mit Furcht verknüpft ist. Die von uns angewandten Techniken zur Bestimmung und Überwindung von Angstgefühlen haben deshalb häufig zugleich auch eine schmerzlindernde Wirkung.

Kapitel 17: Bewegungstraining. Nachdem uns aufgefallen war, daß viele unserer Patienten, die überraschend schnell vom Krebs genasen, körperlich sehr aktiv waren, begannen wir, der Körperbewegung eine größere Aufmerksamkeit zu widmen. Da sie sich offensichtlich schmerzlindernd und spannungslösend auswirkt, mußte sie, so lautete unsere Schlußfolgerung, auch den Gemütszustand positiv beeinflussen. Infolgedessen haben wir ein Bewegungstraining entwickelt, an dem möglichst alle unsere Patienten teilnehmen sollen. Wir sind davon überzeugt, daß regelmäßige Gymnastik (und eine vernünftige Diät) dem Patienten eine weitere Möglichkeit bietet, an seiner Gesundung mitzuwirken.

Kapitel 18: Umgang mit der Furcht vor Rückfällen und der Todesangst. Der Tod ist eines der großen Tabus unserer Kultur. Wir schrecken davor zurück, uns mit dem Sterben auseinanderzusetzen. Das ist eine verständliche Reaktion auf die Tatsache, daß der Tod als nicht diskussionswürdiges Thema gilt, daß er nicht untersucht wird und daher unbegreiflich bleibt. Die Angst vor einem möglichen Rückfall spielt auch beim Krebspatienten eine bedeutsame Rolle.

Doch erlangen Gefühle, die wir ständig verdrängen, eine immer größere Macht über uns, und so kommt es nicht selten vor, daß Patienten von ihren Ängsten vor einem Rückfall und vor dem Tod überwältigt werden. Darüber hinaus fühlen sich die Kranken oft von ihren Familien isoliert, weil sie nicht imstande sind, ihre wahren Sorgen offen mit ihnen zu besprechen.

In diesem Kapitel geleiten wir den Patienten durch einen Prozeß der seelischen Auseinandersetzung, der ihm hilft, sich über seine Angstgefühle klarzuwerden, und ihn dazu ermutigt, seine Einstellung in bezug auf einen Rückfall und seine Vorstellungen darüber, was physisch mit ihm vorgehen wird, wenn er dem Tod näher rückt, zu überprüfen. Indem wir ihn hier unverhüllt mit der Möglichkeit seines Todes konfrontieren, wollen wir ihm helfen, sich Klarheit über seine Vorstellungen zu verschaffen und den Tod aus der Tabuzone herauszuholen. Auch unbewußte Einstellungen beeinflussen unser Lebensgefühl. Indem sich der Patient ihrer bewußt zu werden sucht, verbessert er seine Lebensqualität.

Kapitel 19: Unterstützung durch die Angehörigen. Hier konzentrieren wir uns auf die Mitglieder der Familie des Krebskranken, denen wir helfen wollen, sich über ihre eigenen Gefühle hinsichtlich der möglicherweise tödlich verlaufenden Krankheit klarzuwerden. Auch wollen wir erreichen, daß sie dem Kranken gegenüber tolerant sind, ihn so, wie er ist, zu akzeptieren lernen. In diesem Kapitel machen wir Vorschläge, wie die Angehörigen offen und freimütig mit dem Erkrankten sprechen und umgehen, wie sie ihm Unterstützung zuteil werden lassen können. Die Zuwendung der Menschen, die dem Patienten vertraut sind, ist eine wesentliche Voraussetzung für die Verbesserung seiner Lebensqualität und schafft eine Atmosphäre, die das Gesundwerden fördert.

Die praktische Arbeit nach unserem Therapiekonzept

Die im vorangegangenen Abschnitt beschriebenen Methoden weisen eine Vielzahl von Wegen zur Gesundheit. Da sie aber gewöhnlich unter unserer Leitung angewandt werden, fügen wir zu Ihrer Orientierung im Umriß ein Sechs-Wochen-Programm zur praktischen Anwendung hinzu. So können Sie die Übungen selbst zu Hause durchführen, sobald sie den zweiten Teil des Buches zu Ende gelesen haben.

Zunächst jedoch möchten wir Sie auf zwei entscheidende Punkte aufmerksam machen: Unterbrechen Sie Ihre ärztliche Behandlung nicht, während Sie dieses Programm absolvieren; es soll die medizinische Therapie unterstützen, nicht ersetzen. Und wenn Sie Leute kennen, die Ihnen die seelische Unterstützung geben können, die Sie brauchen, dann nehmen Sie unverzüglich mit ihnen Verbindung auf: Ihr Rat wird bei der praktischen Durchführung dieses Programmes für Sie hilfreich sein.

Wir beschreiben die in unserer Klinik praktizierten Übungen, weil jede Erkrankung ein Signal dafür ist, daß in der Einheit von Körper, Seele und Gefühlen etwas nicht stimmt. Nehmen Sie diese Chance zur Selbsthilfe wahr. Sie können Ihren Körper bei der Behebung eines Leidens – sei es Kopfweh oder Krebs – unterstützen.

Erste Woche

1. Lesen. Wir schlagen Ihnen vor, nach Beendigung dieser Lektüre weitere Bücher zu lesen, die Ihnen die Wechselwirkungen zwischen Körper, Seele und Emotionen weiter verdeutlichen. Alle unsere Patienten erhalten von uns ein Exemplar des Buches ‹*Der Wille zum Leben*› von Arnold Hutschnecker, das wir für besonders hilfreich halten. Weiterhin möchten wir die Bücher ‹*Mind as Healer, Mind as Slayer*› von K. R. Pelletier und ‹*Seeing With the Mind's Eye*› von M. und N. Samuels empfehlen.*

2. Entspannung/Visualisierung. Beginnen Sie mit dem Programm, indem Sie regelmäßig dreimal täglich die Entspannungs- und Visualisationsübungen (vgl. Kap. 11 und 12) durchführen.

Zweite Woche

1. Entspannung/Visualisierung. Führen Sie Ihre Entspannungs- und Visualisierungsübungen weiterhin dreimal täglich durch.

2. Stress vor Ihrer Erkrankung. Führen Sie die im neunten Kapitel beschriebene Übung durch und ergründen Sie die Stressfaktoren, die Ihnen sechs bis achtzehn Monate vor dem Auftreten Ihrer Erkrankung zu schaffen gemacht haben. Benutzen Sie diese Übung, um zu erforschen, auf welche Weise Sie am Auftreten Ihrer Erkrankung mitgewirkt haben.

3. Die «Vorteile» der Krankheit. Führen Sie die im zehnten Kapitel beschriebene Übung durch und ergründen Sie die «Vorteile», die für Sie in Ihrer Krankheit liegen. Von dieser Übung ausgehend werden Sie das Ausmaß Ihrer eigenverantwortlichen Mitwirkung bei der Genesung erforschen.

* Den deutschen Lesern möchten wir an dieser Stelle vorschlagen, die folgenden Bücher zu lesen: Michael Samuels/Hall Bennet: ‹*Das Körperbuch*›, Bruno Hans Geba: ‹*Das Atembuch*›, Norman Cousins: ‹*Der Arzt in uns selbst*› und Anne-Marie Tausch: ‹*Gespräche gegen die Angst*›. Sie sind im Literaturverzeichnis dieses Buches aufgeführt. Wir danken Herrn Prof. Reinhard Tausch für seine Hilfe bei der Erstellung dieser Literaturempfehlungen. *Die Redaktion.*

Dritte Woche

1. Entspannung/Visualisierung. Führen Sie diese Übungen weiterhin dreimal täglich durch.

2. Bewegungstraining. Führen Sie dreimal wöchentlich je eine Stunde Bewegungsübungen durch, die Ihrem körperlichen Befinden angemessen sind.

3. Beratung. Suchen Sie sich jemanden in Ihrer Nähe – einen Geistlichen, einen Sozialarbeiter oder einen Psychotherapeuten –, mit dem Sie über Ihre Erfahrungen und Empfindungen bei der Durchführung dieses Programms sprechen können. Natürlich ist es wichtig, daß die beratende Person für die in diesem Buch dargelegten Konzepte Verständnis hat. Außerdem ist es wichtig, daß Sie eine Person auswählen, die nach Ihrem Gefühl ein echtes Interesse daran hat, daß Sie wieder gesund werden.

Vierte Woche

1. Entspannung/Visualisierung. Führen Sie diese Übung weiterhin dreimal täglich durch.

2. Bewegungstraining. Führen Sie die Bewegungsübungen weiterhin dreimal wöchentlich je eine Stunde durch.

3. Bildliche Vorstellung des Rückfalls und des Todes. Suchen Sie sich jemanden, der Sie anleitet und Ihnen hilft, sich – wie im achtzehnten Kapitel beschrieben – einen Rückfall und den Tod bildlich vorzustellen. Dies wird Ihnen helfen, sich mit Ihren Gefühlen hinsichtlich des Todes auseinanderzusetzen.

4. Überwindung des Grolls. Beginnen Sie, die im dreizehnten Kapitel beschriebene Visualisierungstechnik zur Überwindung Ihres inneren Grolls einzusetzen. Es ist schwer mitanzusehen, daß es einem Menschen, dem gegenüber Sie feindselige Gefühle haben, gutgeht. Seien Sie sich Ihrer diesbezüglichen Reaktion von nun an bewußt. Sie werden dadurch zu wichtigen Einsichten gelangen.

Fünfte Woche

1. Entspannung/Visualisierung. Führen Sie diese Übungen weiterhin dreimal täglich durch.

2. Bewegungstraining. Führen Sie Ihre Bewegungsübungen weiterhin dreimal wöchentlich je eine Stunde durch.

3. Bildliche Vorstellung des Rückfalls und des Todes. Wiederholen Sie die Übungen zur bildlichen Vorstellung eines Rückfalls und Ihres Todes, um festzustellen, ob Sie noch weitere emotionale Probleme haben, die gelöst werden müssen.

4. Sich Ziele setzen. Setzen Sie sich – wie im vierzehnten Kapitel beschrieben – Ziele für die kommenden drei, sechs und zwölf Monate. Dann fügen Sie Ihre Ziele in ihre Visualisierungen ein. Stellen Sie sich vor, wie Sie sich mit allen Problemen auseinandersetzen, die Sie daran hindern könnten, Ihre Ziele zu erreichen.

Sechste Woche

1. Entspannung/Visualisierung. Führen Sie die Übungen weiterhin dreimal täglich durch.

2. Bewegungstraining. Führen Sie die Bewegungsübungen weiterhin dreimal wöchentlich je eine Stunde durch.

3. Der innere Ratgeber. Suchen Sie sich jemanden, der mit Ihnen die im fünfzehnten Kapitel beschriebene bildliche Vorstellung des «inneren Ratgebers» durchspricht. Stellt sich heraus, daß Sie Kontakt zu Ihrem inneren Wegweiser zur Gesundheit bekommen, kann das Gespräch mit ihm zum regelmäßigen Bestandteil Ihres Visualisierungsprogramms werden.

Ist dieser Punkt einmal erreicht, werden viele dieser Übungen zum festen Bestandteil Ihres Alltags geworden sein. Setzen Sie die Entspannungs- und Visualisierungsübungen ständig fort. Haben Sie schließlich erreicht, daß sich keine Krebssymptome mehr zeigen, können Sie die «Überwachung» in Ihre Visualisierung einbeziehen: Sie sehen, wie Ihre weißen Blutkörperchen in Ihrem Körper patrouillieren und anomale Zellen zerstören. Sie sehen sich selbst als geheilt, als von der Krankheit befreit. Je mehr Sie gesunden, desto mehr können Sie von der auf die Visualisierung Ihrer Genesung verwandten Zeit für das Setzen neuer Ziele, für die Auseinandersetzung mit Ihren Grollgefühlen oder für Gespräche mit Ihrem inneren Ratgeber abzweigen.

Sich Ziele zu stecken und nach ihnen zu streben, ist ein fortlaufender Prozeß. Ihre Ziele können sich bei fortschreitender Genesung wandeln. Ändern Sie sie nach Wunsch. Worauf es ankommt, ist, daß Sie wissen, was Sie anstreben, und daß Sie daran arbeiten, Ihre Ziele auch tatsächlich zu erreichen.

Ebenso empfehlen wir Ihnen, das gesamte Übungsprogramm ständig weiter zu durchlaufen. Je mehr Sie gesunden, desto mehr werden Sie das Bedürfnis haben, Ihre körperlichen Aktivitäten zu erweitern. Folgen Sie diesem Bedürfnis. Treiben Sie Sport, wann immer Sie den Wunsch dazu verspüren.

Der Wert dieses Programms besteht darin, daß Sie etwas *tun*. Deshalb möchten wir Sie dazu ermuntern, sich einen Gesundungsplan aufzustellen, der etwa dem hier beschriebenen Programm entspricht. Sobald Sie eine Besserung Ihrer seelischen und körperlichen Verfassung feststellen, werden Sie den Anreiz spüren, diese Übungen zu einem Teil

Ihres Lebens zu machen. Wenn Sie dieses Programm durchführen, zeigen Sie, daß Sie von Ihren Möglichkeiten, an Ihrer Heilung mitwirken zu können, überzeugt sind.

9

Wirken Sie an Ihrer Gesundung mit

Elmer Geen, ein Pionier auf dem Gebiet der Biofeedback-Forschung, schreibt, eine wesentliche Voraussetzung für die positive Beeinflussung des Heilungsgeschehens bestehe darin, zu wissen, welche Gedanken, Einstellungen und Verhaltensweisen das Leben eines Menschen bestimmten, als er gesund war, und welche ihn beherrschten, als er erkrankte. Das «Feedback», die Informationen über die physisch-psychischen Reaktionen auf bestimmte Lebensbedingungen, ermöglichen es dem einzelnen, bewußter an seiner Genesung mitzuwirken.

Die wertvollsten Informationen sind jene über Gedanken und Gefühle aus der Zeit, da sich erste Krankheitsanzeichen zu zeigen begannen. Unser Körper ist mit homöostatischen, das Gleichgewicht seiner Funktionen steuernden Mechanismen ausgestattet, die ihn gesund erhalten sollen. Bricht dieser Mechanismus zusammen – wird der Mensch krank –, ist der Zeitpunkt gekommen, daß wir uns mit unseren Gedanken und Verhaltensweisen beschäftigen müssen. Wenn unser Körper zu erkranken beginnt, kann das ein Anzeichen dafür sein, daß der Mechanismus zur Steuerung des Stresses nicht mehr funktioniert.

Wenn Sie zurückdenken, werden Sie sich vermutlich

erinnern, wie viele kleine Unpäßlichkeiten wie Erkältungen oder Kopfschmerzen Sie in Ihrem Leben befallen haben – und zwar meist dann, wenn Sie müde und überarbeitet, wenn Sie in körperlicher oder emotionaler Hinsicht überlastet waren. Vielleicht ist Ihnen schon manchmal der Gedanke gekommen, daß Sie sich deshalb einen Schnupfen geholt haben, weil Sie «vollkommen fertig» waren, und höchstwahrscheinlich haben Sie damit nicht nur physische, sondern auch emotionale Erschöpfung, einen Mangel an Schwung und Vitalität gemeint. In jenem Augenblick mögen Sie Ihr Leben als eine Last empfunden haben.

Auch schwerere Leiden, zum Beispiel Herzanfälle und Magengeschwüre, stellen sich häufig nach Zeiten ein, in denen die Betroffenen überarbeitet, angespannt, einem starken Zeitdruck ausgesetzt waren. Es sind meist Situationen, in denen der Körper seine Leistungsgrenze erreicht hat und den Anforderungen nicht mehr genügen kann. Doch die Signale, die diese Überbelastung gemeldet haben, wurden ignoriert. Jeder, der einmal ein Magengeschwür gehabt hat, weiß, daß es eine Reaktion des Körpers auf übermäßige emotionale und andere Belastungen darstellt – wie eine Instrumentennadel, die den «Stand des Organismus» anzeigt. Denn das Geschwür beginnt meist dann zu schmerzen, wenn Anspannung und Sorgen besonders groß sind. Ein befreundeter Arzt sagte einmal zu uns, er bedaure in gewisser Hinsicht, daß man ihm sein Geschwür wegoperiert habe, weil er ohne diesen unbequemen Mahner nicht mehr genau wüßte, wann er seine Belastungsgrenze erreicht habe, und er machte sich Sorgen, daß die Belastung noch andere Folgen für seinen Körper haben könnte.

Wir alle sind infolge des Zusammenwirkens seelischer, körperlicher und emotionaler Faktoren an unserer Erkrankung beteiligt: Vielleicht haben Sie sich nicht vernünftig ernährt, sich nicht genügend Bewegung verschafft oder nicht genug geschlafen. Vielleicht waren Sie lange Zeit überlastet und nervlich angespannt und haben nicht für Entspannung gesorgt. Vielleicht haben Sie eine Arbeit auf sich genommen, die Sie überfordert hat, oder waren ausschließlich darauf bedacht, sich nach den Bedürfnissen anderer Leute zu richten, und haben Ihre eigenen nicht zur Kenntnis genommen. Vielleicht haben Sie sich an Einstellungen und Auffassungen gebunden, die Ihnen ein befriedigendes emotionales Erleben unmöglich machten. Kurz: Vielleicht haben Sie den Fehler gemacht, Ihre physischen und emotionalen Grenzen zu mißachten.

In dem Maße, in dem Sie diese legitimen Bedürfnisse ignorierten, haben Sie an der Entstehung Ihrer Erkrankung mitgewirkt. Wenn Sie die Bedürfnisse von Körper und Seele nach Entspannung, Ruhe, Bewegung, Gefühlsäußerung, ja nach Lebenssinn nicht respektieren, kann Ihr Körper Ihnen diese Vernachlässigung heimzahlen, indem er erkrankt.

Der Fall John Browning

Der Fall John Browning zeigt, wie Menschen sowohl am Entstehen ihrer Krankheit als auch an ihrer Heilung mitwirken können. Seine Entwicklung ist insofern aufschlußreich, als die Zusammenhänge zwischen emotionalem Stress und Krebs in ihr besonders deutlich sichtbar werden.

John ist ein hervorragender Wissenschaftler, der in einem weltbekannten Forschungsinstitut arbeitet. Als der Tumor in seiner Bauchspeicheldrüse entdeckt wurde, war er fünfzig Jahre alt. Die Ärzte gaben ihm nur noch sechs bis neun Monate zu leben. In seinem Beruf war er stets übertüchtig gewesen, doch als er fünfzig geworden war, hatte er sich der Erkenntnis stellen müssen, daß er bestimmte Jugendträume nicht mehr würde verwirklichen können. Obwohl er in Fachkreisen sehr angesehen war, besaß er dennoch nicht das öffentliche Prestige, das er sich erhofft hatte. Er steckte in einer regelrechten Midlife-Krise.

Wenige Monate vor Ausbruch seiner Krebserkrankung war Johns Sohn von zu Hause fort ins College gezogen. Seit Jahren hatte John mit seinem Sohn jedes Wochenende auf dem Sportplatz verbracht. Er war sehr stolz auf die sportlichen Leistungen seines Sohnes gewesen. Sechs Monate nach dessen Abreise hörte John auf, Sportveranstaltungen zu besuchen. Für ihn war eine Ära zu Ende gegangen.

Das Ende dieser Periode hatte für John und seine Frau neue Anspannungen zur Folge. Seine Frau war nie zu Sportveranstaltungen mitgegangen und hatte sich auch nicht an den sportlichen Aktivitäten der Familie beteiligt. Statt dessen war sie in Clubs, in der Kirche und in anderen Institutionen aktiv gewesen. Da John die Wochenenden nun nicht mehr mit seinem Sohn verbrachte, waren die Eheleute plötzlich in einem ganz und gar ungewohnten Ausmaß aufeinander angewiesen. Sie mußten sich neue Formen der Kommunikation und neue gemeinsame Interessen schaffen.

Ein weiteres Kümmernis war für John, daß er einige Jahre zuvor seinen Lehrstuhl an der Universität zugunsten seiner jetzigen Tätigkeit aufgegeben hatte. Das höhere Gehalt war zu verlockend gewesen – er hatte das Geld für die Ausbildung seines Sohnes gebraucht. Doch obwohl er beträchtlich mehr verdiente, empfand er es doch als großen Mangel, andere nicht mehr betreuen und unterrichten zu dürfen.

Zwar war die neue Arbeit für John insofern befriedigend, als es ihm gelungen war, einige Wissenschaftler zu einem außergewöhnlich kreativen Team zusammenzuschließen und mit ihnen unter seiner Leitung eine Reihe von entscheidenden Durchbrüchen in der Forschung zu erzielen. Seine Vorgesetzten waren von seiner Leistung derart beeindruckt, daß sie ihn mit der Leitung eines neuen großen Projekts betrauten. Doch John empfand dies eher als Strafe denn als Anerkennung, denn er mußte sich von seinem Team trennen. Wie so vielen unserer Patienten fiel es ihm außerordentlich schwer, seine Gefühle zu äußern, und so verschwieg er seine wahre Einstellung vor seinen Vorgesetzten.

Diese Unfähigkeit, eigene Wünsche zu äußern, zeigte sich auch deutlich bei der Therapie. So erfuhren wir von ihm, daß er zwar regelmäßig gebetet, doch dabei niemals an sich gedacht hatte. Er meinte, daß es nicht recht sei, von Gott etwas für sich selbst zu erbitten. Diese Einstellung war auf Eindrücke aus seiner Kindheit zurückzuführen. Johns Mutter war, wie er es formulierte, «ein sehr frommer Mensch und opferte sich auf». Seinen Vater sah John dagegen als «selbstsüchtigen Mann», der viel Geld verdiente, doch das meiste davon für sich selbst ausgab. John hatte sich die aufopfernde Haltung seiner Mutter zu eigen gemacht, doch war er immer der Meinung gewesen, daß er die selbstsüchtige Neigung seines Vaters «geerbt» habe.

Die Befürchtung, daß auch er das von ihm mißbilligte unreife und egoistische Verhalten seines Vaters zeigen könnte, trieb ihn zur Überkompensierung. Hierauf beruhten seine Schwierigkeiten, mit anderen über seine eigenen Bedürfnisse und Gefühle zu sprechen, und die Neigung, seinem Leben dadurch Sinn zu verleihen, daß er für andere Verantwortung übernahm und auf sein eigenes Vergnügen verzichtete, wenn er es nicht mit seinem Sohn teilen konnte. Kurz: John fühlte sich verpflichtet, stets seine eigenen Bedürfnisse zurückzustellen. Und als sein Sohn das Haus verließ und John von seinem Team getrennt wurde, und als er erkannte, daß sich seine beruflichen Träume nicht erfüllt hatten, sah er auf Grund seiner selbstgesetzten Regeln keine Möglichkeit mehr, seine Bedürfnisse zu befriedigen. So verfiel er in tiefste Depressionen.

Einstellungswandel

Der erste Schritt war für John – wie für jeden, der gesund zu werden versucht –, die Einstellungen und Meinungen zu erkennen, die ihm das Verhaltensmuster des Opfers ohne Hoffnung aufzwangen. Uns war klar: Wenn John weiterhin an der Auffassung festhielt, daß die Bedürfnisse und Wünsche anderer stets Vorrang hätten, würde er nicht die Macht haben, seine eigenen emotionalen Bedürfnisse zu befriedigen. Es lag auf der Hand, daß er seine Einstellung ändern mußte.

Wir versuchten nun, John Möglichkeiten aufzuzeigen, wie er Zugang zu jenen Teilen seiner Persönlichkeit finden könnte, die er bis dahin nicht wahrgenommen hatte. Ferner wollten wir ihm helfen, auch seine Wahrnehmung anderer Bereiche seines Lebens zu verändern. Auf unsere Anregung hin begann John, seine Arbeitssituation zu überprüfen, und gelangte schließlich zu der Auffassung, daß seine Vorgesetzten ihm mit dem neuen Auftrag tatsächlich ihre Anerkennung zeigen wollten und von seiner Enttäuschung nichts ahnen konnten. Wir rieten ihm – wie wir es bei allen unseren Patienten tun –, seine emotionalen Reaktionen ernster zu nehmen.

Darüber hinaus arbeiteten wir mit John daran, seine Auffassung zu entkräften, er sei gescheitert, weil er seine Jugendträume nicht mehr zu realisieren vermöge. Wie viele ehrgeizige Männer hatte auch John seine Energie vorwiegend in die Entwicklung jener Teile seiner Persönlichkeit gesteckt, die mit seiner Arbeit verbunden waren. Da seine

Träume unerfüllbar geworden waren, rieten wir ihm, auch anderen Interessen Raum zu gewähren und die bislang strikt unter Kontrolle gehaltenen Teile seiner selbst zu erforschen. Und schließlich regten wir John an, das Fortgehen seines Sohnes nicht als Verlust zu empfinden. Wir wiesen ihn darauf hin, wieviel eigenes Glück er in seinen Sohn investiert hatte und daß er nun die günstige Gelegenheit habe, die Beziehung zu seiner Frau neu zu gestalten.

All dies ist selbstverständlich nicht als Kritik an John zu verstehen. Viele von uns haben ähnliches erlebt und ähnlich darauf reagiert. Die Schwierigkeiten Johns rührten daher, daß ihm die Einstellung, zu der er sich in Reaktion auf den Konflikt zwischen Vater und Mutter in seiner Kindheit entschlossen hatte, den Weg zu alternativen Reaktionen auf die im Leben unvermeidlichen Enttäuschungen versperrt hatte. Entscheidend ist: Es *gibt* Alternativen. Wenn wir keinen Ausweg mehr sehen, uns in ein unlösbares Problem verstrickt fühlen, so deshalb, weil wir uns mit unseren vorgefaßten Meinungen und gewohnten Reaktionsweisen selbst den Weg versperren.

Der Fall Bob Gilley

Bisweilen sind Veränderungen im Leben, die einer Erkrankung vorausgehen, normalerweise als positiv zu bezeichnen. Bob Gilley war 39 Jahre alt, als man ihm die Krebsdiagnose stellte. Sein Fall ist ein gutes Beispiel dafür, wie verschieden Menschen auf Stress reagieren. Als Stephanie mit Bob zu arbeiten begann, um sich über den Grad seiner eigenen emotionalen Mitwirkung an der Entstehung seiner Krankheit ein Bild zu machen, gelangte sie am Ende der ersten Befragung zu dem Schluß, daß unsere Theorien möglicherweise auf ihn nicht zutrafen.

Bei der ersten Untersuchung wirkte Bob zunächst wie ein Musterbeispiel des dynamischen, erfolgreichen Managers. Er besaß eine eigene Firma, die er mit großem Erfolg leitete, und er erfreute sich in Fachkreisen einer großen Anerkennung. Er war zum Beispiel ausgezeichnet worden, weil es ihm gelungen war, mehr als zehn Jahre lang den höchsten Produktionsstand innerhalb seines Industriezweigs zu halten. Er hatte zwar große geschäftliche Probleme und Streitigkeiten mit mehreren Kompagnons gehabt, doch war er vor kurzem eine neue Partnerschaft eingegangen, die ideal zu sein schien.

Bob berichtete auch von seiner Ehe: Nach der Heirat hatten er und seine Frau beträchtliche Schwierigkeiten gehabt, miteinander auszukommen – vor allem, als er noch um seinen beruflichen Erfolg kämpfen mußte und kaum Zeit für seine Frau hatte. Als der Erfolg dann kam, schien sich auch seine Ehe zumindest äußerlich zu verbessern. Zudem hatten Bob und seine Frau beschlossen, Kinder zu adoptieren. Kurz vor seiner Diagnose hatten sie gerade das zweite Kind angenommen. Allem Anschein nach hatte Bob die oberste Stufe der Erfolgsleiter erreicht und hätte sich nun an den Früchten seiner Kampfjahre erfreuen können.

Einen der ersten Hinweise dafür, daß die Dinge nicht so waren, wie es den Anschein hatte, entnahmen wir einer Bemerkung, die Bob in seinem ersten Gespräch mit uns machte: Er erinnere sich, sagte er, daß ihn in den Monaten vor seiner Erkrankung häufig ein Gefühl befallen habe, das sich am besten mit den Worten «Ist das wirklich schon alles?» charakterisieren ließe. Ein Mann, der gelernt hatte, daß sich seine Stärke in der Bewältigung von Schwierigkeiten erweise, fühlte sich durch die Tatsache, daß er im Alter von 39 Jahren schon seine Lebensziele im großen und ganzen erreicht hatte, aus der Fassung gebracht. Einem Menschen, der nicht gelernt hatte, auch die Ruhe zu genießen, mußte das Fehlen von Kampf und Betriebsamkeit als Verlust erscheinen.

Ein Jahr darauf wurde Bob die Krebsdiagnose gestellt, und nun sah er sich aufs neue gefordert, zu einem Kampf, den er gewinnen mußte. In den Monaten und Jahren nach seiner Diagnose galten fast alle seine emotionalen Anstrengungen und seine Selbsterforschung einem neuen Ziel: zu lernen, den Lohn seiner Arbeit zu genießen und sich selbst zu akzeptieren, so wie er war – ohne sich seinen menschlichen Wert ständig durch Kampf, durch die Überwindung von Hindernissen beweisen zu müssen.

Wie deuten Sie Ereignisse in Ihrem Leben?

Es ist relativ leicht, festzustellen, wie andere Menschen Geschehnisse in ihrem Leben deuten (leichter jedenfalls, als unsere eigenen Interpretationsmuster zu erkennen). So kann beispielsweise der Verlust der Stellung auf verschiedene Art gedeutet werden:

1. als Niederlage oder Zeichen des Versagens;
2. als Herausforderung;
3. als Chance zu einem Neubeginn;
4. als Beweis für die Ungerechtigkeit des Lebens.

Welche dieser Bedeutungen jemand für sich gelten läßt, hängt von seiner Einstellung ab:

1. von den wahrgenommenen Möglichkeiten, eine andere Arbeitsstelle zu erhalten;
2. von dem Ausmaß der Abhängigkeit seines persönlichen Wertes von der Arbeit;
3. von seiner Einstellung hinsichtlich der Eigenverantwortlichkeit für sein Leben;

4. von seiner Fähigkeit, eine positive Situation daraus zu machen.

Das Prinzip, daß Sie es sind, der die Vorgänge deutet, liegt auch all jenen Stressfaktoren zugrunde, die als typische Auslöser für den Ausbruch des Krebses erkannt worden sind. So schmerzlich die jeweilige Erfahrung auch sein mag, das Ausmaß des Stresses, die Intensität der Gefühle von Resignation und Hilflosigkeit, die sie bei Ihnen hervorruft, hängt von der Bedeutung ab, die Sie dem Ereignis beimessen. Sie selbst interpretieren das Geschehen.

Wenn Sie den Einstellungen, die Ihre Reaktionsmöglichkeiten eingeschränkt haben, auf den Grund gehen und wenn Sie alternative Deutungs- und Reaktionsmöglichkeiten in Betracht ziehen, entwickeln Sie die Fähigkeit, auch dort positive Bedeutungen zu entdecken, wo Sie vorher nur negative sahen. Werden die Vorstellungen, die den gesunden Fluß Ihres Lebens blockiert haben, aus dem Weg geräumt, kann Ihnen in den geglätteten Bahnen wieder Ihre volle Lebensenergie zuströmen. Und mit diesem Strom wird die Lebensfülle zurückkehren, wird sich die normale Leistungsfähigkeit Ihrer körpereigenen natürlichen Abwehrmechanismen wieder herstellen.

Wenn auch der äußere Ablauf dieses Befreiungsvorganges von Mensch zu Mensch verschieden ist, muß sich jeder, der sich auf ihn einläßt, im Innern die Erlaubnis erteilen, die Dinge anders zu sehen als zuvor. Manche Menschen wirken an ihrer Gesundung mit, indem sie den Forderungen anderer gegenüber nein zu sagen lernen, andere hingegen, indem sie gegenüber Erfahrungen und Teilen ihres Selbst, die sie zuvor verleugnet haben, eine bejahende Haltung einnehmen. Mögen Sie sich auch weiteren Problemen und Stress-Situationen stellen müssen – steht Ihnen erst die blockierte Energie wieder zur Verfügung, werden Sie der Meinung sein, daß Sie die Probleme lösen oder zumindest mit ihnen leben können. Diese Einstellung verdanken Sie Ihrem Glauben, daß Sie selbst die Macht besitzen, Entscheidungen zu treffen, die zum Gesundwerden beitragen.

Ergründen Sie Ihre Mitwirkung an der Krankheitsentstehung

Wie können wir die Blockierung durch unsere Einstellungen und gewohnten Stressreaktionen durchbrechen? Der effektivste Weg ist, den Krebspatienten anzuregen, die sechs bis achtzehn Monate vor Ausbruch der Krankheit aufgetretenen Stressfaktoren zu identifizieren. Da bei *allen* Erkrankungen – nicht nur bei Krebs – ein Zusammenhang zwischen dem emotionalen Zustand und der Krankheitsanfälligkeit besteht, ist es für jeden ein wichtiger Lernprozeß, die Verbindungen zwischen Stress und Erkrankung zu erkennen. Wir bitten deshalb unsere Leser – auch die nicht an Krebs erkrankten –, die im folgenden aufgeführten Anleitungen in die Praxis umzusetzen. (Wenn Sie den Wunsch haben, sich die verschiedenen Stressfaktoren, die zur Erkrankung führen können, zu vergegenwärtigen, dann schauen Sie sich noch einmal die Bewertungsskala von Holmes und Rahe in Kapitel 4 an.) Folgende Übungen können Ihnen dabei helfen, die beschriebenen Grundkonzepte in Ihre eigenen Erfahrungen zu übersetzen.

1. Denken Sie an eine Krankheit, an der Sie zur Zeit leiden oder früher gelitten haben. Wenn Sie Krebs haben oder hatten, machen Sie diese Erkrankung zum Gegenstand Ihrer Überlegungen.
2. Wenn Sie Krebs haben, nehmen Sie ein Stück Papier und schreiben die fünf bedeutendsten Veränderungen oder Stress-Situationen aus der Zeit zwischen sechs und achtzehn Monaten vor Ausbruch der Krankheit auf.

3. Haben oder hatten Sie eine andere Krankheit, schreiben Sie die fünf schwerwiegendsten Stressfaktoren aus dem Halbjahr vor Ausbruch der Krankheit auf. Wir haben festgestellt, daß bei weniger schweren Krankheiten eine kürzere und näher am Krankheitsausbruch liegende Lebensphase eine Rolle zu spielen scheint.
4. Wenn Sie irgendwann einen Rückfall erlitten haben, dann schreiben Sie die fünf schwerwiegendsten Stressfaktoren aus dem Halbjahr vor dem Rückfall auf.

Sie sollten sich die Mühe machen, diese wie auch die folgenden Übungen genau nach den Anleitungen durchzuführen. Die Lektüre allein reicht nicht aus, um die in diesem Selbsthilfeprogramm liegenden Chancen Wirklichkeit werden zu lassen.

Die meisten, die diese Übung durchführen, entdecken, daß vor ihrer Erkrankung eine Reihe bedeutender Stressfaktoren auf sie eingewirkt haben. Können Sie sich an keine wesentlichen äußeren Stresseinflüsse – zum Beispiel den Tod des Ehepartners oder eine Kündigung – erinnern, dann denken Sie auch an inneren Stress. Haben Sie unter seelischen Problemen, zum Beispiel unter enttäuschten Jugendhoffnungen, unter großen Anpassungsanforderungen in einer persönlichen Beziehung oder unter einer Identitätskrise gelitten? Innere Stresserfahrungen können in jeder Hinsicht ebenso starke Gefühle von Hoffnungslosigkeit und Resignation verursachen wie sichtbare äußere Überbelastungen.

Haben Sie bedeutsame – innere und äußere – Stressfaktoren in Ihrem Leben vor Ausbruch der Krankheit entdeckt, prüfen Sie nun, wieweit Sie selbst an diesem Stress beteiligt waren. Es gibt zwei grundlegende Möglichkeiten einer solchen Mitwirkung: Entweder haben Sie sich selbst eine Stress-Situation geschaffen oder in stressfördernder Weise auf belastende Ereignisse und Situationen reagiert.

Haben Sie sich zum Beispiel selbst Stress auferlegt, indem Sie die eigenen Bedürfnisse den Bedürfnissen anderer zuliebe verleugneten, indem Sie nicht nein sagen konnten, indem Sie Ihre geistigen, physischen und emotionalen Grenzen mißachteten? Gab es angesichts des stressauslösenden Ereignisses, das außerhalb Ihres Einflußbereiches lag – zum Beispiel des Todes eines geliebten Menschen –, andere Reaktionsmöglichkeiten? Haben Sie Ihre Trauer zugelassen, oder waren Sie entschlossen, Ihre Gefühle nicht zu zeigen? Haben Sie es sich gestattet, Hilfe von liebevollen und fürsorglichen Freunden zu erbitten und anzunehmen?

Das Ziel dieser Selbsterforschung ist, Einstellungen und Verhaltensweisen zu identifizieren, die Sie von nun an ändern wollen. Da diese Einstellungen Ihre Gesundheit gefährden, müssen Sie sich überlegen, wie Sie sie ändern können.

Die folgende Übung hat präventiven Charakter. Sie sollen sich der Anspannungen, die Sie für bestimmte Krankheiten disponieren können, bewußt werden und sie abzubauen lernen.

1. Schreiben Sie Ihre fünf größten derzeitigen Stressfaktoren auf.
2. Erforschen Sie, auf welche Weise Sie an der Aufrechterhaltung des Stresses beteiligt sind.
3. Überlegen Sie sich Mittel und Wege zur Behebung des Stresses.
4. Sehen Sie keine vernünftige Möglichkeit, den Stress zu beheben, dann überlegen Sie, ob Sie nicht wenigstens anderen unterstützenden und fördernden Elementen in Ihrem Leben Raum gewähren können. Nehmen Sie von Ihren Freunden Hilfe an? Sind Sie darauf bedacht, auch während stresserfüllter Zeiten für Freude und Abwechslung zu sorgen? Gestatten Sie es sich, Ihre Gefühle über Stress-Situationen zu äußern?

5. Überlegen Sie, ob Sie die Stressfaktoren nicht ausschalten oder zumindest ausgleichen können, indem Sie Ihren eigenen Bedürfnissen öfter den Vorrang geben. Denken Sie überhaupt hin und wieder darüber nach, worin Ihre Bedürfnisse bestehen? Haben Sie versucht, Mittel und Wege zu finden, ihnen nachzugehen, trotz der Forderungen, die andere an Sie stellen?

Wir möchten die Kranken, die diese Übung durchgeführt haben, um folgendes bitten: Vergleichen Sie Ihre zur Zeit gewohnte Art, auf Stress zu reagieren, mit Ihren Reaktionsweisen vor Ausbruch Ihrer Erkrankung. Wenn Sie Ähnlichkeiten feststellen, überprüfen Sie Ihr Verhalten, da Sie bestimmte Reaktionsgewohnheiten haben könnten, die Ihrer Gesundheit abträglich sind.

Fühlen Sie sich für Ihre Gesundheit verantwortlich

Wenn sich jemand darüber Gedanken zu machen beginnt, auf welche Weise er an der Entstehung seines Krebses beteiligt gewesen sein könnte, ist es nützlich, Rat und Hilfe bei einem ausgebildeten Psychologen oder Psychotherapeuten zu suchen. Oft ist schon allein die Bitte um Hilfe der erste Schritt, um eine in früher Kindheit erlernte «Regel» aufzubrechen und sich einen neuen, Ihre Gesundung fördernden Umgang mit Stress zu eigen zu machen. Unglücklicherweise sind viele von uns mit dem kulturell bedingten Widerstreben aufgewachsen, emotionale Probleme an andere heranzutragen. Wird indes eine schwere Krankheit bei uns festgestellt, finden wir es keineswegs peinlich oder beschämend, einen Arzt aufzusuchen, dem wir ein großes

Wissen über die Vorgänge in unserem Körper zutrauen. Ebensowenig sollten wir es als peinlich empfinden, uns an einen Psychologen zu wenden, um herauszubekommen, welche Rolle Stress bei der Entstehung unserer Erkrankung gespielt hat.

Die meisten unserer Patienten, die sich dieser Selbsterforschung stellen, sind imstande, die wichtigen Zusammenhänge zwischen ihrem emotionalen Zustand und dem Ausbruch der Krankheit sowie die Art ihrer Mitwirkung am Entstehen jenes emotionalen Zustands zu erkennen. Manche von denen, die eingesehen haben, wie ihre Einstellungen und ihre Verhaltensweisen im Umgang mit Stress zur Erkrankung beitrugen, leiden an Schuldgefühlen. Vielleicht werden auch Sie ähnlich empfinden, und so möchten wir Ihnen den gleichen Rat wie unseren Patienten geben.

Zunächst einmal: Es liegt nicht in unserer Absicht und ist auch alles andere als wünschenswert, daß Sie sich angesichts der Erkenntnis Ihres Mitwirkens am Zustandekommen Ihrer Erkrankung schuldig fühlen. Es ist ein Unterschied, ob jemand an etwas «schuld» oder nur unwissentlich «beteiligt» ist. Es ist absurd, Menschen unserer Gesellschaft – zieht man in Betracht, welche Verhaltensregeln ihnen im Umgang mit ihren Gemütsbewegungen und Empfindungen anerzogen wurden – eine Schuld an ihrer Erkrankung zu geben. (Nur wenige Menschen in unserem Kulturraum haben gelernt, mit ihren Gemütsbewegungen auf die rechte Art umzugehen.) Zudem schließt der Begriff «Schuld» mit ein, daß der Betroffene sich wider besseres Wissen dazu entschließt, auf eine Weise zu reagieren, die ihm Schaden zufügt. Dies trifft auf Menschen, die durch ihre Stressreaktion physisch krank werden, ganz gewiß nicht zu. Wie die meisten Menschen in unserem Kulturraum waren auch Sie sich vermutlich nicht des Zusammenhangs zwischen emotionaler Verfassung und Krankheit bewußt. Die Art Ihrer Mitwirkung ist sicher zum größten Teil eine Folge Ihrer unbewußten Einstellungen und Verhaltensgewohnheiten.

Besonders traurig ist es, daß oft gerade die Menschen, die am meisten darum bemüht sind, sich den Regeln unserer Kultur gemäß zu verhalten, am schwersten erkranken. Die vorliegenden Forschungsberichte über die emotionalen Aspekte der Krebserkrankung sind voll von Beispielen, denen zufolge Krebspatienten durchweg als Menschen charakterisiert werden können, die gütig, rücksichtsvoll, selbstlos sind und selbst in Notlagen und unleidlichen Situationen geduldig und freundlich bleiben.

Menschen, die ihre Mitverantwortung an ihrem Gesundheitszustand zu akzeptieren lernen, verdienen höchstes Lob. Sie sind nicht nur bereit, sich mit ihren Einstellungen, Gemütsbewegungen und Empfindungen zu konfrontieren und zu erforschen, wie diese zu ihren Stressreaktionen beitragen, sondern sie haben auch den Mut, sich gegen die anerzogenen kulturellen Regeln aufzulehnen und die Konventionen, die ihrer Gesundheit abträglich sind, zurückzuweisen.

Das wichtigste Ziel dieser Selbsterforschung ist, Hinweise darauf zu finden, wie Sie durch den Selbsterkenntnisprozeß und durch die Änderung selbstzerstörerischer Einstellungen an Ihrer Heilung mitwirken können. So wie es in Ihrer Macht lag, an Ihrer Erkrankung mitzuwirken, haben Sie auch die Macht, sich aktiv an Ihrer Genesung zu beteiligen.

10

Die «Vorteile» des Krankseins

In einer Kultur, die dem Gefühl wenig Bedeutung beimißt und emotionale Bedürfnisse, die für das Wohlergehen des Menschen entscheidend sind, ignoriert, kann Krankheit einen wichtigen Zweck erfüllen: Sie kann ein Mittel sein, Bedürfnisse zu befriedigen, die ein Mensch auf bewußtem Wege nicht zu stillen vermag.

Krankheit bringt natürlich Schmerzen und Qualen mit sich, doch kann sie zugleich auch eine Reihe belastender Probleme lösen. Sie fungiert als «Erlaubniserteiler», indem sie dem Menschen gestattet, ein Verhalten an den Tag zu legen, das er normalerweise, wenn er gesund wäre, nicht zeigen würde. Man überlege nur einen Augenblick, was der Erkrankte gewinnt: mehr Liebe und Zuwendung, Urlaub von der Arbeit, Reduzierung der Verantwortlichkeit und der Anforderungen usw. Da viele Krebspatienten zu den Menschen gehören, die die eigenen Bedürfnisse und Wünsche hintanstellen, fällt es ihnen offenbar schwer, sich diese Freiheiten ohne die Rechtfertigung durch eine Erkrankung zu gestatten. So gesehen hat Krankheit auch die Funktion, Verhaltensregeln des Betroffenen, die ihn an der Durchsetzung seiner eigenen emotionalen Bedürfnisse hindern, außer Kraft zu setzen. Vielleicht ist auch für Sie eine Krankheit die einzige Zeit, in der Sie Verantwortung und Druck vergessen dürfen und sich um nichts anderes als um sich selbst zu kümmern brauchen – ohne Schuldgefühle und ohne die Notwendigkeit einer Erklärung oder einer Rechtfertigung.

Obwohl Krankheit in diesem Sinn eine vorübergehende Erleichterung gewähren kann, gerät man bisweilen dabei auch in eine Falle: Wenn Sie sich nur auf dem Wege des Krankseins Aufmerksamkeit, Liebe und Entspannung verschaffen können, dann hat etwas in Ihnen ein Interesse daran, daß Sie krank bleiben. Selbstverständlich wollen wir Ihnen hier nicht die Krankheit als eine Möglichkeit empfehlen, sich eine «Atempause» zu erzwingen. Krebs ist ein viel zu hoher Einsatz bei der Lösung von Problemen, die Sie effektiver bewältigen können, indem Sie die Verhaltensregeln ändern, die Sie sich selbst aufgestellt haben, oder Ihren eigenen Bedürfnissen mehr Aufmerksamkeit schenken.

Krankheit – eine Möglichkeit, Probleme zu bewältigen

Willie war einer der Patienten, die sich selbst eine Falle stellen: Etwas in ihm war daran interessiert, daß er krank blieb. Ehe er Soldat bei der Luftwaffe wurde, hatte er bei seinen Eltern gelebt und die Schule besucht. Er hatte zu Hause, in der Schule und in seinem Halbtagsjob ständig das Gefühl gehabt, von anderen kommandiert und gehetzt zu werden. Dauernd hatte er irgendwelche Dinge tun müssen, die er eigentlich nicht tun mochte. «Um es ihnen allen zu zeigen», lief er von zu Hause fort und ging zum Militär. Doch zu seiner Bestürzung sah er sich auch hier von autoritären Personen umgeben. Alle hatten mehr Macht als er, und wohin er sich auch wandte, überall wurde ihm befohlen, was er zu tun hatte. Da er sich zum Militärdienst verpflichtet hatte, sah er keine Chance, dieser Situation in den nächsten vier Jahren zu entkommen. Er saß in der Falle. Seine Auffassung, daß er sich nicht einmal mitfühlenden Zuhörern gegenüber beklagen dürfe, machte seine Lage noch schwieriger. In dieser Zeit, so erzählte Willie uns später, habe er sich immer vorgestellt, daß er eine tödliche Krankheit hätte und daß er allen leid tun würde, wenn sich herausstellte, daß er sterben müsse.

Dann entdeckte Willie einen Knoten in seinem Hals. Eine Biopsie ergab, daß er an einem bösartigen Lymphom, der Hodgkinschen Krankheit, litt. Als die Ärzte ihm die Diagnose mitteilten – berichtete er –, habe er eine freudige Erregung, beinahe ein Glücksgefühl verspürt. Später begann er jedoch, sich Gedanken zu machen über diese ungewöhnliche Reaktion auf eine Mitteilung, die die meisten Leute als niederschmetternd empfinden würden. Seine Überlegungen veranlaßten ihn, während der wochenlangen Bestrahlungstherapie mit unserer Hilfe die psychischen Elemente seiner Krankheit zu erforschen. Im Laufe dieser Auseinandersetzung mit sich selbst wurde ihm klar, daß seiner Erleichterung nach der Diagnose das Gefühl zugrunde lag, daß die Krankheit ihn aus der «Falle» befreit hatte, daß sie ihn davor schützen würde, die Befehle verhaßter Vorgesetzter ausführen zu müssen. Sein Dilemma bestand jedoch darin, daß er sich nach seiner Genesung wieder den gleichen, aus seiner Dienstpflicht entstehenden Problemen stellen müßte. Diese Aussicht war eine gewaltige Barriere auf seinem Weg zur Gesundheit. Der Versuch, dieses Problem zu lösen, stand im Mittelpunkt seiner psychologischen Therapie, auf die er gut ansprach.

Mit einem ähnlichen Problem sah sich ein anderer unserer Patienten, ein junger Psychiater, konfrontiert. Etwa sechs Monate vor seiner Diagnose hatte ein langjähriger Patient von ihm versucht, sich das Leben zu nehmen. Dieser Suizidversuch hatte den Tod eines anderen zur Folge gehabt. Darüber hinaus hatte der Psychiater neue Behandlungsmethoden entwickelt, und viele Leute, die mit seinen Ideen nicht übereinstimmten, benutzten die Gelegenheit, um seine «unorthodoxen» Methoden öffentlich anzugreifen. Auf Grund der Vorwürfe vergrößerten sich seine Schuldgefühle. Er verfiel in tiefste Depressionen und wollte sich das Leben nehmen. Sechs Monate später diagnostizierte man bei ihm ein fortgeschrittenes Lymphosarkom, wobei auch Herz und Lunge in Mitleidenschaft gezogen waren.

Für den Psychiater hatte die Krankheit mehrere wichtige psychologische Funktionen. Zum Beispiel wurden seine Kritiker dadurch zum Schweigen gebracht. Schließlich konnte niemand an einem «Sterbenden» Kritik üben, ohne seinem eigenen Ansehen zu schaden. Zudem beschwichtigte die Krankheit seine Schuldgefühle und die quälende Gewißheit, daß er die Verantwortung für das Handeln seines Patienten trage. Eine Genesung hätte ihn der Schuldverstrickung erneut ausgeliefert.

Glücklicherweise besaß er als Psychiater ein hohes Maß an Einsicht in die eigenen seelischen Vorgänge und war in der Lage, seine Probleme weitgehend zu lösen. Bei der ersten Diagnose hatte man ihm eine Chance von zehn Prozent gegeben, die nächsten fünf Jahre zu überleben. Heute, sechs Jahre danach und trotz zweimaligen Wiederaufflakkerns der Krankheit, ist er immer noch als Psychiater in seiner Praxis tätig.

Diesem Patienten ist es gelungen, im «Schutz» seiner Krankheit seine psychischen Kräfte zu sammeln, so daß er sie effektiver einsetzen konnte, als er wieder gesund geworden war. Ein anderer Patient gestand uns, daß er vor seiner

Erkrankung an anhaltendem beruflichen Stress, Zeitmangel für Frau und Kinder und unter dem Zwang zu finanziellem Erfolg gelitten habe. Nun brachte ihm seine Arbeitsunfähigkeit ein großzügiges Krankengeld ein, gewährte ihm reichlich Zeit für seine Familie und befreite ihn vom Produktionsdruck. Doch seine Rückkehr in die Arbeitswelt stellte ihn wieder vor unüberwindliche Probleme. Dreimal hatte er den Punkt erreicht, daß er frei von Symptomen war und daran denken konnte, wieder zur Arbeit zu gehen, doch jedesmal, wenn er begann, seine Rückkehr ins Berufsleben ernsthaft in Erwägung zu ziehen, erlitt er einen schweren Rückfall.

Eine Patientin, Mitinhaberin eines Geschäftsunternehmens, litt darunter, daß ihre Partner ihr einen unzumutbaren Anteil an der Last der Geschäftsführung aufgebürdet hatten. Dennoch brachte sie es nicht fertig, die an sie gestellten Ansprüche zurückzuweisen. Anfänglich hatte ihre Krankheit für sie nein gesagt. Niemand wagte, sie um die Erledigung irgendeiner Arbeit zu bitten, solange sie krank war. Doch glücklicherweise erkannte sie, daß sie vielleicht nie wieder gesund werden würde, wenn sie ihre Krankheit weiterhin als Krücke benutzte. Mittlerweile lernt sie, nein zu sagen, ohne ihre Krankheit als Rechtfertigung zu benutzen. Sie ist wieder auf ihren Posten zurückgekehrt in dem guten Gefühl, nunmehr in der Lage zu sein, ihre eigenen Bedürfnisse und Wünsche durchzusetzen.

Verschiedene unserer Patienten entdecken, daß ihre Erkrankung sie für eine Weile von einem unerträglichen Arbeitsverhältnis befreit. Da sie die Probleme aber lediglich aufschiebt, ist es um so wichtiger für die Betroffenen, sich über jene ihrer Einstellungen und Verhaltensweisen klar zu werden, die es zugelassen haben, daß sich die Situation ins Unerträgliche steigerte. Andernfalls würden sie nach ihrer Rückkehr an ihren Arbeitsplatz die gleiche Situation und damit die Voraussetzung für eine erneute Erkrankung wiederherstellen.

Die Krankheit erlaubt es dem Patienten für eine Weile, seine Gefühle zu offenbaren. Wenn er jedoch nicht lernt, sich dies nach seiner Genesung selbst zu gestatten, wird er wieder seinen alten Verhaltensregeln folgen und damit die gleiche in psychischer wie physischer Hinsicht destruktive Situation schaffen, die bereits zu seiner ersten Erkrankung wesentlich beigetragen hatte.

Die gleichen Zusammenhänge liegen auch den depressiven Gefühlen zugrunde, die manche Patienten empfinden, wenn sie erfahren, daß sich ihr Krebs zurückbildet. Anstatt mit großer Freude zu reagieren, sind sie bedrückt. Sie freuen sich zwar, daß sie wieder gesund werden, empfinden es jedoch im Unterbewußtsein als Verlust, nunmehr die Möglichkeit zur Problembewältigung einzubüßen, die ihnen die Krankheit offenbart hatte. Wenn sich bei der Aussicht auf Heilung depressive Gefühle einstellen, so ist das ein Signal, das uns zu verstehen gibt, daß noch viel psychotherapeutische Arbeit an uns selbst vor uns liegt.

Emotionale Bedürfnisse sind legitim

Die Einsicht, daß die Änderung der Einstellungen und Verhaltensweisen eine notwendige Bedingung für das Überleben sein kann, ist an sich schon ein vollkommen hinreichendes Motiv für eine solche Änderung. Viele unserer Patienten berichten, eine der positiven Folgen ihrer Krankheit bestehe darin, daß sie ihre wahren Bedürfnisse nicht länger ignorieren können. Ihr Kranksein erlaubt es ihnen, über den Schatten ihrer sozialen Konditionierung zu springen und sich menschlich zu entwickeln, indem sie ihrem Empfinden und ihren Bedürfnissen in aller Offenheit Rechnung zu tragen beginnen. Ohne den Anstoß durch die Krankheit hätten sie in stummer Verzweiflung das gleiche Leben fortgesetzt.

Entscheidend ist, zu erkennen, daß die emotionalen Bedürfnisse, die wir uns mittels unserer Krankheit erfüllen, *ganz und gar legitim* sind, daß sie einen *Anspruch* darauf haben, befriedigt zu werden. Der Körper erzwingt unsere Aufmerksamkeit auf dem einzigen Weg, der ihm bekannt ist. Ob es sich um Willies Bedürfnis handelt, selbst über sein Leben zu bestimmen, um das Verlangen des erkrankten Psychiaters, sich von seinen Schuldgefühlen zu befreien, um die Sehnsucht des jungen Angestellten, sein Arbeitsleben mit anderen Lebensbereichen in Einklang zu bringen, oder um den tiefen Wunsch der Geschäftsfrau, auch einmal nein sagen zu dürfen – sie alle müssen befriedigt werden, wenn nicht die körperliche und seelische Gesundheit gefährdet werden soll. So gesehen verhält sich der Organismus selbst im Zustand der Krankheit konstruktiv. Zudem erhält das Individuum durch seine Erkrankung die Gelegenheit, sich emotional zu entfalten.

Sie entdecken die «Vorteile» Ihrer Krankheit

Die Aufgabe, die sich dem Patienten stellt, besteht erstens in der Identifizierung der durch Krankheit befriedigten Bedürfnisse und zweitens in der Suche nach Wegen, diesen Bedürfnissen unmittelbar, ohne den Umweg über die Krankheit, zu entsprechen. Wir möchten Sie nun bitten, eine Übung durchzuführen, die Ihnen bei der Lösung des ersten Teils der Aufgabe helfen wird. Die Frage ist, welchen Nutzen die Erkrankung für Sie hat.

Schreiben Sie die fünf wichtigsten «Vorteile» einer schweren Erkrankung auf, unter der Sie leiden oder litten. (Vielleicht entdecken Sie mehr als fünf.) Wenn Sie Krebs haben oder hatten, gehen Sie bei der Übung von dieser Krankheit aus.

Wir zeigen Ihnen nun an einem Beispiel, wie sich diese Übung auswirken kann. In der Zeit, in der wir an diesem Buch arbeiteten, fuhren wir zu einer Besprechung in ein Wintersportgebiet in Colorado. Da wir früher fertig waren als geplant, beschloß der Geschäftsfreund, mit dem wir verhandelt hatten, ein paar Stunden Skiunterricht zu nehmen. Erschöpft kehrte er von diesem Unterricht zurück und flog heim. Am Tag darauf hatte er eine schwere Grippe, die ihn zwei Wochen lang ans Bett fesselte. Um wieder gesund zu werden und um die Vorstellungen über die Entstehung von Krankheiten zu erproben, die wir ihm dargelegt hatten, überdachte er die dem Ausbruch der Grippe vorangegangene Situation und schrieb dann sechs Vorteile nieder, die ihm aus seiner Krankheit erwachsen waren:

«Zu der Zeit, als ich erkrankte, hatte ich gerade eine Menge Schwierigkeiten beim Abschluß eines größeren Auftrags, bei dem für mich gefühlsmäßig wie finanziell sehr viel auf dem Spiel stand. Es war mir sehr wichtig, die Sache zu einem glänzenden Ende zu bringen, doch ging es mit der Arbeit nur langsam voran, und ich war mir nicht sicher, ob ich mit dem Ergebnis wirklich zufrieden sein würde. Durch mein Krankwerden war ich in der Lage, mehrere Bedürfnisse auf einmal zu erfüllen:

1. Ich wollte, daß meine Frau mir bei dem Projekt hilft, hatte aber das Gefühl gehabt, daß es nicht richtig wäre, sie von ihren eigenen Tätigkeiten abzuhalten – es sei denn, ich wäre buchstäblich nicht imstande zu arbeiten.
2. Ich brauchte die Entschuldigung, daß etwas außerhalb

meiner Macht mich daran gehindert habe, den Auftrag termingerecht abzuschließen.

3. Damit hatte ich auch eine Entschuldigung für eventuelle Unvollkommenheiten parat.
4. Ich hatte einen Grund, mich ernsthaft um meine Gesundheit zu kümmern. Ich beschloß unter anderem, mir mehr Zeit zum Tennisspielen zu nehmen, wenn ich wieder gesund sein würde. Das ist ein Sport, der mir sehr viel Spaß macht, zu dem ich aber normalerweise nicht kam, weil ich zuviel zu tun hatte.
5. Ich konnte mich ausruhen von meiner Arbeit, die mich sehr gestresst hatte.
6. Unser Gespräch in Colorado rief viele Erinnerungen an den Tod meines Vaters wach. Er hatte einen Gehirntumor gehabt. Die ungelösten Probleme im Zusammenhang mit seinem Sterben haben mich sehr beschäftigt.»

Offensichtlich hatte seine physische Erschöpfung durch das ungewohnte Skilaufen und der mit dem Abschluß eines bedeutenden Auftrages verbundene Stress zum Entstehen seiner Erkrankung beigetragen. Doch gab sie ihm, wie seinen Antworten zu entnehmen ist, auch die Möglichkeit, sich auszuruhen, Hilfe in Anspruch zu nehmen, sich um sich selbst zu kümmern, neue Energie zu schöpfen, sich von der mit der Erfüllung sehr hoher Maßstäbe verbundenen Anspannung zu befreien und neue Prioritäten in seinem Leben zu setzen. Alle dies hätte er ohne die Krankheit nicht tun können.

Die entscheidende Bedrückung, seine Empfindungen im Zusammenhang mit dem Tod seines Vaters, war durch die Diskussion über unsere Methode der Krebsbehandlung wieder aufgerührt worden. Unsere Ansichten ließen ihm keine Ruhe: Sie trieben ihn dazu, seine verdrängten Gefühle zu klären.

In den Aufstellungen unserer Patienten werden die folgenden fünf «Vorteile» am häufigsten genannt:

1. Die Krankheit erlaubt es ihnen, einem schwierigen Problem, einer belastenden Situation für eine Weile zu entrinnen.
2. Auf Grund der Erkrankung erhalten sie Zuwendung, Beachtung und Pflege.
3. Sie gibt ihnen Gelegenheit, neue seelische Kraft für die Auseinandersetzung mit ihren Problemen zu sammeln oder diese in einer neuen Perspektive zu sehen.
4. Sie erhalten einen Anstoß zur persönlichen Entwicklung oder zur Veränderung unerwünschter Gewohnheiten.
5. Sie brauchen nicht den hohen Erwartungen zu entsprechen, die sie selbst oder andere in sie setzen.

Nun sehen Sie sich Ihre eigene Liste noch einmal an. Überlegen Sie, welche unterschwelligen Bedürfnisse durch Ihre Krankheit befriedigt wurden: die Befreiung von Stress, Liebe und Beachtung, die Gelegenheit, neue Kraft zu sammeln usw. Als nächstes versuchen Sie, die Verhaltensregeln und Einstellungen zu identifizieren, die Sie, wenn Sie gesund sind, daran hindern, allen diesen Bedürfnissen nachzugeben.

Eine unserer Patientinnen litt zum Beispiel sehr darunter, daß sie zuwenig Zärtlichkeit von ihrem Mann erhielt, doch vor ihrer Erkrankung war es für sie undenkbar gewesen, ihn einfach um Zeichen der Zuneigung zu bitten. Nun brachte sie es jederzeit fertig, zu ihrem Mann zu sagen: «Nimm mich mal in den Arm.» Als sie darüber nachzudenken begann, warum es ihr so schwerfiel, ihren Mann um Zärtlichkeiten zu bitten, lernte sie zugleich auch einige wichtige Dinge über sich selbst.

Befragen Sie sich selbst, warum Sie nicht in der Lage waren, sich Erholungspausen von anhaltendem Stress zu gestatten. Welche Einstellungen haben Sie davon abgehalten, sich diese Freiheit zu nehmen, ohne sie durch Krankheit rechtfertigen zu müssen? Sie mögen zum Beispiel glauben, es sei ein «Zeichen der Schwäche», innerer Bedrängnis und Anspannung nachzugeben, oder es sei Ihre Pflicht, Ihre eigenen Bedürfnisse und Wünsche zurückzustellen. Da es sich dabei meist um unbewußte Verhaltensregeln handelt, wird Ihnen diese Selbsterforschung Mühe bereiten. Doch Präventivmaßnahmen zur Vermeidung künftiger Erkrankung sind die Zeit und Mühe, die sie erfordern, wohl wert. Wenn Sie sich erst Ihrer selbstgesetzten Regeln bewußt zu werden beginnen und effektivere Möglichkeiten entdekken, mit schwierigen Situationen umzugehen, sind Sie bereits auf dem Weg zu einem gesünderen Leben.

Wenn wir die Lehren unserer Krankheit zum Ausgangspunkt einer Veränderung unseres Denkens, Fühlens und Handelns machen, werden wir uns dazu erziehen können, unsere Bedürfnisse anzuerkennen, und jede Gelegenheit wahrnehmen, ihnen nachzugeben. So könnten wir die Krankheit auf eine schöpferische Weise nutzen.

11

Sie lernen, sich zu entspannen und die Genesung zu visualisieren

Wenn Ihnen klargeworden ist, auf welche Weise Ihre Einstellungen und Gefühlsreaktionen an der Entstehung Ihrer Erkrankung beteiligt waren, haben Sie bereits den ersten, wichtigen Schritt zum Gesundwerden hinter sich gebracht. Der nächste Schritt besteht darin, Möglichkeiten zur Beeinflussung Ihrer Reaktionen zu finden und damit die Behandlung zu unterstützen. In diesem Kapitel werden wir Ihnen eine Entspannungsübung vorstellen, mit der Sie die körperlichen Auswirkungen von Stress und Anspannung verringern können, die mit dem Auftreten der Krebserkrankung und mit der Krebsangst verbunden sind und die wiederum zu einem der schwerwiegendsten Stressfaktoren werden können. Darüber hinaus werden wir Ihnen zeigen, wie Sie sich im entspannten Zustand mit Hilfe der Visualisierung eine positive, zuversichtliche Einstellung verschaffen und so die körpereigenen Abwehrreaktionen gegen die Krankheit aktivieren können.

Vielen Krebspatienten ist ihr Körper zum Feind geworden. Indem er krank und damit zu einer Lebensbedrohung wurde, hat er sie – so meinen sie – im Stich gelassen, verraten. Sie fühlen sich von ihm entfremdet und mißtrauen seiner Fähigkeit, die Krankheit zu überwinden. Wenn sie jedoch lernen, sich zu entspannen und den Körper zu beeinflussen, werden sie ihn zu akzeptieren beginnen und als Partner bei der gemeinsamen Arbeit an der Gesundung anerkennen. Der Körper wird wieder zur Quelle der Freude und des Behagens und nicht zuletzt zum Übermittler wichtiger Feedback-Informationen, die dem Erkrankten darüber Auskunft geben, wieweit es ihm gelingt, sein Leben wirklich zu leben.

Entspannung ist auch eine große Hilfe beim Abbau von Ängsten, die Krebspatienten angesichts ihrer lebensbedrohenden Krankheit bisweilen überwältigen. Krebskranke werden oft von Entsetzen gepackt bei dem Gedanken, daß sie vielleicht langsam und qualvoll sterben müssen und ihre Familie einer enormen finanziellen und psychischen Belastung aussetzen. Solche Ängste machen es dem Patienten nahezu unmöglich, eine positive Erwartungshaltung hinsichtlich des Ausgangs seiner Krankheit einzunehmen. Lernt er jedoch, sich körperlich ganz zu entspannen, kann er den Teufelskreis von innerer Spannung und Furcht durchbrechen. Denn zumindest in den Momenten der körperlichen Entspannung ist der Krebs nicht mehr die übermächtige Realität seines Lebens. Viele Patienten berichten, daß sich nach der Entspannungsübung eine andere Perspektive einstellt und daß sie sich mit neuer Kraft erfüllt fühlen – so als seien Batterien in ihnen wieder aufgeladen worden. Wenn es uns gelingt, die Angst zu verringern, fällt es uns leichter, uns eine positive Erwartungshaltung zu eigen zu machen, die ihrerseits wieder die Angst reduziert.

Es ist wichtig, sich darüber klarzuwerden, daß Abende vor dem Fernseher, an der Theke oder im Gespräch mit Freunden mit Entspannung im klinischen Sinne nichts zu tun haben. Mögen sie auch vergnüglich sein, so ist es doch auf Grund mehrerer Untersuchungen erwiesen, daß solche Form der «Entspannung» *keine* ausreichende Entlastung von physischem Stress bewirkt.

Eine Möglichkeit zum «Ent-stressen» ist regelmäßige körperliche Bewegung. Sie stellt ein Äquivalent zu der im vierten Kapitel erörterten «Flüchten oder Standhalten»-Reaktion dar und ermöglicht den Abbau angestauter Spannungen. Unserer Meinung nach ist es kein Zufall, daß meist gerade die Krebspatienten, die sich regelmäßig in irgendeiner Form sportlich betätigen, besonders rasche und deutliche Fortschritte mit unserem Programm machen. Jogger behaupten sogar, das Laufen sei ihre «Therapie»; während des Laufens eröffneten sich ihnen neue Perspektiven, zu denen sie durch Nachdenken allein nicht gelangt wären. (Diesem Thema widmen wir später ein ganzes Kapitel.)

Es ist natürlich längst nicht allen Menschen möglich, sich stets dann körperlich zu betätigen, wenn sie unter Stress leiden. Oft läßt es die Situation nicht zu, und die notwendigen Vorkehrungen für sportliche Aktivitäten sind in unserem heutigen Leben oft mit beträchtlichen Umständen verbunden. Zum Glück sind jedoch mittlerweile einige einfache Entspannungstechniken entwickelt worden – bestimmte Formen der Meditation, das Autogene Training und die Selbsthypnose, um nur einige wenige zu nennen. Ein wichtiger Bestandteil der meisten dieser Techniken ist irgendeine Form der geistigen Konzentration: Während der Übungen richten die Menschen ihre ganze Aufmerksamkeit auf ein bestimmtes Symbol oder auf Vorstellungsbilder, die sich beruhigend auf ihre Gedanken und Gefühle auswirken, oder sie folgen im Geiste einer Reihe von Anweisungen, die einen Zustand körperlicher Entspannung herbeiführen.

Herbert Benson von der Harvard University hat in seinem Buch ‹*The Relaxation Response*› die positiven Auswirkungen von Techniken zur Stressreduzierung auf das Körperbefinden überzeugend dokumentiert. Wenn man sich auch noch nicht alle physiologischen Reaktionen auf diese verschiedenen Entspannungstechniken zu erklären vermag, so ist doch in zahlreichen Untersuchungen bewiesen worden, daß sie den Körper von den Stressauswirkungen in weit größerem Maße entlasten als die herkömmlicherweise als entspannend betrachteten unterhaltenden Beschäftigungen.

Die Entspannungstechnik

Die Entspannungstechnik, die wir in der therapeutischen Arbeit mit unseren Patienten entwickelt haben, entstammt weitgehend einem Behandlungsprogramm, das Edmond Jacobson angewendet und veröffentlicht hat. Es ist eine Technik, die er als «progressive Entspannung» bezeichnet hat. Wir kombinieren diese Technik mit dem Visualisieren, das wir später in diesem Kapitel beschreiben werden. Doch können Sie die Entspannungsübung natürlich jederzeit auch gesondert durchführen. Wir empfehlen unseren Patienten, sie dreimal täglich zehn bis fünfzehn Minuten lang in Kombination mit der Visualisierung zu praktizieren. Die meisten fühlen sich bereits nach dem ersten Mal deutlich entspannter. Doch je öfter Sie die folgende Übung wiederholen, desto mehr werden Sie die Technik vertiefen und verfeinern und dadurch einen immer vollkommener werdenden Entspannungszustand herbeiführen.

Um unseren Patienten das Erlernen dieser Technik zu erleichtern, geben wir ihnen eine Anleitung, die wir auf ein Tonband gesprochen haben. Es wird auch für Sie hilfreich sein, wenn Sie den Text auf ein Tonband sprechen. Nehmen Sie sich für jeden Schritt reichlich Zeit, damit Sie ihn in aller Ruhe und völlig entspannt durchführen können.

1. Ziehe dich in ein stilles Zimmer mit gedämpftem Licht zurück. Schließe die Tür. Mach es dir auf einem Stuhl oder in einem Sessel bequem. Achte darauf, daß beide Fußsohlen ganz den Boden berühren. Schließe die Augen.
2. Rufe dir ins Bewußtsein, daß du atmest.
3. Atme ein paarmal tief ein, und jedesmal, wenn du ausatmest, sprich im stillen das Wort «Entspanne».
4. Konzentriere dich auf dein Gesicht und spüre die Spannung im Gesicht und um die Augen. Stelle dir diese Spannung bildlich vor – als Seil mit einem Knoten oder als geballte Faust –, und dann stelle dir weiter bildlich vor, wie sie lockerer und lockerer wird, bis sie einem schlaffen Gummiband oder einem leeren Handschuh gleicht.
5. Fühle, wie sich dein Gesicht und deine Augen entspannen. Fühle, wie die Entspannung sich wie eine Welle über deinen Körper ausbreitet.
6. Presse die Augenlider fest aufeinander und spanne dabei deine Gesichtsmuskeln. Nun entspanne sie wieder. Jetzt spüre, wie sich die Entspannung deinem ganzen Körper mitteilt.
7. Nun gleite langsam Stück für Stück deinen Körper entlang – Kiefer, Hals, Schultern, Rücken, Ober- und Unterarme, Hände, Brust, Bauch, Unterleib, Oberschenkel, Waden, Füße –, bis jeder Körperteil völlig entspannt ist. Stelle dir jedesmal die Spannung bildlich vor. Und stelle dir vor, wie sie sich langsam löst. Nun bist du entspannt.
8. Wenn jeder einzelne Teil deines Körpers entspannt ist, ruhe dich etwa zwei bis fünf Minuten lang in diesem wohligen Zustand aus.

9. Dann lockere die Augenlider. Bereite dich darauf vor, die Augen zu öffnen. Nun wirst du dir wieder bewußt, daß du dich in einem Zimmer befindest.
10. Öffne die Augen. Jetzt bist du wieder bereit, deinen gewohnten Tätigkeiten nachzugehen.

Wenn Sie es nicht schon getan haben, sollten Sie, ehe Sie weiterlesen, diese Übung einmal durchführen. Sie werden ihre entspannende Wirkung als beglückend und belebend empfinden.

Manchen Leuten fällt es bei ihren ersten Versuchen schwer, sich etwas bildlich vorzustellen oder ihre Gedanken nicht abschweifen zu lassen. Dadurch sollte sich niemand entmutigen lassen. Es ist ganz natürlich, und Selbstvorwürfe vermehren nur die inneren Spannungen. Am Ende dieses Kapitels, wenn Sie mit der Entspannungs- und Visualisierungstechnik besser vertraut sind, werden wir auf die Probleme zurückkommen, die manche Patienten mit diesem Verfahren haben.

Der nächste Abschnitt enthält Anweisungen, durch die Sie lernen können, vom entspannten Zustand direkt zur Visualisierung überzugehen. Die Entspannungtechnik ist zwar für sich schon eine wertvolle Hilfe, doch dient sie in unserem Behandlungskonzept vorwiegend als Einleitung für die Visualisierung, denn Verspannungen würden Sie daran hindern, sich auf Ihre Vorstellungsbilder zu konzentrieren. Noch in einem anderen Sinne ist die Entspannungstechnik eine Vorübung zur Visualisierung: Wenn Sie es lernen, Ihren Körper mit Hilfe Ihrer geistigen Kräfte in einen entspannten Zustand zu versetzen, so wird sich auch Ihr Glaube an Ihre Fähigkeit festigen, die Kräfte allgemein zur Unterstützung Ihres Körpers einzusetzen.

Entspannung und Visualisierung

Entspannung und Visualisierung gehören zu den unserer Erfahrung nach wertvollsten Verfahren, unseren Patienten zum Glauben an ihre Fähigkeit zur Genesung von Krebs zu verhelfen. Unser gegenwärtiges therapeutisches Konzept, in dem diese beiden Techniken eine wesentliche Rolle spielen, geht auf die positiven Erfahrungen zurück, die Carl machte, als er vor einigen Jahren erstmals die Visualisierung bei einem Patienten anwandte. Von da an wurde uns immer klarer, daß die Vorstellung nicht nur eine wirksame Möglichkeit ist, Patienten zur Mitwirkung an ihrer Gesundung zu motivieren, sondern zugleich auch ein effektives Hilfsmittel zur Selbsterforschung und zur schöpferischen Veränderung, das auch in anderen Lebensbereichen angewendet werden kann.

Wir verdanken die Entdeckung des Entspannungs- und Visualisierungsverfahrens Stephanies Ausbildung in Motivationspsychologie. Vor dem Hintergrund ihrer Studien- und Berufserfahrungen wurde uns klar, daß dieses Verfahren zur Veränderung von Erwartungen in allen möglichen Bereichen angewendet wird. Allen Anwendungsformen ist eines gemeinsam: Menschen stellen sich Ereignisse bildlich vor, die sie herbeisehnen. Wenn wir uns ein Vorstellungsbild machen, so sagen wir damit immer auch etwas über unsere Wünsche aus. Und wenn wir diese Aussage oft genug wiederholen, wird sie zu der festen Erwartung, daß unsere Wünsche verwirklicht werden. Auf Grund dieser positiven Erwartung beginnen wir, auf eine Weise zu handeln, die der Verwirklichung des Gewünschten förderlich ist. (Dies gleicht der an früherer Stelle erwähnten «self-fullfilling prophecy», der sich selbst erfüllenden Voraussage.)

Ein Golfspieler wird sich zum Beispiel einen wunderschönen Treibschlag vorstellen, der den Ball genau an die gewünschte Stelle befördert. Ein Geschäftsmann stellt sich eine erfolgreiche Verhandlung, ein Schauspieler eine glänzende Premiere vor. Ein Patient, der eine maligne Geschwulst hat, stellt sich vor, wie der Tumor schrumpft und sein Körper wieder gesundet.

Während wir die Effektivität der Entspannungs- und Visualisierungsmethode erprobten, erfuhren wir von dem umfangreichen Beweismaterial der Biofeedback-Forscher (wir haben im zweiten Kapitel darüber berichtet), demzufolge jeder lernen kann, innere physiologische Vorgänge, zum Beispiel die Pulsfrequenz, den Blutdruck und die Hauttemperatur, zu beeinflussen und zu steuern. Bei Befragungen sagten manche Probanden aus, sie seien keineswegs imstande, ihrem Körper Befehle zu erteilen, beherrschten nun aber eine Bild- und Symbolsprache, mittels derer sie mit ihrem Körper kommunizierten.

Eine Frau, die an beängstigenden Herzrhythmusstörungen litt, stellte sich ein kleines Mädchen auf einer Schaukel vor, das in regelmäßigem Takt vor- und zurückschwingt. Jedesmal, wenn sie den Rhythmus ihrer Herzschläge unter Kontrolle bringen wollte, rief sie sich die regelmäßige Schaukelbewegung vor ihr geistiges Auge. Bald brauchte sie keine Herzmittel mehr – ihre Beschwerden waren innerhalb kurzer Zeit verschwunden. Dieser Erfolg und die Erfahrungen vieler tausend anderer Menschen, die zur Regulierung ihres Körpers von Vorstellungsbildern Gebrauch machen, brachte uns auf den Gedanken, die Visualisierung in Verbindung mit der üblichen medizinischen Therapie auch bei Krebspatienten anzuwenden, um ihr Immunsystem zu beeinflussen und es stärker gegen die Krankheit zu aktivieren.

Carl wandte die Visualisierungstechnik erstmals (wie im ersten Kapitel beschrieben) 1971 bei einem Patienten an, dessen Krebserkrankung von den Ärzten als unheilbar diagnostiziert worden war. Dreimal täglich übte der Patient sich darin, sich seinen Krebs, die Tumoren zerstörende Wirkung der Therapie und den Einsatz der weißen Blutkörperchen gegen die Krebszellen bildlich vorzustellen. Und schließlich sah er sich selbst, wie er wieder gesund wurde. Das Ergebnis war spektakulär: Der Patient, der als «hoffnungsloser Fall» gegolten hatte, ist heute gesund und voller Lebensfreude.

Die Visualisierungstechnik

In diesem Abschnitt führen wir Sie durch die Entspannungs- und Visualisierungsübung. Dabei wiederholen wir zunächst einen Teil der Entspannungsanleitung. Im nächsten Kapitel werden wir uns eingehend mit den Einstellungen befassen, die in den Vorstellungsbildern zum Ausdruck kommen, eine Reihe von Kriterien für das Ersinnen wirksamer Bilder aufstellen und einige Fallbeispiele analysieren.

Lassen Sie sich Zeit. Unsere Patienten sind mindestens zehn bis fünfzehn Minuten mit dieser Übung beschäftigt. Wir empfehlen Ihnen, sie dreimal täglich durchzuführen.

Auch wenn Sie nicht an Krebs erkrankt sind, bitten wir Sie, die Krebsvisualisierung einmal zu praktizieren, um diesen Vorgang gefühlsmäßig verstehen zu lernen und nachvollziehen zu können, wie einem Krebspatienten zumute ist.

1. Ziehe dich in ein stilles Zimmer mit gedämpftem Licht zurück. Schließe die Tür. Mach es dir auf einem Stuhl oder in einem Sessel bequem. Achte darauf, daß beide Fußsohlen ganz den Boden berühren. Schließe die Augen.

2. Rufe dir ins Bewußtsein, daß du atmest.
3. Atme ein paarmal tief ein, und jedesmal, wenn du ausatmest, sprich im stillen das Wort «Entspanne».
4. Konzentriere dich auf dein Gesicht und spüre die Spannung im Gesicht und um die Augen. Stelle dir diese Spannung bildlich vor – als Seil mit einem Knoten oder als geballte Faust –, und dann stelle dir weiter bildlich vor, wie sie lockerer und lockerer wird, bis sie einem schlaffen Gummiband oder einem leeren Handschuh gleicht.
5. Fühle, wie sich dein Gesicht und deine Augen entspannen. Fühle, wie die Entspannung sich wie eine Welle über deinen Körper ausbreitet.
6. Presse die Augenlider fest aufeinander und spanne dabei deine Gesichtsmuskeln. Nun entspanne sie wieder. Jetzt spüre, wie sich die Entspannung deinem ganzen Körper mitteilt.
7. Nun gleite langsam Stück für Stück deinen Körper entlang – Kiefer, Hals, Schultern, Rücken, Ober- und Unterarme, Hände, Brust, Bauch, Unterleib, Oberschenkel, Waden, Füße –, bis jeder Körperteil völlig entspannt ist. Stelle dir jedesmal die Spannung bildlich vor. Und stelle dir vor, wie sie sich langsam löst. Nun bist du entspannt.
8. Nun stelle dir vor, du befindest dich in einer schönen Gegend – wo immer es dir gefällt. Male dir in deiner Vorstellung die Farben, die Geräusche und die Beschaffenheit dieser Landschaft in allen Einzelheiten aus.
9. Stelle dir zwei, drei Minuten lang vor, wie du völlig gelöst an diesem schönen Ort verweilst.
10. Dann stelle dir den Krebs entweder in seiner wirk-

lichen oder in einer symbolischen Gestalt vor. Denke daran, daß die Tumoren aus schwachen, ungeordneten Zellen bestehen. Erinnere dich daran, daß unser Körper im Laufe unseres Lebens krebsige Zellen zu Tausenden zerstört. Während du dir den Krebs bildlich vorstellst, mache dir klar, daß dein körpereigenes Abwehrsystem seine natürliche, gesunde Funktionsfähigkeit zurückerhalten muß, wenn du genesen willst.

11. Wirst du zur Zeit gegen Krebs behandelt, so stelle dir vor, wie sich die Behandlung in deinem Körper auswirkt. Wirst du mit Strahlen behandelt, stelle dir einen Strahl aus Millionen von Energiekügelchen vor, der jede Zelle auf seinem Weg beschädigt. Normale Zellen können den Schaden reparieren, Krebszellen dagegen nicht, da sie schwach sind. (Dies ist einer der fundamentalen Fakten, auf denen die Strahlentherapie basiert.) Wirst du mit Chemotherapie behandelt, dann stelle dir vor, wie das Medikament in deinen Körper und deine Blutbahnen eindringt. Stelle dir vor, daß das Medikament wie ein Gift wirkt. Die normalen Zellen sind intelligent und stark und nehmen das Gift nicht so bereitwillig auf. Die Krebszelle dagegen ist schwach, und so ist es leicht, sie abzutöten. Sie absorbiert das Gift, stirbt ab und wird aus dem Körper hinausgeschwemmt.

12. Stelle dir bildlich vor, wie sich deine weißen Blutkörperchen in jene Körperzone begeben, wo sich Krebs gebildet hat, wie sie die anomalen Zellen entdecken und zerstören – ein riesiges Heer von weißen Blutkörperchen. Sie sind sehr stark und angriffslustig, lebhaft und gewandt. Die Krebs-

zellen können nichts gegen sie ausrichten. Die weißen Blutkörperchen gewinnen die Schlacht.

13. Stelle dir bildlich vor, wie der Krebs schrumpft. Sieh es vor dir, wie die abgestorbenen Zellen von den weißen Blutkörperchen fortgetragen und durch Leber und Nieren mit dem Urin und dem Stuhl aus dem Körper gespült werden.
    - ☐ Dies ist deine Erwartung, die von dir gewünschte Entwicklung.
    - ☐ Stelle dir den schrumpfenden Krebs so lange vor, bis er völlig verschwunden ist.
    - ☐ Sieh dich jetzt selbst, mit mehr Energie und stärkerem Willen. Du fühlst dich im Kreis der Familie geliebt und geborgen, während der Krebs schrumpft und schrumpft und schließlich verschwindet.
14. Leidest du an irgendwelchen Schmerzen, dann stelle dir vor, wie das Heer der weißen Blutkörperchen an jene Stelle strömt und den Schmerz besänftigt. Welches Problem dir auch zusetzen mag, erteile deinem Körper den Befehl, sich selbst zu heilen. Stelle es dir bildlich vor, wie dein Körper gesund wird.
15. Sieh dich selber von Leiden befreit, voll Energie und gesund.
16. Stelle dir bildlich vor, wie du deine Lebensziele erreichst, daß es deinen Familienangehörigen gut geht, daß sich die Beziehungen zu den Menschen vertiefen. Wenn du zwingende Gründe für deinen Wunsch hast, gesund zu sein, dann werden diese dir helfen, tatsächlich gesund zu werden. Nutze daher diese Minuten, um zu klären, was dir in deinem Leben wirklich wichtig ist.

17. Klopfe dir im Geist lobend für deine persönliche Mitarbeit bei deiner Heilung auf die Schulter. Stelle dir vor, wie du diese Übung dreimal täglich durchführst und dem Geschehen gegenüber bewußt und wachsam bleibst.
18. Lockere jetzt deine Augenlider und werde dir wieder bewußt, daß du dich in deinem Zimmer befindest.
19. Öffne die Augen. Du bist jetzt wieder bereit, deinen gewohnten Tätigkeiten nachzugehen.

Wenn Sie es nicht schon getan haben, dann nehmen Sie sich bitte jetzt die Zeit, diese Visualisierungsübung einmal ganz durchzuführen. Wenn Sie damit fertig sind, fertigen Sie Zeichnungen der Bilder an, die Ihnen erschienen sind, damit Sie sie – gemäß den Kriterien und Beispielen des nächsten Kapitels – genauer analysieren können.

Machen Sie sich keine Sorgen, wenn es Ihnen nicht gelingt, Ihre Bilder zu «sehen». Es genügt, wenn Sie sie «spüren», «sich einbilden» oder «denken» können. Mit welchem Begriff Sie das, was Sie tun, umschreiben, ist viel unwichtiger als die Tatsache, *daß* Sie es tun. Und sollten Ihre Gedanken während der Übung abschweifen, dann fangen Sie sie das nächste Mal sanft wieder ein, ohne zu streng mit sich selbst ins Gericht zu gehen. Wenn Sie während der Übung feststellen, daß Sie nicht in der Lage sind, bestimmte Anweisungen auszuführen, weil Sie nicht daran glauben oder sie nicht akzeptieren können, dann haben Sie begonnen, sich mit Ihrer Einstellung gegenüber der Krebserkrankung und Ihrer Genesung auseinanderzusetzen. Mittlerweile ist Ihnen wohl klargeworden, wie wichtig diese Erkenntnis ist.

Visualisierung bei anderen Krankheiten

Vermutlich möchten viele Leser dieses Buches eine Visualisierung erlernen, die ihnen hilft, auf eine positive Weise mit Schmerzen oder anderen Krankheiten umzugehen. Deshalb fügen wir eine kurze Anleitung hinzu, der diese Leser an Stelle der Übungsschritte 10 bis 19 folgen können.

1. Stelle dir die Krankheit oder die Schmerzen, unter denen du zur Zeit leidest, bildlich vor – in einer Form, die dir sinnvoll erscheint.
2. Stelle dir auch deine Behandlung bildlich vor. Sieh, wie sie die Wurzel der Erkrankung oder der Schmerzen beseitigt oder wie sie die Selbstheilungskräfte deines Körpers stärkt.
3. Stelle dir den Abwehrmechanismus und die natürlichen Vorgänge in deinem Körper bildlich vor. Sieh, wie sie die Ursache deines Leidens oder deiner Schmerzen beseitigen.
4. Sieh dich selbst vor dir – gesund und von Leiden und Schmerzen befreit.
5. Stelle dir vor, wie du erfolgreich den Zielen deines Lebens entgegengehst.
6. Klopfe dir im Geist anerkennend für deine Mitarbeit bei deiner Heilung auf die Schulter. Stelle dir vor, wie du diese Entspannungs- und Visualisierungsübung dreimal täglich ausführst und dabei dem Geschehen gegenüber bewußt und wachsam bleibst.
7. Lockere die Augenlider, bereite dich darauf vor, die Augen zu öffnen, und rufe dir ins Bewußtsein, daß du dich in einem Zimmer befindest.
8. Öffne nun deine Augen. Du bist wieder bereit, deinen gewohnten Tätigkeiten nachzugehen.

Wenn Sie zum Beispiel an einem Magengeschwür leiden, könnten Sie sich die Erkrankung als eine kraterförmige offene Wunde an der Innenwand Ihres Magens oder Darms vorstellen. Die Therapie können Sie als ein die ganze Stelle bedeckendes Heilmittel visualisieren, das die überschüssige Säure neutralisiert und das Geschwür besänftigt. Nun stellen Sie sich vor, wie normale Zellen eindringen, sich verdoppeln und sich immer wieder teilen und die offene Wunde schließen. Stellen Sie sich vor, daß die weißen Blutkörperchen die Fläche von allen Überresten der Wunde säubern, so daß die Magenwände wieder rosa und gesund aussehen. Daraufhin stellen Sie sich vor, wie Sie wieder frei von Schmerzen und gesund sind und den Lebensstress bewältigen können, ohne neue Symptome auftreten zu lassen.

Ist Ihr Blutdruck zu hoch, stellen Sie sich vor, wie sich kleine Muskeln in den Wänden der Blutgefäße immer enger zusammenziehen und dadurch einen ständig steigenden Druck auf das Blut hervorrufen, das durch die Adern gepumpt werden muß. Nun beobachten Sie, wie die Medikamente diese kleinen Muskeln in den Blutgefäßen lockern und Ihr Herz wieder gleichmäßig zu pumpen beginnt, wie sich der Widerstand verringert und das Blut gleichmäßig die Adern durchströmt. Stellen Sie sich vor, wie Sie wieder in der Lage sind, mit dem Lebensstress fertig zu werden, ohne neue Spannungssymptome auftreten zu lassen.

Leiden Sie an Arthritis, stellen Sie sich zunächst Ihre schmerzenden, an der Oberfläche mit kleinen Körnern bedeckten Gelenke vor. Dann sehen Sie Ihre weißen Blutkörperchen heranmarschieren. Sie räumen alle Schlacken fort, sammeln die Körnchen ein und glätten die Gelenkoberfläche. Dann sehen Sie sich selbst voller Aktivität; Sie tun, was Sie tun möchten, und fühlen sich frei von Gelenkschmerzen.

Nachdem Sie eine dieser Visualisierungsübungen zum

erstenmal durchgeführt haben, fertigen Sie Zeichnungen von Ihren Vorstellungsbildern an. Sie werden Ihnen dabei helfen, Ihre Einstellung hinsichtlich Ihrer Mitarbeit an Ihrer Heilung zu erkennen.

Der Nutzen der Entspannung und Visualisierung

Damit Sie sich besser vorstellen können, welchen Nutzen diese Übungen für Sie haben, möchten wir einige der Vorteile unseres Entspannungs- und Visualisierungsverfahrens aufzählen.

1. Sie können mit dieser Methode Ängste abbauen. Den meisten Ängsten liegt das Gefühl der Machtlosigkeit zugrunde – bei Krebserkrankungen ist es das Gefühl, gegen die Verschlechterung des körperlichen Zustands nichts ausrichten zu können. Entspannung und Visualisierung helfen Ihnen, zu sehen, daß Sie selbst eine wichtige Rolle bei der Wiederherstellung Ihrer Gesundheit spielen, und so beginnen Sie zu spüren, daß Sie die Vorgänge in Ihrem Körper unter Kontrolle haben.
2. Die Übungen können Verhaltensänderungen bewirken und den «Lebenswillen» stärken.
3. Sie können physische Veränderungen herbeiführen, das Immunsystem stärken und das Wachstum maligner Zellen bremsen. Da geistige Vorgänge sich auf das Immunsystem und das hormonale Gleichgewicht im Körper auswirken, kann man Veränderungen des körperlichen Zustands unmittelbar auf veränderte Denkmuster zurückführen.
4. Die Methode kann der Bewertung und – wenn Sie es als notwendig empfinden – der Veränderung derzeitiger Einstellungen dienen. Wenn Sie die Symbole und Bilder

ändern, in denen zu denken Sie gewohnt sind, dann ändern sich auch Ihre Einstellungen in einer Ihrer Gesundheit förderlichen Weise.

5. Die Methode kann auch der Kommunikation mit dem Unterbewußtsein dienen, dem viele der in unseren selbstgesetzten Regeln begründeten Einstellungen zumindest teilweise entstammen.
6. Sie kann ganz allgemein dem Abbau von Spannungen und Stress dienen. Die regelmäßig durchgeführte Entspannungsübung bewirkt an sich schon eine Verminderung von Spannung und Stress und beeinflußt deutlich spürbar die ihnen zugrunde liegenden Körperfunktionen.
7. Die Methode kann auch dazu benutzt werden, sich mit den Gefühlen der Hoffnungslosigkeit und Hilflosigkeit zu konfrontieren und sie aufzuheben. Immer wieder beobachteten wir, daß Depressionen insbesondere bei Krebs ein bedeutender Krankheitsfaktor sind. Wenn der Kranke sich auszumalen beginnt, wie sein Körper wieder gesund wird und wie es ihm gelingt, die Probleme zu lösen, die ihn vor der Entwicklung der malignen Geschwulst bedrückten, fühlt er sich dem Geschehen nicht mehr so ausgeliefert und wird zuversichtlicher.

Probleme bei der Visualisierung

Manche Menschen haben ein gut entwickeltes visuelles Vorstellungsvermögen; sie denken in Bildern. Viele nehmen mit dem Gefühl wahr; sie empfinden, spüren, was geschieht. Andere wiederum denken in Worten. Auf Grund dieser individuellen Unterschiede «spüren» oder «fühlen» oder «denken» viele unserer Patienten, was wir sie zu «sehen» bitten. Es wurde uns zunehmend klarer, daß der Patient jeweils die ihm gewohnte Art wahrzunehmen und zu denken beibehalten sollte, anstatt sich zu bildhaften Vorstellungen zu zwingen. Im Laufe der Zeit werden alle Denkweisen ineinandergreifen. Zunächst sollten Sie auf die Weise wahrnehmen, die Ihnen am selbstverständlichsten ist. Sie werden mit der Zeit lernen, auch von anderen Möglichkeiten des Sehens und Denkens Gebrauch zu machen.

Ein anderes Problem ist die Neigung zum gedanklichen Abschweifen während der Visualisierungsübung. Sie beruht auf einer Konzentrationsschwäche, die durch Medikamente, durch Schmerzen oder Ängste noch verstärkt werden kann. Hin und wieder hat jeder, der die Visualisierungsübung regelmäßig praktiziert, mit diesem Problem zu kämpfen. Unterbrechen Sie in solchen Fällen am besten die Übung und fragen Sie sich, worin die Ursache Ihrer mangelnden Konzentration besteht. Denken Sie in Ruhe und gründlich darüber nach. Dann beginnen Sie erneut mit der Übung.

Eine dritte Schwierigkeit erwächst aus dem Gefühl vieler Patienten, daß sie sich selbst belügen, wenn Sie sich «einbilden» sollen, daß sich ihr Krebs zurückbildet. Sie äußern verständliche Einwände: «Ich habe eine Geschwulst auf der Schulter. Ich kann sie mit der Hand abtasten. Wie soll ich sie schrumpfen sehen, wo ich doch merke, daß sie wächst?» Dieses Problem beruht auf einem Mißverständnis hinsichtlich des Zwecks der Visualisierungsübung. Wir wollen dem Patienten zur bildlichen Vorstellung des *gewünschten Verlaufs* verhelfen, nicht zur Visualisierung ihres jeweiligen Zustands. Es ist durchaus möglich, sich das Schrumpfen des Krebses vorzustellen, während er in Wirklichkeit wächst. Sie sollen sich den von Ihnen ersehnten *Ausgang* der Krankheit vorstellen. Dies zu unterscheiden, ist wichtig. Die bildliche Vorstellung soll nicht der Selbsttäuschung dienen, sondern der Selbststeuerung.

Nachdem Sie die Entspannungs- und Visualisierungsübung nun kennengelernt haben, soll Ihnen das nächste Kapitel dabei helfen, Ihre Vorstellungsbilder zu deuten und weiterzuentwickeln, so daß Sie die in ihnen zum Ausdruck kommenden Einstellungen zur Krebserkrankung erkennen und eine positivere Erwartungshaltung annehmen können.

12

Die Bedeutung positiver Vorstellungsbilder

Zunächst benutzten wir die Visualisierung, um unsere Patienten zur Mitwirkung zu motivieren. Wir wollten sie mit einem Hilfsmittel zur Beeinflussung ihres Immunsystems versehen, doch bald merkten wir, daß diese Methode zugleich außerordentlich wichtige Informationen über die Einstellungen des Patienten liefert. Diese Tatsache entdeckten wir zufällig. Als wir anfingen, unseren Patienten die Visualisierungsübung zu verordnen, befragten wir sie, um zu prüfen, ob sie sie auch regelmäßig durchführten. Doch versäumten wir dabei, uns zu vergewissern, worin ihre Vorstellungsbilder bestanden. Als sich jedoch der Gesundheitszustand eines Patienten, der uns versicherte, daß er die Übung gewissenhaft dreimal täglich praktiziere, zunehmend verschlechterte, baten wir ihn, uns etwas über den Inhalt seiner Vorstellungen zu erzählen.

Seine Antwort bestätigte unsere Befürchtungen. Als wir ihn fragten, wie denn sein Krebs aussähe, sagte er: «Wie eine große schwarze Ratte.» Und als wir weiterfragten, wie er sich seine chemotherapeutische Behandlung vorstelle, antwortete er: «Ich sehe die winzigen gelben Pillen in den Blutstrom eintreten, und ab und zu frißt die Ratte eine davon.» Als wir wissen wollten, was daraufhin geschehen würde, berichtete er: «Sie ist eine Weile krank, dann geht es ihr wieder besser. Und dann beißt sie mich erst recht.» Und als wir ihn fragten, wie er sich die weißen Blutkörperchen vorstelle, erwiderte er: «Sie sehen wie kleine Eier in einem Brutkasten aus. Wissen Sie, wie Eier unter warmem Licht liegen? Eine Weile passiert gar nichts, und dann kommt etwas heraus.»

Diese Vorstellungen bildeten eine nur zu deutliche Parallele zur Verschlechterung seines Befindens: Der Krebs war stark und mächtig, eine «große schwarze Ratte». Die Therapie war schwach und wirkungslos, «winzige Pillen», die nur gelegentlich von der Ratte geschluckt wurden und nur vorübergehende Auswirkungen hatten. Und die weißen Blutkörperchen schließlich, die Vertreter der natürlichen körpereigenen Abwehr, waren vollkommen lahmgelegt. Unser Patient hatte sich ein nahezu perfektes Bild von der totalen Unterdrückung des Abwehrsystems geschaffen und diese Vorstellungen dreimal täglich getreulich wiederholt.

Bald entdeckten wir, daß auch andere Patienten stark negative Erwartungen in ihren Vorstellungsbildern zum Ausdruck brachten. Ein Patient berichtete: «Ich sehe meinen Krebs als einen großen Fels. Hin und wieder kommen so kleine kümmerliche Bürsten und machen den Felsen an den Rändern ein bißchen sauber, aber viel ausrichten können sie nicht.» Auch in diesem Bild erscheint der Krebs als ein starkes, unerschütterliches Gebilde, während die Abwehrreaktionen klein und kraftlos sind, «nicht viel ausrichten» können.

Ein anderer Patient sah seine weißen Blutkörperchen «als Schneesturm, der durch meinen ganzen Körper fegt und die meisten Krebszellen hinwegbläst. Doch einige springen immer an ihren alten Platz zurück». Hier erscheinen die Abwehrkräfte mächtiger, doch können sie die Krebszellen nicht restlos zerstören. Viele werden nur aufgewirbelt. Darüber hinaus zeigt das Bild vom Schneesturm – Schneeflocken sind keine intelligenten Wesen, sie richten sich nicht bewußt auf ein bestimmtes Ziel –, daß der Patient die weißen Blutkörperchen nicht als eigenständig handelnde Wachtposten betrachtete, die sich auf die aufgespürten Krebszellen stürzen. Vielmehr wirkten sie in seiner Vorstellung allein durch ihre Zahl.

Diese Erfahrungen machten uns klar, wie wichtig es ist, die Vorstellungsbilder genau zu untersuchen, um festzustellen, welche Erwartungen in ihnen übermittelt werden. Seitdem achten wir sehr sorgfältig auf die Bedeutung der Bildinhalte. Sie geben uns Auskunft darüber, wieweit unsere Patienten zum Überspielen oder Vertuschen negativer Auffassungen neigen oder auf eine andere Weise ihre Behandlung behindern.

Darüber hinaus entdeckten wir, daß sich der Bildinhalt entsprechend der jeweiligen psychischen Verfassung verändert. Zum Beispiel hatte der Wissenschaftler John Browning, dessen Fall wir im zehnten Kapitel geschildert haben, ein starkes Bild für die weißen Blutkörperchen ersonnen. Weiße Ritter auf weißen Pferden, mit Lanzen gerüstet, die im Sonnenlicht blinken, formieren sich, um die Krebszellen, kleine, nur langsam sich fortbewegende Geschöpfe, zur Strecke zu bringen.

Doch kurz vor Johns beiden Rückfällen veränderten sich diese Bilder. Bisweilen sah er schwarze Ritter in den Reihen des Heeres, denen er eine feindliche Absicht zuschrieb. Ein anderes Mal krümmten sich in seiner Vorstellung die Lanzen der Ritter beim Stoß, als wären sie aus Gummi. Mit solchen Waffen konnten die Ritter den Krebszellen keinen Schaden zufügen. Plötzlich schienen die Pferde nicht größer als Hunde zu sein, so daß sie unbeholfen waren und den Rittern wenig nützten. Es gelang uns, Korrelationen zwischen den Bildern und den Geschehnissen in Johns Le-

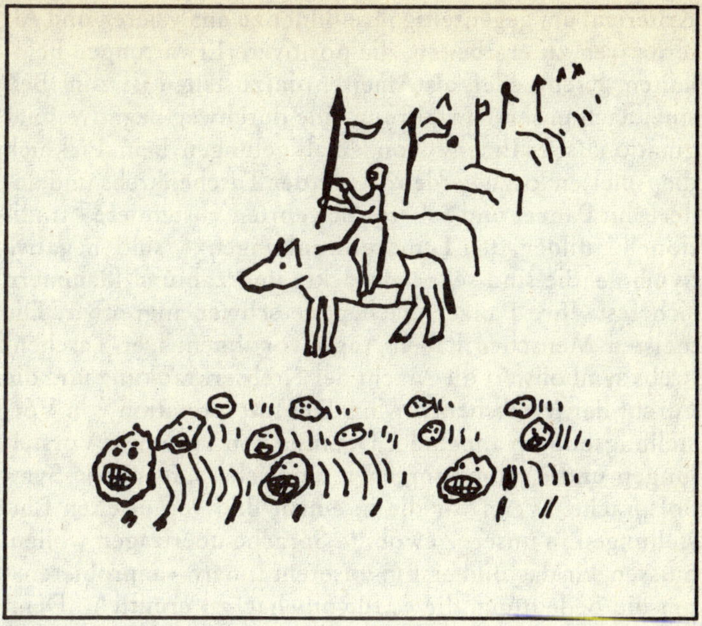

Abbildung 3: John Brownings Vorstellungsbild: Weiße Ritter auf weißen Pferden

ben festzustellen. Wir begannen, die Bildinhalte auch als Feedback-Signale seiner seelischen Entwicklung zu verstehen und zu nutzen.

Kriterien für wirksame Vorstellungsbilder

Unter Mitwirkung der Psychologin Jean Achterberg-Lawlis stellten wir eine Reihe vorläufiger Kriterien zur Bewertung des Inhalts der jeweiligen Vorstellungsbilder auf. Die Patienten in unserem Behandlungszentrum benutzen diese

Kriterien, um gegenseitig ihre Bilder zu analysieren und Alternativen zu erarbeiten, die positivere Erwartungen beinhalten. Krebszellen als Ameisen darzustellen ist zum Beispiel nach unserer Erfahrung eine durchweg negative Imagination: Ist es Ihnen schon jemals gelungen, beim Picknick die Ameisen loszuwerden? Auch der Taschenkrebs und andere mit Panzer und Scheren bewehrte Krustentiere – traditionelle Bilder für Tumorerkrankungen – sind negative Symbole. Sie sind sehr hartnäckig und zäh und klammern sich fest. Ihre Panzer machen sie schwer angreifbar. Die meisten Menschen haben Angst vor ihnen: Der Taschenkrebs symbolisiert die Macht der Krebserkrankung und die Furcht der Menschen vor ihr. Die Interpretation von Vorstellungsbildern ähnelt der Deutung von Träumen: Vorstellungen und Träume sprechen eine sehr persönliche Symbolsprache. Wenn wir die in einem Bild vermittelten Einstellungen in unsere gewohnte Sprache übertragen wollen, müssen wir das Bild erst in unserem Innern «anprobieren», um die Bedeutung, die es für uns hat, zu ermitteln. Denn die emotionelle Bedeutung eines bestimmten Symbols kann individuell stark variieren. Ein Symbol, das für den einen Stärke und Macht versinnbildlicht, drückt für den anderen Zorn und Feindseligkeit aus. Deshalb sollten wir eine Deutung der eigenen Symbole durch eine andere Person nicht ohne weiteres akzeptieren. Keiner von uns käme auf die Idee, die Bedeutung eines Bildes buchstäblich zu verstehen: In Ihrem Körper gibt es natürlich keine Ameisen und Krabben, keine weißen Ritter oder schwarze Ratten. Welcher Art das Bild auch sein mag, seine wichtige Funktion liegt in der Vermittlung des Sinnes, den es für Sie enthält – eines Sinnes, den anzuerkennen oder zurückzuweisen unter diesen Umständen Ihnen zufällt. Nach unseren Erfahrungen haben Patienten im allgemeinen ein gutes Empfinden für diese Art der Interpretation.

Trotz der individuellen Unterschiede haben unsere Forschungen ergeben, daß wirksame Bildvorstellungen die unten aufgeführten Charakteristika aufweisen sollten. Da die Bilder wie gesagt individuell sehr verschieden sind, geht es uns hier um die bedeutsamen *Wesenszüge* der Symbole und nicht um die Symbole als solche.

1. *Krebszellen sind schwach und ungeordnet.* Wichtig ist, sich die Krebszellen als etwas Weiches vorzustellen, das sich zerteilen oder zerstoßen läßt, zum Beispiel als Frikadellen oder als Rogen.
2. *Die Therapie ist stark und mächtig.* Ihre Bilder sollten der Gewißheit Ausdruck geben, daß die Behandlung den Krebs zerstören wird. Sie können diese Vorstellung noch verstärken, indem Sie die Behandlung und die Krebszellen in eine lebhafte Interaktion treten lassen, so daß die machtvolle Auswirkung der Behandlung auf die Tumoren sichtbar und verständlich wird.

   Wird der Krebs zum Beispiel als kugelförmige, graue Zellmasse imaginiert, könnte die Behandlung als gelbliche oder grünliche Flüssigkeit gesehen werden, die über den Krebs hinwegströmt, ihn niederreißt und zusammensinken läßt, so daß die weißen Blutkörperchen ihn mühelos vernichten können.
3. *Gesunde Zellen können die geringfügigen Schäden, die ihnen durch die Behandlung zugefügt werden, leicht beheben.* Da die Behandlung gewöhnlich alle Zellen angreift, sollten Sie sich die gesunden Zellen als so stark vorstellen, daß ihnen die Behandlung nur geringfügige Schäden zufügt, die sie leicht beheben können. Krebszellen werden durch die Behandlung vernichtet, da sie schwach und ungeordnet sind.
4. *Die weißen Blutkörperchen bilden ein riesiges Heer, das die Krebszellen überwältigt.* Die weißen Blutkörperchen sind die Repräsentanten des natürlichen körperlichen Heil-

prozesses; daher sollte das Bild, das Sie sich von ihnen machen, ihre enorme Zahl und ihre gewaltige Stärke wiedergeben. Der Sieg der weißen Blutkörperchen über den Krebs sollte als unzweifelhaft erscheinen.

5. *Weiße Blutkörperchen sind angriffslustig und kampffreudig: Sie sind in der Lage, die Krebszellen rasch aufzuspüren und unschädlich zu machen.* Wieder repräsentieren die weißen Blutkörperchen die körpereigene Abwehr, Ihren Verbündeten beim Bemühen, wieder gesund zu werden. Lassen Sie sie deshalb als intelligent, tüchtig, kampflustig und stark erscheinen. Stellen Sie sich bildlich vor, wie Ihre weißen Blutkörperchen den Krebs überwältigen, und lassen Sie keinen Zweifel daran aufkommen, daß sie die Stärkeren sind.
6. *Abgestorbene Krebszellen werden auf normalem und natürlichem Wege aus dem Körper befördert.* Daß abgestorbene Zellen aus dem Körper gespült werden, ist ein völlig natürlicher Vorgang, der keiner besonderen Anstrengung oder Zauberei bedarf. Indem Sie sich diesen Vorgang vorstellen, bringen Sie zum Ausdruck, daß Sie auf Ihre natürlichen Körperfunktionen vertrauen.
7. *Nach Beendigung der Visualisierung werden Sie gesund und von Krebs befreit sein.* Mit diesem Vorstellungsbild drükken Sie Ihren Wunsch aus, wieder gesund zu werden. Es ist wichtig, daß Sie Ihren Körper deutlich als gesund, vital und voller Energie visualisieren.
8. *Sie sehen sich selbst als einen Menschen, der seine Ziele erreicht und den Zweck seines Lebens erfüllt.* Mit diesem Bild geben Sie zu erkennen, daß Sie wichtige Gründe haben, weiterzuleben. Sie zeigen damit, daß Sie am Leben hängen und Ihrer Genesung zuversichtlich entgegensehen.

Unserer Erfahrung nach bringen Patienten, die sich engagiert an unserem Behandlungsprogramm beteiligen, zumeist auch Vorstellungsbilder hervor, die diese Kriterien erfüllen. Doch hat keiner unserer Patienten von vornherein Bilder erfunden, die *alle* diese Elemente in sich vereinten. Meist müssen sie experimentieren, um ihre neue positive Erwartung wiederzugeben. Bedienen Sie sich also dieser Kriterien als Hilfsmittel für das Aufspüren von Bildern, die noch der Verstärkung oder der Änderung bedürfen. Es ist nicht möglich, medizinisch korrekte «Rezepte» für die Bilder zu geben. Entscheidend ist, daß sie die Überlegenheit und den Sieg Ihrer natürlichen Abwehrkräfte über die Krankheit widerspiegeln. Starke Bilder lassen einen starken Glauben an die Genesung erkennen.

Wichtig ist, daß der mächtigste Faktor zur Überwindung der Krebserkrankung in Ihrem Bild die weißen Blutkörperchen sind – mächtiger noch als zum Beispiel die Chemotherapie. Viele Patienten berichteten, daß sie während der Visualisierungsübung sehen, wie ihre weißen Blutkörperchen herbeieilen und zum Angriff übergehen, doch dabei immer einige Krebszellen übriglassen, die durch die Chemotherapie zerstört werden müssen. Dies läßt auf einen tiefverwurzelten Glauben an die Wirksamkeit der medizinischen Behandlung schließen. Ohne Zweifel stehen der «offiziellen» Medizin sehr effektive therapeutische Möglichkeiten zur Verfügung, doch wir sind davon überzeugt, daß die körpereigene Abwehr weiterhin die entscheidende Rolle bei der Eliminierung der Krebszellen spielt.

Lösungsmöglichkeiten für Probleme bei der Visualisierung

Nachdem Sie Kriterien für wirksame Vorstellungsbilder kennengelernt haben, wollen wir nun den Visualisierungsvorgang und die in den Vorstellungsbildern verschlüsselten möglichen Einstellungen eingehend betrachten und uns vor allem mit einigen der häufig auftretenden Probleme beschäftigen, mit denen Patienten beim Erfinden solcher Vorstellungsbilder konfrontiert werden. Außerdem werden wir die von unseren Patienten als hilfreich empfundenen Möglichkeiten zur Überwindung ihrer Probleme darstellen.

Vorstellungsbilder für die Krebszellen

Wenn es Ihnen schwergefallen ist, sich ein passendes Bild für den Krebs zu ersinnen, so mag dies auf die übermächtige Furcht vor der Krankheit zurückzuführen sein, die oft mit einem Mangel an Vertrauen zum eigenen Körper einhergeht - mit einem tiefen Zweifel daran, ob er in der Lage ist, sich auf natürliche Weise gegen den Krebs zu wehren. Und wenn es Ihnen schwergefallen ist, sich die Krebszellen als schwach und ungeordnet vorzustellen, und sie statt dessen in einer starken Symbolgestalt - als Steine oder Raubtiere - dargestellt haben, oder wenn Sie den Krebs deutlicher imaginieren konnten als andere Symbole, so kann das daher rühren, daß Sie weitaus stärker an die Macht der Krankheit als an die Wirkungskraft der Behandlung oder Ihrer körpereigenen Abwehr glauben.

Diese Schwierigkeit, ein passendes positives Bild für den Krebs zu finden, tritt sehr häufig auf. Wenn auch Sie dieses Problem haben, dann stellen Sie sich eine Masse von grauen Zellen an der Stelle Ihres Körpers vor, wo sich Ihrer Vermutung nach oder einer eindeutigen Diagnose zufolge ein Tumor befindet. Viele benutzen Schwarz oder Rot zur Kennzeichnung der Krebsgeschwulst, doch diese beiden Farben haben tiefe emotionale Nebenbedeutungen. Grau ist eine sehr viel neutralere Farbe, und ein wichtiger Bestandteil unseres Verfahrens ist der Versuch, die negativen Gefühle gegenüber der Krebserkrankung zu neutralisieren.

Deshalb schlagen wir unseren Patienten vor, statt kräftiger Farben einen Grauton zu wählen. Oder stellen Sie sich den Krebs als zerbröckelte Frikadelle vor, Ihre weißen Blutkörperchen dagegen als riesiges Rudel von weißen Hunden, die das Hackfleisch verschlingen, alles ringsum sauberlecken und sich dann auf Patrouille in andere Körperregionen begeben. Als Grundprinzip für die Erfindung des Krebsbildes muß gelten, daß in ihm etwas Neutrales, Schwaches, Ungeordnetes zum Ausdruck kommt.

Vorstellungsbilder für die Behandlung

Es ist wichtig, die Behandlung als Freund und Verbündeten zu visualisieren. Unsere Patienten berichten uns oft, daß sich infolge ihrer zum Positiven gewendeten Einstellung die Nebenwirkungen der Therapie abschwächen. Zum Beispiel ging ein Patient, der sich vor der Strahlentherapie gefürchtet hatte, dazu über, den Apparat mit «George» anzureden und im Geist mit ihm Gespräche über die positiven Auswirkungen der Behandlung zu führen. Außerdem bemühte er sich darum, mit den Ärzten und Schwestern ins Gespräch zu kommen, und dankte ihnen für ihre Bemühungen. Bald nach dieser Verhaltensänderung begannen sich die Nebenwirkungen der Bestrahlung zu verringern. Personalisieren Sie Ihre Therapie, machen Sie sie zu einer hilfreichen Freundin, die mit Ihnen an der Überwindung der Krankheit arbeitet.

Vorstellungsbilder für die weißen Blutkörperchen

Das Bild für die weißen Blutkörperchen – die Leukozyten – ist unserer Ansicht nach das entscheidende Symbol des Visualisierungsverfahrens, da es die Einstellungen eines Menschen hinsichtlich seiner natürlichen Abwehrkräfte zum

Ausdruck bringt. Ausschlaggebend für die Beziehung zwischen den weißen Blutkörperchen und dem Krebs ist die Anzahl der Leukozythen im Verhältnis zur Anzahl der Krebszellen. In den Bildern, die die Heilung am stärksten fördern, sind die weißen Blutkörperchen den Krebszellen zahlenmäßig weit überlegen.

Um die Wirkung dieses Bildes noch zu verstärken, könnten Sie sich zum Beispiel vorstellen, daß Ihre Leukozyten Fische seien, die herbeischwimmen und die grauen Krebszellen fressen. Projizieren Sie dieses Bild wie auf eine Leinwand, die vor Ihrem inneren Auge aufgespannt ist. Sobald das Bild klar zu erkennen ist, werden Sie selbst einer dieser Fische. Übernehmen Sie die Führung des Schwarms und gehen Sie mit der Fischtruppe zum Angriff über. Seien Sie ganz und gar dieser Fisch – verschlingen Sie selbst Krebszellen und saugen Sie auch noch die Abfälle auf. Hören Sie die Laute, die dabei entstehen, und spüren Sie die Gefühle, die diese Situation hervorruft.

Auch hier muß das Bild klar sein. Sehen Sie das Bild für Ihre weißen Blutkörperchen ebenso scharf oder schärfer als das für die Krebszellen? Oder sehen Sie das Krebsbild deutlicher? Wenn Ihnen das Krebszellensymbol klarer erscheint, dann sind Sie, wie schon erwähnt, wahrscheinlich davon überzeugt, daß der Krebs stärker ist als Ihre Abwehrkräfte. Sie werden Ihre Visualisation der weißen Blutkörperchen bewußt intensivieren müssen.

Darüber hinaus weisen die Wesenszüge, die Sie den weißen Blutkörperchen in Ihrem Bild verleihen, auf bedeutende seelische Probleme hin. So fällt es beispielsweise einer großen Zahl der Patienten, denen es nicht gelingt, die Leukozyten im Kampf gegen die Krebszellen zu visualisieren, schwer, Gefühle des Zorns und der Feindseligkeit zu zeigen und abzureagieren. Auch haben sie ein starkes Bedürfnis, anderen zu imponieren. Schwierigkeiten dieser Art haben möglicherweise zu ihrer Krebserkrankung beigetragen und stehen auch ihrer Heilung im Weg.

Deshalb sollten Sie sich die weißen Blutkörperchen mit jenen Wesenszügen ausgestattet vorstellen, die Sie an sich selbst für stark und lobenswert halten.

Vorstellungsbilder für den Abtransport abgestorbener Zellen

Die Art und Weise, wie man sich die auf natürlichem Wege aus dem Körper geschwemmten abgestorbenen Zellen vorstellt, gibt – wie bereits erwähnt – Aufschluß über das Maß an Vertrauen in die natürlichen Körperfunktionen. Manche unserer Patienten fügen irgendeine Art magischer oder göttlicher Einflußnahme auf die Krebszellen in ihre Vorstellungsbilder ein. Ein solches Element ist eine weitere Versinnbildlichung des Glaubens an die Macht des Krebses: Selbst wenn die Krebszellen tot sind, haben sie noch so viel Macht, daß noch eine besondere Einwirkung notwendig ist, um den Körper endgültig von ihnen zu befreien.

Vorstellungsbilder für das gesunde Selbst

Da Gesundheit das ersehnte Ziel der Krebspatienten darstellt, ist es von großer Bedeutung, wie sie die Wiederherstellung der Gesundheit, der Vitalität und Kraft visualisieren. Wenn einer in der Lage ist, sich den Abwehrvorgang, den Krebs, die Therapie und die weißen Blutkörperchen vorzustellen, jedoch Schwierigkeiten hat, sich ein Bild seiner selbst auf dem Weg zur Genesung zu machen, dann fällt es dem Betreffenden vermutlich auch schwer, an seine Heilung zu glauben. Versuchen Sie sich selbst mit irgendwelchen Tätigkeiten beschäftigt vorzustellen, denen Sie nachgehen würden, wenn Sie gesund wären, oder stellen

Sie sich die Gefühle vor, die Sie haben würden, wenn Sie gesund wären. Sehen Sie sich selbst in der gesündesten Zeit Ihres Lebens und schaffen ein Vorstellungsbild vom Hier und Jetzt – mit den Gefühlen, die zur Zeit in Ihnen vorherrschen.

Vorstellungsbilder für Ihre Ziele

Eine sehr wichtige Phase der Visualisierung ist die Zielsetzung (vgl. Kapitel 14). Wenn es dem Patienten nicht gelingt, sich vorzustellen, wie er wieder gesund ist und angenehmen Beschäftigungen nachgeht, so liegt die Vermutung nahe, daß er an seiner Fähigkeit zu gesunden zweifelt. Versuchen Sie, sich ein Bild davon zu machen, wie Sie Ihre Ziele verwirklichen und welche Befriedigung Sie dabei empfinden.

Gezeichnete Vorstellungsbilder unserer Patienten: Deutungsversuche

An früherer Stelle in diesem Buch baten wir Sie, eine Skizze Ihres Vorstellungsbildes anzufertigen. Diese Zeichnungen dokumentieren Ihre Einstellung zu einer bestimmten Zeit und ermöglicht es Ihnen, Veränderungen durch den Vergleich mit später gezeichneten Skizzen festzustellen. Im Rahmen unseres Programms bitten wir unsere Patienten alle drei Monate, solche Bilder anzufertigen und uns dann mündlich zu beschreiben, was sie beinhalten. Durch Vergleich ihrer Zeichnungen aus der ersten Sitzung mit denen aus späteren Sitzungen können wir ersehen, wie sie mit dem Krebs fertig werden und wie sich ihre Einstellungen geändert haben. Es folgen hier vier Krankengeschichten, die deutlich machen, wie sich der Krebs und die Einstellungen im Laufe der Zeit ändern.

Betty

Bei der fünfunddreißigjährigen Betty wurde 1973 das erste Mal Brustkrebs festgestellt. Eine Brust wurde ihr operativ entfernt. Später bekam sie ein zweites Mal Krebs. Nun wurde ihr auch die zweite Brust abgenommen. Als sie zu uns nach Fort Worth kam, wurde sie noch chemotherapeutisch behandelt.

Bettys erste Bildvorstellung (Abb. 4) ließ kaum daran zweifeln, daß die Leukozyten siegen würden. Hier sehen wir wild und angriffslustig erscheinende weiße Blutkörperchen mit gefährlichen, scharfen Zähnen. Betty schrieb in die Zeichnung, daß sie wie Piranhas aussähen. Nach unseren Erfahrungen lassen solche scharfen Zähne oft auf heftigen Zorn und auf Feindseligkeit schließen, und tatsächlich nahm Betty während der ersten Sitzung eine außergewöhnlich ablehnende Haltung ein und neigte zu Wutausbrüchen. Doch zunächst wirkte sich dies in ihrem Vorstellungsbild zu ihren Gunsten aus: Auf Grund der Macht dieses Symbols war kaum daran zu zweifeln, das die Leukozyten die Krebszellen unschädlich machen würden.

In ihren ersten Zeichnungen tauchten noch zwei andere Elemente auf, die wir weniger positiv beurteilten: Erstens sind die Krebszellen recht groß oder werden in Anhäufungen dargestellt. Besser ist es, wenn die Krebszellen einzeln visualisiert werden. Patienten, denen das nicht gelingt, fällt es oft schwer, die einzelnen Bestandteile eines Problems zu erfassen, und so werden sie häufig von dem Gesamtproblem überwältigt.

Das zweite Problem in Bettys Zeichnung ist die Darstellung der Chemotherapie. Sie wird durch scharfe spitze

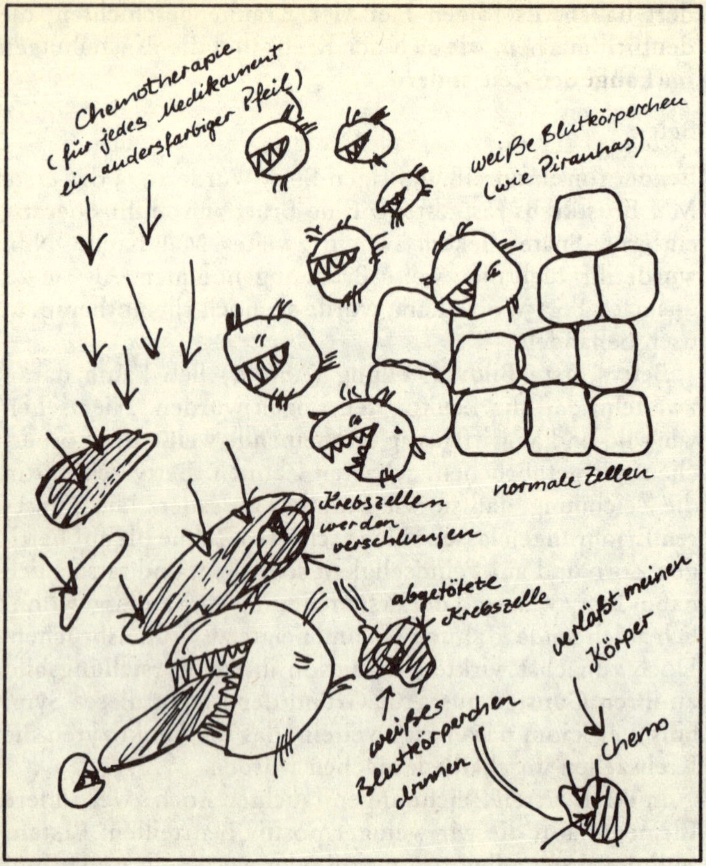

Abbildung 4: Bettys erstes Vorstellungsbild. Es drückt Zorn und Feindseligkeit aus.

Pfeile wiedergegeben. Dies ist zwar ein sehr häufiges Symbol, verrät aber oft Angst vor der Behandlung sowie die Auffassung, daß sich die Chemotherapie nicht nur auf die malignen, sondern auch auf die normalen Zellen schädlich auswirken wird. Diese Auffassung wird durch die Erfahrungen vieler Patienten bestätigt, doch können die Nebenwirkungen reduziert werden, wenn ein weiteres Symbol für die Behandlung eingeführt wird, zum Beispiel eine Art «chemotherapeutische Salbe», die auf die einzelnen Krebszellen aufgetragen wird.

In Bettys zweiter Zeichnung, die sie sechs Monate später anfertigte (Abb. 5), sind die Piranhas (weiße Blutkörperchen) immer noch da, doch die spitzen Zähne treten nicht mehr so bedrohlich hervor, wenn sie auch weiterhin eine große Gefahr für die Krebszellen bedeuten. Hier haben die Fische große Augen, die auf Wachsamkeit und zielgerichte-

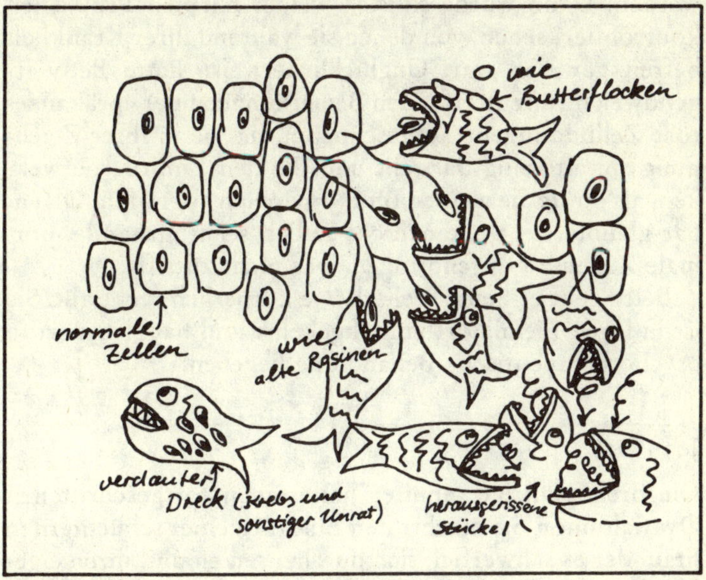

Abbildung 5: Ein Vorstellungsbild, das Betty sechs Monate später zeichnete.

tes Handeln schließen lassen. Bei dieser Sitzung neigte Betty kaum noch zu zornigen Reaktionen und berichtete der Gruppe, sie habe eine Menge Zeit damit verbracht, sich mit diesem Aspekt ihres Lebens zu beschäftigen.

In dieser Zeichnung erscheinen die Krebszellen als kleine Rosinen, die an dünnen, mit den normalen Zellen verbundenen Ranken hängen. Betty brachte dieses Bild mit der Angst in Verbindung, unter der sie in jener Zeit litt. (Wir haben beobachtet, daß rankenartige, verschlungene Symbole und fingerförmige Ausstülpungen Angst symbolisieren.) Bei der Arbeit mit Betty ging uns auf, daß sie sich nicht nur vor dem Sterben, vor allem vor dem Sterben in Einsamkeit, fürchtete, sondern ebenso vor dem Gesundwerden: Dann würde sie sich wieder mit den Problemen konfrontiert sehen, von denen sie während ihrer Krankheit befreit gewesen war. Unglücklicherweise hatte Betty irgendwelche unzutreffenden Bemerkungen über «präkanzeröse Zellbildungen» aufgeschnappt, die sie in ihrer Zeichnung spiralförmig darstellt und die den Eindruck erwekken, als ob *sie* die weißen Blutkörperchen angreifen. Offenbar glaubte sie, präkanzeröse Zellen seien imstande, normale Zellen zu durchdringen, was nicht zutrifft.

Betty geht es heute seelisch wie körperlich recht gut. Sie ist in ihren Heimatort zurückgekehrt und hat sich dort in psychotherapeutische Behandlung begeben.

Jennifer

Die dreißigjährige Jennifer hatte einen fortgeschrittenen Ovarialtumor. Sie machte den Eindruck einer schüchternen Frau, der es schwerfiel, sich durchzusetzen und ihren eigenen emotionalen Bedürfnissen zu entsprechen.

Als wir sie baten, ihre bildlichen Vorstellungen zu zeichnen, kamen dabei zwei unterschiedliche Ergebnisse heraus.

Auf dem ersten Bild (Abb. 6) stellte sie den Krebs als Eiswürfel und die Leukozyten als Sonne dar, die das Eis zum Schmelzen bringt. Die chemotherapeutischen Mittel zeich-

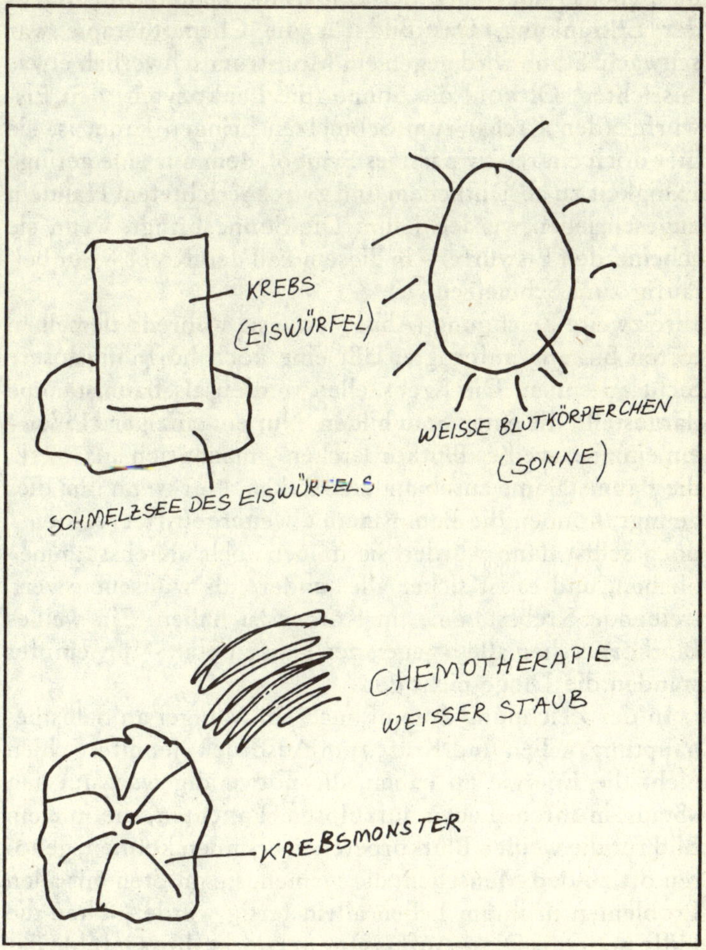

Abbildung 6: Jennifers erstes Vorstellungsbild

nete sie als weißen Staub, der sich auf dem Krebs – den sie als «Monster» bezeichnete – niederließ. Offenbar wollte sie damit ihrem Entsetzen und ihrer Furcht Ausdruck verleihen, ebenso aber auch der Unbarmherzigkeit und Macht der Erkrankung. Das Bild für die Chemotherapie war schwach: Staub wird gegen ein Monstrum schwerlich etwas ausrichten. Obwohl die Sonne (die Leukozyten) den Eiswürfel (den Krebs) zum Schmelzen bringen kann, ist sie hier doch ein relativ passives Symbol, dem nur eine geringe Fähigkeit zu absichtlichem und zweckgerichtetem Handeln zugeschrieben werden kann: Die Sonne bringt, wenn sie scheint, den Eiswürfel – in diesem Fall den Krebs – nur beiläufig zum Schmelzen.

Ihre zweite Zeichnung (Abb. 7), die sie während derselben ersten Sitzung anfertigte, läßt eine noch hoffnungslosere Sicht erkennen. Die Krebszellen werden als Baumstämme dargestellt, die einen Stau bilden. Nur ein einziger Flößer – ein einziges weißes Blutkörperchen – macht sich ans Werk, die Baumstämme auseinanderzustaken. Nur wenn ihm dies gelingt, können die Baumstämme weitergetriftet werden – doch selbst dann würden sie immer noch «Krebsstämme» bleiben, und es ist sicher alles andere als wünschenswert, treibende Krebsstämme im Körper zu haben. Ein weißes Blutkörperchen allein gegen den ganzen Stau – für Jennifer standen die Dinge nicht gut.

In der Zeichnung kommt auch ein Mangel an Selbstbehauptungswillen und Kraft zum Ausdruck. Jennifer schien nicht die Energie zu haben, die notwendig war, um den «Stau» in ihrem Leben aufzulösen. Patienten, die nur ein Bild für die weißen Blutkörperchen ersinnen können, gehören oft zu den Menschen, die meinen, sie müßten mit allen Problemen in ihrem Leben allein fertig werden, ohne die Hilfe anderer. Diese Auffassung verstärkt ihre Gefühle der Hilflosigkeit und Hoffnungslosigkeit noch.

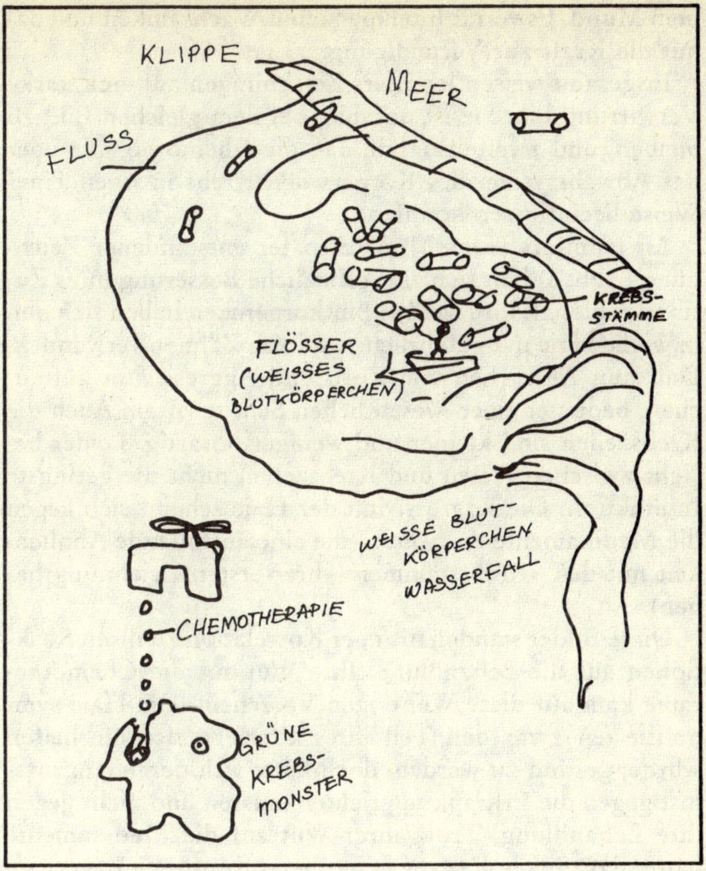

Abbildung 7: Jennifers zweites Vorstellungsbild

Das Bild für die Chemotherapie ist weiterhin schwach. Eine Art Gift scheint auf den immer noch Monster genannten Krebs zu tropfen, ohne viel zu bewirken. Das Ungetüm hat ein menschenähnliches Gesicht mit einem Auge und einem Mund. Es verrät Intelligenz und Wachsamkeit und damit die Kraft zur Verteidigung.

Insgesamt weisen Jennifers Zeichnungen auf eine starke Verwirrung hin. Sie ist unfähig, bei dem gleichen Bild zu bleiben, und zweifelt daran, daß die Chemotherapie oder das Abwehrsystem des Körpers den Krebs in irgendeiner Weise beeinflussen könnten.

An Jennifers sechs Monate später entstandener Zeichnung (Abb. 8) läßt sich eine erhebliche Besserung ihres Zustands ablesen. Ihre weißen Blutkörperchen haben sich nun in weiße Haie mit gefährlichen spitzen Zähnen verwandelt. Daß nun Anzeichen von Zorn und Aggressivität auftauchen, bedeutet einen wesentlichen Schritt voran. Auch die Krebszellen sind kleiner und weniger bösartig. Leider besteht zwischen Haien und Krebszellen nicht die geringste Interaktion. Die Aggressivität der Haie scheint sich gegen die Medikamente zu richten (die eine auffallende Ähnlichkeit mit den «Krebsstämmen» ihrer ersten Zeichnung haben).

Diese Bilder standen in enger Korrelation zu ihren Reaktionen auf die Behandlung: Ihre Wut auf die Chemotherapie kam auf diese Weise zum Vorschein. Die Haie symbolisierten zwar den Teil ihres Körpers, der ihr helfen würde, gesund zu werden, doch hätte sich deren Angriffslust gegen die Erkrankung richten müssen und nicht gegen ihre Behandlung. Trotz ihrer Wut auf die Medikamente hatte das Symbol für Chemotherapie nur eine geringe Stärke: Sie verglich sie mit Alka-Seltzer-Tabletten, mit einem Präparat also, das eher zu den leichten Medikamenten zählt. Dies schien ein weiteres Anzeichen für ihren geringen Glauben an die Wirkungskraft der Behandlung zu sein. Und obwohl sich die Tabletten offensichtlich im Blut auflösten, war wiederum nichts von einer Interaktion zwischen Chemotherapie und Krebs zu erkennen.

Jennifer hat inzwischen große Fortschritte gemacht, doch damals war ihr neu entdeckter Selbstbehauptungswille noch nicht auf ihr Hauptproblem, die Erkrankung, gerichtet. In den letzten zwei Jahren ist es ihr jedoch ständig besser gegangen.

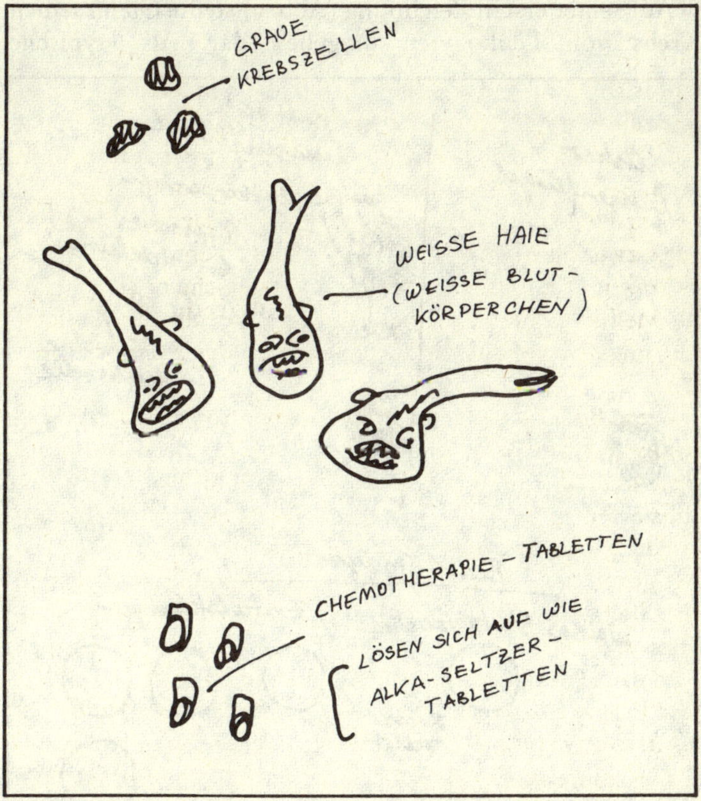

Abbildung 8: Dieses Vorstellungsbild zeichnete Jennifer sechs Monate später.

Glenn

Glenn, ein fünfzigjähriger klinischer Psychologe, hat Nierenkrebs mit Metastasen in der Lunge. Seit vier Jahren ist sein Zustand stabil geblieben. Deshalb wird er nicht behandelt. Chemotherapie hielt man ohnehin bei dieser Erkrankung für unangebracht.

Auf seiner ersten Zeichnung (Abb. 9) stellte Glenn seinen Krebs von Leukozyten umgeben dar. Als «typische

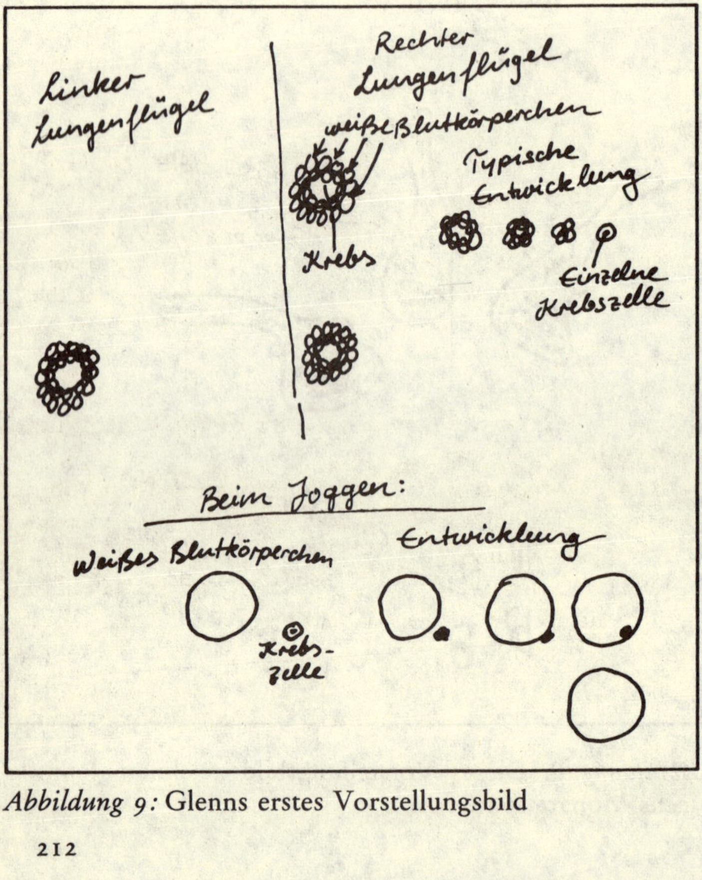

Abbildung 9: Glenns erstes Vorstellungsbild

Entwicklung» zeigt er eine allmählich fortschreitende Tumorregression, bis nur noch eine einzige Zelle übrig bleibt. Während seiner Entspannungs- und Visualisierungsübungen war es ihm nicht gelungen, diese letzte Krebszelle zu eliminieren. Doch nachher beim Joggen konnte er plötzlich sehen, wie sie von einem riesigen weißen Blutkörperchen absorbiert wurde und schließlich verschwunden war.

Obwohl es ihm in seiner Zeichnung schließlich gelang, die Krebszellen zu eliminieren, weisen seine Vorstellungen doch gewisse Schwächen auf. Die weißen Blutkörperchen scheinen nur auf die Oberfläche des Krebses einzuwirken. Es kommt kaum zu einer Wechselwirkung zwischen beiden. (Diese Neigung, an der Oberfläche des Problems zu verharren, verrät bisweilen ein Widerstreben, die Gründe für die Krebsanfälligkeit genauer zu untersuchen.)

Auch verlangte die Zerstörung der letzten Krebszellen zuvor eine gewisse Anstrengung von Glenn: Er mußte erst joggen, bevor dieses ersehnte Ereignis eintrat. Mit dieser letzten Zelle schien es wie verhext zu sein. Fast sah es so aus, als hinge er an der Krankheit und als müsse erst eine große Abwehrzelle daherkommen und eine besondere Leistung vollbracht werden, um den Krebs endlich loszuwerden.

Sechs Monate später war auf seiner Zeichnung (Abb. 10) schon eine lebhaftere Wechselwirkung zwischen den Leukozyten und den Krebszellen zu sehen. Dennoch ließ die Größe des Tumors, verglichen mit der Größe der Leukozyten, nicht gerade auf eine überwältigende Stärke des Immunsystems schließen. Eine einzige große Abwehrzelle erscheint unvermittelt und zertrümmert den Tumor. Die Bruchstücke werden von normalen Leukozyten absorbiert. Auch diesem Bild ist zu entnehmen, daß erst etwas Besonderes geschehen muß. Bevor nicht dieses besondere Ereignis wie durch Zauber eintritt, bleibt der Krebs unberührt.

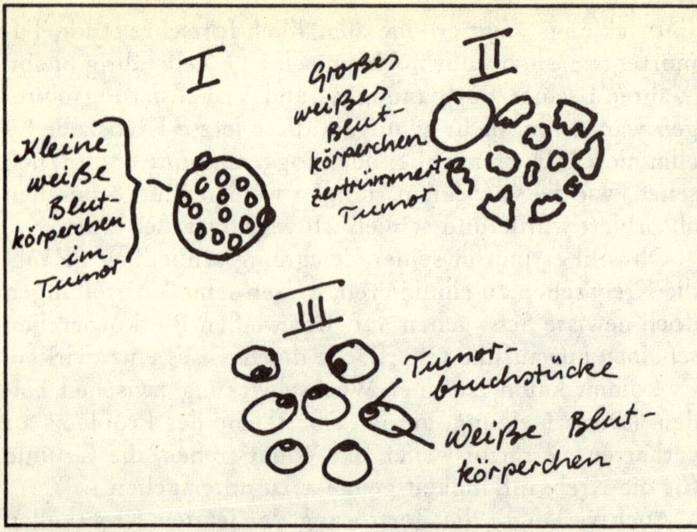

Abbildung 10: Dieses Vorstellungsbild zeichnete Glenn sechs Monate später.

Für uns spiegelte sich in Glenns Bild eine Abneigung wider, sich mit kleinen Teilproblemen zu befassen, und die Neigung, auf das große Geschehnis zu warten, das alles erklären und in Ordnung bringen wird.

Glenns Krebs hat sich, wie auf seinem Bild, nicht zurückgebildet, doch sein Allgemeinzustand ist hervorragend: Er kann weiterhin seiner Lehrtätigkeit nachgehen und unternimmt regelmäßig Langstreckenläufe.

Charles

Charles war ein erfolgreicher Geschäftsmann, bei dem sich kurz nach seiner Pensionierung im Alter von 62 Jahren ein multiples Myelom, ein Knochenmarkkrebs, entwickelte. Obwohl die Art der Erkrankung den Laborbefunden zufolge eindeutig feststand, zeigte Charles nicht die geringsten Symptome, und so beschlossen die Ärzte, auf eine chemotherapeutische Behandlung vorläufig zu verzichten. Heute, drei Jahre später, zeigen die Untersuchungen, daß seine Krankheit nach der Diagnose zurückging, und so wird er noch immer nicht behandelt. Bevor Charles an unserem Programm teilnahm, war er mehrere Jahre lang privat in psychotherapeutischer Behandlung gewesen, und eines seiner Probleme, an denen er dort gearbeitet hatte, war sein Unvermögen, seinem Zorn Luft zu machen.

Zwischen den beiden Zeichnungen (Abb. 11 und 12), die Charles im Abstand von nahezu einem Jahr anfertigte, bestehen deutliche Ähnlichkeiten. Beide bringen insofern eine positive Erwartung zum Ausdruck, als die Leukozyten (Haie oder große Fische) die Übermacht über den Krebs gewinnen. Der auffallendste Unterschied zwischen den beiden Zeichnungen besteht in ihrem Format: Die erste ist deutlich größer als die zweite. Sie läßt erkennen, daß der Krebs in Charles' Leben zur Zeit ihrer Entstehung bereits eine weitaus unbedeutendere Rolle spielte – sein Blutbild zeigte, daß sich der Krebs zurückbildete. Es machten sich keine Symptome bemerkbar, und seine körperliche Kondition war hervorragend geblieben: Regelmäßig schlug der Fünfundsechzigjährige die Verfasser dieses Buches beim Tennis.

Ein weiteres Zeichen des Fortschritts bestand darin, daß die Leukozyten den Krebs auf dem ersten Bild in einer weitgehend organisierten, geschlossenen Formation umgaben. Der Tumor war nach außen hin abgeschirmt, ähnlich wie Charles sich in seinem Leben gegen Probleme abgeschirmt hatte. Die zweite Zeichnung zeigt dagegen weniger Organisation. Diese Veränderung weist nach unserer Deutung darauf hin, daß Charles' Bedürfnis, sich emotionell

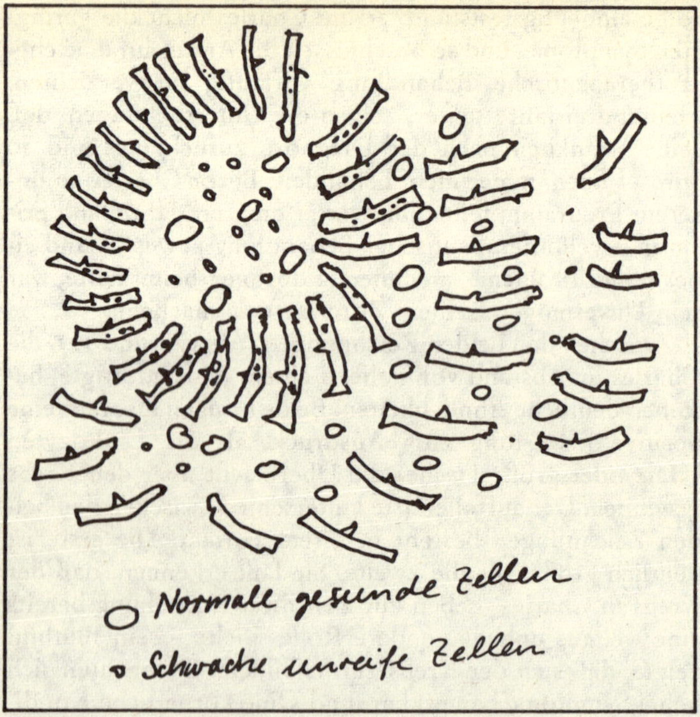

Abbildung 11: Charles' erstes Vorstellungsbild

abzuschirmen, geringer, seine Bereitschaft, sich den Problemen in seinem Leben zu stellen, größer geworden war.

Eine Schwierigkeit kommt in der zweiten Zeichnung in der schwachen Ausbildung der Mäuler der Haie oder Fische – ihrer Hauptwaffe – zum Ausdruck. Als Charles die erste Zeichnung anfertigte, war er von einem tiefen Groll beherrscht. Ein Jahr später, zur Zeit der Entstehung der zweiten Zeichnung, reagierte er weitaus weniger zornig auf Probleme, die sich ihm in den Weg stellten.

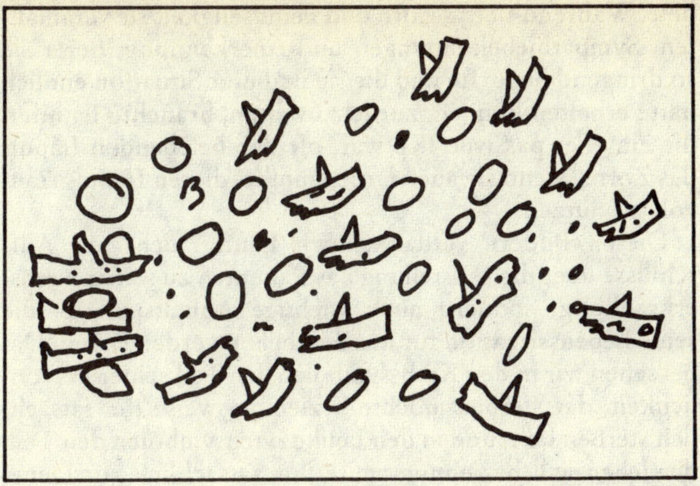

Abbildung 12: Dieses Vorstellungsbild zeichnete Charles ein Jahr später.

Vorstellungsbilder als Form der Selbstdarstellung

Bei diesen Interpretationen der Zeichnungen unserer Patienten beziehen wir so weit wie möglich alle bedeutenden Probleme und seelischen Schwierigkeiten, mit denen sie konfrontiert werden, mit ein. Wir haben gelernt, das Bild stets im Zusammenhang zu sehen mit dem, was wir von der Persönlichkeit des Patienten und seiner Lebenssituation wissen. Insofern war es für Betty ein Fortschritt, daß sie Zorn und Feindseligkeit, die in den Piranhas zum Ausdruck kamen, mäßigen lernte, und ebenso war es ein Fortschritt für Jennifer, daß sie ihre Abwehrkräfte als Haifische abbildete. Während Bettys Zorn und Feindseligkeit sie veranlaßten, Sympathiebekundungen und Anerkennung, derer sie so dringend bedurfte und die sie in dieser Situation endlich hätte erhalten können, zurückzuweisen, brauchte Jennifer, die ein eher passiver Typ war, oft den belebenden Impuls des Zorns, wenn sie auch lernen mußte, diesen Impuls sinnvoll zu nutzen.

Diesen Bildern verdanken wir häufig nicht nur Aufschlüsse über die Einstellung des Patienten zu seiner Krebserkrankung, sondern auch wichtige Anhaltspunkte, die seine Lebenssituation für uns deutlicher werden lassen. Dabei sehen wir in den Krebssymbolen den Teil seiner Persönlichkeit, der sterben möchte beziehungsweise ihn tatsächlich sterben läßt, und in den Leukozytensymbolen den Teil, der leben will beziehungsweise ihm tatsächlich zur Genesung verhilft.

So wird die Krankheit zur körperlichen Manifestation eines Kampfes, den die beiden Teile des Selbst gegeneinander ausfechten – eines Kampfes zwischen den vergifteten und selbstzerstörerischen und den erhaltenden und lebensbejahenden Elementen. Aus dem Verhältnis zwischen der Kraft des Krebssymbols und der körpereigenen Abwehr läßt sich nicht nur die Stärke des Glaubens des Patienten an die Macht seiner Krankheit ablesen, sondern auch die Stärke seines Lebenswillens beziehungsweise seines Todeswunsches.

Alle drei Monate, wenn unsere Patienten zur Nachsorgeuntersuchung nach Fort Worth zurückkehren, bitten wir sie, ihre Vorstellungsbilder zu zeichnen. Obwohl sie sich des Zwecks dieses Verfahrens vollauf bewußt sind, bringen sie doch jedesmal Bilder zustande, die für sie und uns sehr aufschlußreich sind.

Wir ermutigen sie, den gesamten Behandlungsvorgang, einschließlich ihrer Einstellung zur Visualisierung und zur

Veränderung ihrer Vorstellungsbilder als Wegweiser bei der Erforschung ihres seelischen Zustands zu nutzen. Wenn sie gelernt haben, sich selbst zu befragen – Warum erscheinen mir diese Bilder gerade jetzt? Auf welchen Meinungswandel sind sie zurückzuführen? Weshalb ziehe ich es vor, die Dinge in diesem Augenblick unter dieser besonderen Perspektive zu sehen? –, dann wirken sie bereits an der Gestaltung ihrer Erwartungshaltung mit und gewinnen ein gewisses Maß an Kontrolle über sie.

Nutzen Sie die Zeit, in der Sie die Entspannungs- und Visualisierungsübung durchführen, auch dazu, andere Probleme zu lösen und Entscheidungen zu fällen. Während der ersten Wochen und Monate sollte das Schwergewicht auf dem Ziel der Gesundung liegen. Denn es versteht sich von selbst: Solange Sie krank sind, wird Ihre Fähigkeit, sich auch mit anderen Problemen auseinanderzusetzen, begrenzt sein. Doch sobald es Ihnen wieder besser geht, sollten Sie unbedingt nach Mitteln und Wegen suchen, diese Methode auch bei der Bewältigung anderer Lebensprobleme anzuwenden. Die Fallbeispiele haben gezeigt, daß die Vorstellungsbilder, die – nach dem Prinzip der sich selbst erfüllenden Voraussage – positive Erwartungen hervorrufen, unzählige Möglichkeiten erschließen, mit Problemen besser fertig zu werden.

13

Die Überwindung des inneren Grolls

Methoden, die den Menschen helfen, ihren Groll zum Ausdruck zu bringen, negativen Gefühlen freien Lauf zu lassen und vergangenes Unrecht (eingebildetes und wirkliches), das ihnen zugefügt worden ist, zu vergeben, dürften in der präventiven Medizin in Zukunft eine bedeutende Rolle spielen. Und da gerade Krebspatienten oft noch von alten Ressentiments und anderen emotionalen Bindungen an Vergangenes beherrscht werden (das Gefühl, von den Eltern – oder von einem Elternteil – vernachlässigt oder zurückgewiesen zu werden, könnte, wie bereits erwähnt, eine der Voraussetzungen für die Entstehung von Krebs sein), ist es oft von großer Bedeutung, ihnen zu helfen, sich von der Vergangenheit frei zu machen.

Wir stehen nicht nur während des Erlebnisses selbst, das unseren Groll ausgelöst hat, unter Stress, sondern auch dann, wenn wir uns an dieses Erlebnis erinnern. Dieser eingeschlossene und langfristige Stress und die Spannung, die er hervorruft, können die natürlichen Abwehrreaktionen des Körpers lähmen.

Innerer Groll ist nicht dasselbe wie Zorn. Bei diesem handelt es sich gewöhnlich um eine einzelne, relativ kurzlebige Gefühlsaufwallung (die wir alle kennen). Groll hingegen ist ein dauerhafter, immer neuen Stress erzeugender, seelischer Vorgang.

Stellen Sie sich vor, Sie fahren eine Straße entlang und ein entgegenkommendes Auto, in dem einige junge Leute sitzen, streift um ein Haar Ihren eigenen Wagen. Sie verspüren eine heftige Stressreaktion: Ihr Herz bleibt fast stehen, dann schlägt es wie wild, Adrenalin schießt in die Blutbahnen, Ihr Atem beschleunigt sich usw. Ihre Reaktion wird meist von zwei hintereinander ablaufenden Gefühlen bestimmt. Zunächst sind Sie erschrocken, dann überkommt Sie Zorn über die Sorglosigkeit des anderen Fahrers.

Es ist von großer Bedeutung, wie Sie sich nach diesen ersten Sekunden weiter verhalten. Eine mögliche Reaktion wäre, den Wagen einzuholen und den Fahrer wegen seines unverantwortlichen Verhaltens zur Rede zu stellen. Würde er sich dann entschuldigen oder einen Grund für seinen gefährlichen Fahrstil angeben, würde unser Ärger wahrscheinlich verfliegen. Doch diese Form der Bereinigung ist fast immer undurchführbar.

Gibt es keine Möglichkeit, durch irgendeine Handlung nach außen die durch den Vorgang aufgerührten Emotionen zu zerstreuen, kann es zu einer Generalisierung des Zorns kommen – er kann sich nun gegen alle autofahrenden jungen Leute (oder gegen alle Fahrer anderer Wagen) richten. Wir halten dann an dem anläßlich eines einzelnen Ereignisses entstandenen Ärger fest. Können solche Emotionen nicht abreagiert werden, entstehen Ressentiments, die zu Dauerstress führen.

Manche Menschen häufen unzählige Ressentiments, denen die verschiedensten Ursachen zugrunde liegen, über Jahre hinweg an. Bei vielen Erwachsenen stammen sie aus der Kinderzeit, und sie erinnern sich noch bis ins kleinste Detail an die betreffenden Erlebnisse. Es mag sich dabei um das Gefühl gehandelt haben, von den Eltern nicht geliebt, von anderen Kindern oder vom Lehrer abgelehnt zu werden, oder um Akte elterlicher Grausamkeit und zahllose andere schmerzliche Erfahrungen. Menschen, die solchen tiefen Groll mit sich herumschleppen, rufen sich das schmerzliche Erlebnis immer wieder ins Gedächtnis zurück. Das hört bisweilen noch nicht einmal dann auf, wenn der Mensch, der den Groll verursacht hat, längst tot ist.

Es spielt keine Rolle, ob diese Gefühle berechtigt gewesen sind oder nicht – sie aufrechtzuerhalten ist in jedem Fall mit ungeheuren physischen und psychischen Anstrengungen verbunden. Wenn auch Sie von solchen Gefühlen beherrscht werden, müssen Sie zuallererst einsehen lernen, daß Sie selbst – und nicht der andere, auf den Sie zornig waren – letztendlich die Quelle Ihres Stresses sind.

Vergeben lernen – unsere eigenen Erfahrungen

Welche Möglichkeiten haben wir, unsere Ressentiments zu überwinden und den Menschen, die sie verursacht haben, zu vergeben? Viele religiöse Führer und Philosophen haben die «Kunst zu vergeben» als menschliches Verhaltensideal gepriesen. Es ist ein Ideal – es zu realisieren ist schwer, aber nicht unmöglich.

In Emmet Fox' Buch *«Die Bergpredigt»* wird eine praktische Methode beschrieben, die uns helfen kann, das Vergeben zu lernen (wir werden sie im folgenden schildern). Auf den ersten Blick scheint diese Methode ganz einfach zu sein. Am wichtigsten ist, daß wir uns bewußtmachen, gegen welche Person wir Groll empfinden, und uns dann bildlich vorstellen, wie ihm oder ihr etwas Gutes widerfährt. Wir zweifelten daran, ob diese Methode brauchbar ist, denn sie schien die Berechtigung der eigenen Gefühle zu leugnen –

und die Anerkennung der Tatsache, daß unsere Gefühle berechtigt sind, ist eine wesentliche Voraussetzung für die Erfüllung der eigenen Bedürfnisse. Wir beschlossen trotz dieser Bedenken, sie an uns selbst auszuprobieren.

Zu Anfang stellten wir fest, daß es schwer ist, jemandem Gutes zu wünschen, auf den man wütend ist, den man ablehnt. Doch als wir weiterhin nach dieser Methode vorgingen, sahen wir die betreffende Person und ihr Verhalten allmählich von einem anderen Standpunkt aus. Wenn wir auch ihre Handlungsweise in einer bestimmten Situation noch immer nicht gutheißen konnten, waren wir doch im allgemeinen in der Lage, ihre Situation besser zu verstehen und vor allen Dingen einzusehen, in welcher Weise wir selbst vielleicht zu ihrer Entstehung beigetragen hatten.

Mit der Zeit, durch ständiges Wiederholen der Visualisierungsübung – vor allem dann, wenn einer von uns sich dabei ertappte, daß er das schmerzliche Erlebnis wieder «aufwärmte» –, gelang es uns tatsächlich, Menschen, deren Verhalten wir mißbilligten, etwas Gutes zu wünschen. Diese Haltung verschaffte uns ein deutlich spürbares Gefühl der Erleichterung. Darüber hinaus wurde der direkte Umgang mit Menschen unbeschwerter und insofern angenehmer. Die Visualisierungsübung zur Überwindung unseres Grolls hatte dazu beigetragen, einen Stress zu beheben, mit dem wir uns sonst noch viel länger abgeplagt hätten. Vor allem stellten wir fest, daß wir uns nicht unsere ursprüngliche, von Zorn und Schmerz bestimmte Reaktion versagen mußten. Wir hatten vielmehr ein neues Verständnis und damit eine Einstellung gewonnen, die uns von unserem eigenen Unbehagen befreite. Der Nutzen lag auf der Hand.

Visualisierungsübung zur Überwindung des Grolls

Diese von uns selbst erprobte Visualisierungsübung wollen wir in diesem Abschnitt darstellen. Doch bevor Sie sie anwenden, ist es vielleicht hilfreich für Sie, sich der Ziele bewußt zu werden, die Sie auf diese Weise erreichen wollen. Es ist nicht schwer, sie auszumachen. Wenn Sie feststellen, daß Sie einen vor langer Zeit erfahrenen Schmerz weiter in sich nähren, daß Sie eine belastende Episode immer wieder durchleben, daß Sie ständig darüber nachgrübeln, was Sie hätten tun oder sagen sollen und wie verachtenswert sich die andere Person verhielt – dann haben Sie dieses Erlebnis noch nicht verarbeitet. Versuchen Sie in solchem Fall, den Vorschlägen von Emmet Fox zu folgen:

1. Setze dich in einen bequemen Sessel. Achte darauf, daß deine Fußsohlen ganz den Boden berühren. Schließe die Augen.
2. Fühlst du dich angespannt oder abgelenkt, dann stimme dich mit Hilfe der im elften Kapitel dargestellten Entspannungsübung auf diese Visualisierung ein.
3. Stelle dir den Menschen, gegen den du einen inneren Groll hegst, möglichst deutlich vor.
4. Stelle dir vor, wie diesem Menschen Gutes geschieht – vielleicht wird ihm Liebe und Anerkennung zuteil, oder er wird reich. Lasse ihm das zukommen, worüber er sich deiner Meinung nach sehr freuen würde.
5. Achte auf deine eigenen Reaktionen. Fällt es dir schwer, dir das Glück dieses Menschen bildlich vorzustellen, so ist das eine ganz natürliche Reaktion. Es wird leichter, je mehr du es übst.

6. Denke darüber nach, welche Rolle du beim Zustandekommen der stresserzeugenden Situation gespielt haben magst und ob du nicht den Vorfall und das Verhalten des anderen Menschen auch anders auslegen könntest. Stelle dir vor, wie die Situation dem anderen von seinem Standpunkt aus erschienen sein mag.
7. Mache dir bewußt, um wieviel sich deine innere Anspannung und dein Groll verringert haben. Versprich dir, daß du dir dieses neue Verständnis erhalten wirst.
8. Nun kannst du die Augen wieder öffnen und deinen gewohnten Tätigkeiten nachgehen.

Für diese Visualisierungsübung brauchen Sie nicht mehr als fünf Minuten. Wenden Sie sie an, sobald Sie feststellen, daß Sie sich mit unverarbeiteten negativen Erfahrungen herumplagen. Es kann sein, daß Sie monatelang ohne diese Übung auskommen, doch dann mag es wieder Tage geben, an denen Sie sic am besten ein halbes Dutzend mal durchführen sollten.

Sie können diese Methode auch anwenden, um Stress-Situationen zu begegnen, mit denen Sie gerade konfrontiert sind. Wenn Ihnen zum Beispiel ein Auto mit rasender Geschwindigkeit entgegenkommt und Ihren eigenen Wagen fast streift, so könnten Sie sich nach den ersten Schrecksekunden vorstellen, wie die jungen Leute, die in dem Auto saßen, ihr Ziel rechtzeitig erreichen und dort all die Pläne verwirklichen, deretwegen sie es so eilig hatten. Vielleicht erinnern Sie sich auch Ihrer eigenen Jugend und stellen fest, daß auch Sie manchmal fahrlässig gehandelt haben. Und möglicherweise bringen Sie sogar Verständnis für die Stress-Situationen auf, denen junge Leute allgemein ausgesetzt sind.

Erfahrungen unserer Patienten

In den letzten Jahren haben wir oft beobachtet, daß unsere Patienten, nachdem sie allen anderen vergeben haben, auch sich selbst ihren Schuldanteil an einem sie belastenden Ereignis und damit den eigenen Beitrag zu ihrem Unbehagen und ihrem Stress verzeihen können.

Dies kann für Krebspatienten besonders wichtig sein, da sie ohnehin auf Grund ihres Krankseins und des Kummers und Stresses, den sie ihren Familienangehörigen bereiten, unter Schuldgefühlen leiden. Die folgenden drei Beispiele sollen zeigen, wie sich die Entwicklung vollzieht und wie sie sich auswirkt.

Edith

Die dreiundfünfzigjährige Edith litt an Brustkrebs der bereits Metastasen im Knochengewebe und im Darm gebildet hatte. Sie war ein Einzelkind gewesen und hatte besonders an ihrem Vater gehangen. Doch meinte sie, daß ihre Mutter die Aufmerksamkeit ihres Vaters zu stark in Anspruch genommen hatte, daß ihm keine Zeit mehr geblieben war, sich auch noch um Edith zu kümmern. So hatte sie einen tiefen Groll ihrer Mutter gegenüber empfunden und in ihr eine Rivalin im Kampf um die Liebe des Vaters gesehen.

Als Edith in den Vierzigern war, starb ihr Vater an Krebs. Sie litt schwer unter dem Verlust und sah sich nun mit der Verantwortung für ihre Mutter belastet, die schon recht hinfällig war und in einem Pflegeheim lebte. Sie beklagte sich, wenn Edith sie nicht täglich besuchte, und selbst wenn sie es tat, gelang es ihrer Mutter stets, Schuld- und Minderwertigkeitsgefühle in ihr wachzurufen. Edith mußte nicht nur mit den Mühen und der seelischen Belastung fertig werden, die die Pflege ihrer Mutter mit sich brachte, sondern sah sich zugleich auch noch immer von alten, nicht überwundenen Ressentiments beherrscht. Bald nach dem Tod ihres Vaters erkrankte Edith an Brustkrebs.

Nachdem sie sich ihres nachtragenden Grolls bewußt geworden war, schlugen wir ihr vor, zu visualisieren, wie ihrer Mutter Gutes widerfährt. Edith führte diese Visualisierungsübung mehrere Wochen lang durch und kam langsam zu der Einsicht, daß ihre Mutter sehr einsam war - vor allem seit dem Tod ihres Mannes. Edith begann zu erkennen, daß die Forderungen und Klagen ihrer Mutter gar nicht ihr persönlich galten, sondern auf die Ängste und Frustrationen der alten Frau zurückzuführen waren. Auch wurde sie sich bewußt, daß sie selbst seit dem Tod ihres Vaters unter Gefühlen der Unsicherheit und Unzulänglichkeit litt.

Infolge dieser Erkenntnis war Edith imstande, selbst zu entscheiden, ob sie ihre Mutter besuchen wollte oder nicht, und sie hatte keine Schuldgefühle, wenn sie es nicht tat. Darüber hinaus entdeckte sie, daß ihre Mutter stets freundlicher wurde, sobald sie feststellte, daß sich ihre Tochter nicht gegen ihre Vorwürfe verteidigte. Die Bewältigung der Probleme mit ihrer Mutter hatte noch eine andere positive Auswirkung: Edith bemerkte, daß sie nun auch zu ihren eigenen Kindern einen besseren Kontakt herstellen konnte. Ediths Metastasen haben sich erstaunlich schnell zurückgebildet, und sie hat in den vergangenen drei Jahren ein sehr erfülltes, aktives Leben geführt.

Betty

Die fünfunddreißigjährige Betty, die wir bereits im zwölften Kapitel vorgestellt haben, kam in einer Phase ihres Lebens zu uns, in der sie ständig zu Wutausbrüchen und feindseligen Gefühlen neigte. An allem hatte sie etwas auszusetzen: an der Zimmertemperatur, am Essen, wenn sie jemand fragte, warum sie rauche, und vieles mehr. Nach einem sehr heftigen Konflikt mit einem unserer Mitarbeiter begann Betty, die in diesem Kapitel beschriebene Visualisierungsübung regelmäßig durchzuführen. Dabei entdeckte sie, daß es eine anscheinend endlose Reihe von Dingen gab, über die sie sich aufregte. Das ging so weit, daß sie sich in die Schwierigkeiten anderer Leute einmischte und sich sogar noch über sie ärgerte. Zum Beispiel stellte sie fest, daß unsere Köchin und ihr Mann sich nicht mit dem wirtschaftlichen Leiter unserer Klinik verstanden und deshalb die Absicht hatten, zu kündigen. Daraufhin brachte sie diese Konflikte während unserer Gruppensitzungen zur Sprache.

Als ihr bewußt wurde, in welchem Maße diese Gefühle ihre Lebenseinstellung prägten, erkannte sie zugleich auch, daß sie diese Haltung von ihrer Mutter übernommen hatte, die sich ständig darüber beklagt hatte, daß alle auf ihr «herumhacken». (Bettys Mutter war – dies sei am Rande erwähnt – an Brustkrebs gestorben.)

Nachdem Betty diese Visualisierungsübung sechs Monate lang durchgeführt hatte, nahm sie wieder an unseren therapeutischen Gesprächen teil. Sofort fiel uns auf, daß sie sich stark verändert hatte. Nach und nach hatte sie gelernt, sich ihrer überempfindlichen Reaktionen bewußt zu werden. Sie sah ein, daß sie ihrer eigenen Gesundheit schadete, wenn sie sich ständig über irgendwelche Ungerechtigkeiten aufregte, ja geradezu nach ihnen Ausschau hielt. Ihr Gesichtsausdruck war sanfter, ihre Gefühlsäußerungen spontaner geworden. Sie litt weniger unter Depressionen und Ängsten. Psychologische Tests, die wir mit ihr durchführten, ließen gleichfalls erkennen, daß sie weniger Zeit auf die Verdrängung und Leugnung ihrer Gefühle verwandte, innerlich beweglicher und im allgemeinen mit sich selbst zufriedener geworden war.

Ellen
Die zweiunddreißigjährige Ellen litt an Brustkrebs mit Metastasen im Knochen. Schon am Anfang ihrer Mitarbeit in unserem Kreis begann sie einzusehen, wieviel Zeit sie in ihrem Leben damit verbracht hatte, ihren Eltern, in erster Linie ihrer Mutter, vorzuwerfen, daß sie ihr als Kind schwere seelische Schäden zugefügt hatten. Für viele schmerzliche Erfahrungen in ihrem Leben gab sie ihren Eltern dieser angeblichen Schädigungen wegen die Schuld.

Wir baten sie, die Visualisierungsübung durchzuführen und uns darüber zu berichten. Zuerst, sagte sie hinterher, sei es ihr sehr schwergefallen, sich ein Bild von ihrer Mutter zu machen. Nachdem sie sich jedoch dazu gezwungen hatte, sich «Mutter im Glück» bildlich vorzustellen, erkannte sie, daß sie in Wirklichkeit über sich selbst böse war, weil sie sich ihr Leben verpfuscht hatte. Ihr wurde bewußt, daß sie den Groll gegen ihre Mutter nur als Vorwand benutzt hatte, um sich nicht mit ihrem Zorn über sich selbst konfrontieren zu müssen. Nicht ihrer Mutter mußte sie verzeihen – sondern sich selbst.

Ellen begann sich vorzustellen, wie sie sich selbst umarmte und auf die Schulter klopfte und wie sich in ihrem Leben alles zum Guten wendete. Ihre Veränderung war für uns deutlich erkennbar. Während sie ihre Gefühle früher nur selten gezeigt hatte und oft deprimiert gewesen war, zeigte sie jetzt erste Anzeichen von Vitalität und Energie.

Noch wichtiger war, daß Ellen lernte, ihre Gefühle für ihre Mutter als Feedback zu benutzen. Wenn sie sich dabei ertappte, daß sie wieder die alten Ressentiments gegen ihre Mutter «aufwärmte», erinnerte sie sich daran, daß sie damit nur ihren Zorn auf sich selbst verdecken wollte. In solchen Fällen versuchte sie, sich beim Visualisieren mehr selbst zu akzeptieren und darüber hinaus die Verantwortung für die Lösung der eigenen Probleme zu übernehmen. Ein Jahr danach ließen die Ergebnisse der psychologischen Tests, die wir mit ihr durchführten, beträchtliche Fortschritte erkennen. Auch ihr körperlicher Zustand hatte sich auffallend gebessert. Sie führt heute ein sehr aktives Leben und ist völlig frei von Symptomen.

Ressentiments und Selbsterkenntnis

Die Visualisierung von Ressentiments ist kein Verfahren, das Sie von der Äußerung Ihrer wahren Gefühle abhalten, sie in gekünstelt positive Bilder umformen soll. Sie ist vielmehr ein Weg zur Einsicht in die von Ihnen als kränkend empfundenen Vorfälle aus früherer Zeit und eine Möglichkeit, sich von den mit ihnen in Zusammenhang stehenden negativen Gefühlen zu entlasten. Von einer Unterdrückung echter Gefühle kann keine Rede sein. Im Gegenteil: Unsere Patienten, die diese Übung eine Zeitlang durchführen, neigen – sowohl ihren eigenen Berichten als auch psychologischen Tests zufolge – deutlich weniger dazu, Ihre Gefühle zu verleugnen oder zu verdrängen. Sie verstehen besser, mit Ihren Gefühlen umzugehen, und leiden infolgedessen weniger unter Stress und inneren Spannungen.

Da es nicht ganz einfach ist, negative Empfindungen in positive umzuwandeln, müssen Sie sich intensiv darum bemühen. Es ist ein Lernprozeß, der Zeit und Geduld erfordert. Sie beginnen, sich Ihrer eigenen, durch Ihre Reaktionen geschaffenen Rolle zu stellen: Sie werden, wie viele unserer Patienten, entdecken, daß Ihr Groll auf andere zum großen Teil auf eigene Verhaltensweisen zurückzuführen ist, die Sie mißbilligen und bereuen. Während der Visualisierung Ihrer Ressentiments werden Sie vielleicht feststellen, daß es Ihnen nicht gelingt, den anderen von Schuld freizusprechen, so sehr Sie sich auch darum bemühen. Das bedeutet zumeist, daß Sie den unbewußten Wunsch haben, Ihren Groll aufrechterhalten zu können. Haben Sie möglicherweise ein Interesse daran, daß er bestehenbleibt? Erlaubt Ihnen dieses Ressentiment vielleicht, weiterhin die Rolle des Opfers zu spielen, so daß Sie sich selbst bemitleiden können, ohne verpflichtet zu sein, Ihr Leben zu ändern? Vielleicht wird Ihnen auch bewußt, daß Sie diese Abneigung nur deshalb so lange bewahrt haben, weil Sie nicht akzeptieren wollten, daß Sie als erster in einer bestimmten Situation gekränkt waren oder sich geärgert hatten und noch heute der anderen Person verübeln, daß sie Sie dazu «veranlaßt» hatte, so empfindlich zu reagieren.

Wollen Sie das Verhalten eines anderen Menschen akzeptieren lernen, müssen Sie auch das eigene genau beobachten. Wenn Sie sich selbst vergeben können, sind Sie auch fähig, anderen zu vergeben. Wenn es Ihnen nicht gelingt, anderen zu verzeihen, so liegt das gewöhnlich daran, daß Sie sich Ihre eigenen Handlungsweisen nicht verzeihen können.

Die Überwindung von Ressentiments befreit Sie nicht nur von körperlichem Stress, sondern macht Sie auch seelisch heiler. Sie werden ein neues Gefühl der Freiheit und Selbstkontrolle erleben, sobald Sie entdecken, daß Sie nicht mehr Spielball Ihrer Emotionen sind. Indem Sie die an Ihren Groll gebundenen Energien dem kreativen, konstruktiven Denken und Handeln zur Verfügung stellen, werden Sie Ihrem Ziel, ein selbstbestimmtes Leben zu führen, um einen großen Schritt näherrücken. Dies ist ein Gewinn, der die Fähigkeit Ihres Körpers, den Krebs zu überwinden, und Ihre Lebensqualität erheblich verbessern kann.

14

Wir schaffen uns eine Zukunft

Schon während seiner Spezialausbildung an der Medical School hatte Carl sich besonders dafür interessiert, weshalb manche Krebskranke weit besser auf die Behandlung ansprachen als andere. Auf der Suche nach einer Antwort auf diese Frage beschloß er, die Patienten, die außergewöhnlich gut auf die Therapie reagierten, zu interviewen. Das Ergebnis war verblüffend. Er entdeckte ein Grundmotiv, das in den Äußerungen aller Befragten zum Ausdruck kam: Alle hatten mehr oder weniger zwingende Gründe, unbedingt weiterleben zu müssen. Sie waren in der Lage, die Gründe präzise zu formulieren, und äußerten die Überzeugung, daß diese intensive Bindung an ein Ziel die Ursache ihrer ungewöhnlich positiven Entwicklung sei.

Die Gründe und Ziele, die diese Menschen im einzelnen angaben, waren in ihrer Vielfalt kaum zu überblicken. Sie wollten unter allen Umständen noch eine wichtige geschäftliche Angelegenheit regeln, sie mußten dringend die Ernte einbringen, sie wollten noch die Erziehung ihrer Kinder zu Ende führen. Welcher Art diese Ziele auch sein mochten, für die Patienten waren sie von besonderer Bedeutung. Sie schienen so wichtig für sie zu sein, daß sie ihren Lebenswillen deutlich erkennbar stärkten. Auf Grund dieser und ähnlicher Erfahrungen mit anderen Kranken wurde Carl klar, daß ein starkes Engagement für ein bestimmtes Ziel eine der Hauptquellen jener inneren Kraft sein konnte, die der Krebspatient braucht, um wieder gesund zu werden.

Ohne Zweifel braucht man viel Mut, um ein lebenswertes Leben zu führen, wenn dieses von einer möglicherweise tödlichen Krankheit bedroht wird. Denn je sinnvoller und erfüllter uns unser Leben erscheint, desto mehr haben wir zu verlieren. Die meisten Menschen behaupten, daß sie all das täten, was sie bisher versäumt oder aufgeschoben haben, daß sie das Leben bis zur Neige auskosten würden, wenn sie wüßten, daß sie an einer tödlichen Krankheit litten. In Wirklichkeit tun die meisten das Gegenteil. Sie hören auf zu leben. Das Leben wird ihnen gleichgültig. Sie haben das Gefühl, daß es an Bedingungen geknüpft ist, über die sie keine Macht haben. Dies mag zum Teil eine unbewußte Vorbereitung auf den Tod sein, denn läuft das Leben nur noch im ersten Gang, erscheint es den Menschen weniger schwer, es zu verlieren.

Ziele aktivieren den Lebenswillen

Immer wieder haben wir in diesem Buch betont, daß Menschen, die beständig ihre emotionellen Bedürfnisse ignorieren, einer Erkrankung Vorschub leisten. Gesundheit ist also der Tatsache zu verdanken, daß man seinen geistigen, körperlichen und seelischen Bedürfnissen Beachtung schenkt und ihnen entsprechend handelt. Wir regen unsere Patienten dazu an, sich neue Lebensziele zu setzen. Dies hat sich bisher als die wirksamste Möglichkeit erwiesen, sie zur Mitarbeit an ihrer Gesundung zu aktivieren. Für viele ist es das erste Mal, daß sie sich überhaupt über den Sinn ihres Lebens Gedanken machen.

Indem wir unsere Patienten auffordern, sich Ziele zu stecken, helfen wir ihnen, sich Gründe für ihr Fortleben zu schaffen, ihre Gedanken auf sie zu konzentrieren und so die Verbindung zum Leben wiederherzustellen. Dies ist ein Weg, emotionale, geistige und physische Bedürfnisse in lebensbejahendes Handeln umzusetzen und sich damit erneut ins Leben zu trauen. Der Wille zu leben ist stärker, wenn es etwas gibt, wofür man lebt.

Wenn es Ihnen gelingt, sich neue Ziele zu setzen, haben Sie einen wichtigen – vielleicht den wichtigsten – Beitrag zu Ihrer Gesundung geleistet. Wir möchten einige weitere Vorteile des Zielesteckens nennen:

1. Indem Sie sich Ziele setzen, bereiten Sie sich geistig und seelisch darauf vor, Ihre Verpflichtung, wieder gesund zu werden, in Handeln umzusetzen. Sie bringen sich selbst gegenüber zum Ausdruck, daß Sie *erwarten*, wieder gesund zu werden.

2. Indem Sie sich Ziele setzen, bekunden Sie Ihr Vertrauen in Ihre Fähigkeit, Ihre Bedürfnisse durchzusetzen. Sie zeigen, daß Sie Verantwortung für Ihr Leben tragen, daß Sie Handlungen bewußt planen und ausführen können. Sie bestimmen Ihr Leben selbst, lassen sich nicht von Kräften beherrschen, die sich Ihrer Kontrolle entziehen. Die besondere Bedeutung dieser Selbstbehauptung besteht darin, daß Sie den Gefühlen der Hoffnungslosigkeit und Hilflosigkeit entgegenwirken, denen ein wesentlicher Anteil an der Entstehung krebsfördernder physiologischer Bedingungen zukommt.

3. Die Einstellung, daß Sie für Ihr Leben verantwortlich sind, trägt dazu bei, daß Sie sich ein positives Selbstbild schaffen. Indem Sie sich Ziele setzen und daran arbeiten, sie zu verwirklichen, beweisen Sie, daß Ihnen Ihre eigene Person und Ihre Bedürfnisse wichtig sind. Indem Sie Ihre Bedürfnisse akzeptieren, und aktiv um ihre Befriedigung bemüht sind, bekunden Sie, daß Sie ein wertvoller Mensch sind, daß Sie sich selbst eine Bedeutung zumessen.

4. *Indem Sie sich Ziele setzen, geben Sie Ihren Kräften eine Richtung, auf die sie sich konzentrieren können.* Sie schaffen sich Prioritäten. Sie geben Ihrem Leben eine Richtung und einen Sinn.

Viele unserer Patienten sträuben sich dagegen, sich Ziele zu setzen. Vielleicht zweifeln sie an ihrer Fähigkeit, ihre Ziele zu verwirklichen, und haben Angst zu «versagen». Vielleicht kennen sie aber auch «zielstrebige» Personen, die ihnen kalt und streberhaft vorkommen. Oder sie glauben, daß es sinnlos sei, noch Pläne zu schmieden, da sie es sowieso «nicht mehr lange machen».

Diesen Patienten versuchen wir zu erklären, daß der Wert der Zielsetzung vor allem in der erneuten Anteilnahme am täglichen Leben, in der Hingabe an ein Ziel zu sehen ist, unabhängig davon, ob es erreicht wird oder nicht. Das *Streben* nach Zielen verleiht dem Leben Sinn, nicht ihre Verwirklichung. Um auf das zweite Bedenken zu antworten: Zielstrebige, ehrgeizige Menschen sind nicht deshalb kalt und «verbohrt», weil sie Ziele *haben*, sondern weil ihnen ein ausgleichendes Gegengewicht fehlt: Es bleibt ihnen oft zu wenig Zeit, sich auf menschliche Werte zu besinnen. Und schließlich – wir haben es in diesem Buch wieder und wieder betont – kann gerade die Erwartung, daß man nicht mehr lange genug leben wird, um seine Ziele zu realisieren, die Genesung hemmen. Sich Ziele zu setzen ist ein Mittel, Ihre Energie in eine positive Richtung zu lenken. Mit wechselnden Prioritäten können auch die Ziele wechseln oder ergänzt werden, während andere entfallen. Ein Ziel ist lediglich eine Aussage über die Bedürfnisse, die Sie in einem bestimmten Augenblick verspüren. *Sie* sind dafür verantwortlich, daß Sie Ihre Bedürfnisse verstehen lernen und sich realisierbare Ziele setzen. Und indem Sie aktiv werden, um zu erlangen, was Ihnen wichtig ist, geben Sie Ihrem Leben einen Sinn: Es ist der wichtigste Schritt auf dem Weg zur Gesundheit.

Ratschläge für die Zielbestimmung

Manche Menschen haben eine klare Vorstellung von ihren Zielen. Für andere hingegen ist, wie gesagt, der Versuch, die Frage «Was erwarte *ich* von meinem Leben?» zu beantworten, eine neue Erfahrung. Viele Menschen verbringen so viel Zeit ihres Lebens damit, die Erwartungen ihrer Eltern, Ehepartner, Kinder, Freunde oder Arbeitgeber zu erfüllen, daß sie sich nicht mehr darüber klarwerden können, was sie selbst von ihrem Leben erwarten. Und manche, die sich früher ihrer Bedürfnisse und Wünsche durchaus bewußt waren, sind plötzlich unsicher und verwirrt, wenn sich die Lebensumstände gravierend verändern. In welcher dieser Situationen man sich auch befindet, die hier dargestellten Vorgehensweisen können bei der Bestimmung der persönlichen Ziele von Nutzen sein. Probieren Sie sie aus, bis Sie das Ihnen am geeignetsten erscheinende Verfahren gefunden haben.

1. Vergegenwärtigen Sie sich die «Vorteile» Ihrer Krankheit. Im zehnten Kapitel haben wir die Vorteile beschrieben, die sich bisweilen aus einer Erkrankung ergeben – Sie brauchen zum Beispiel keine Verantwortung zu tragen, nicht zur Arbeit zu gehen und haben die Möglichkeit, das zu tun, was Sie gern tun möchten. Die diesen «Vorteilen» zugrunde liegenden emotionalen Bedürfnisse sind legitim. Doch der Patient steht vor der Aufgabe, *andere Möglichkeiten als die der Krankheit* zu finden, seinen Bedürfnissen gerecht zu werden.

Wenn zum Beispiel ein Gewinn der Krankheit für Sie darin besteht, daß Sie endlich einmal in Ruhe über Ihr Leben nachdenken können, ohne durch Ihre Kinder, Ihre Arbeit usw. abgelenkt zu werden, könnten Sie sich das Ziel setzen, jede Woche einige Stunden von Ihrer Zeit für sich selbst abzuzweigen. Erhalten Sie während der Krankheit von Ihren Freunden und Angehörigen mehr Zuneigung und Beachtung, könnten Sie sich vornehmen, sich künftig regelmäßig mit ihnen zum Essen oder zum Tennisspielen zu treffen oder sich mehr Zeit für Ihren Ehepartner, für Ihre Kinder und für andere Menschen, die Sie lieben, zu nehmen. Wollen Sie herausbekommen, wonach Sie sich wirklich sehnen, dann gehen Sie von dem aus, was Sie als «Gewinn» Ihrer Krankheit empfinden.

2. *Stellen Sie sich «Überlebensfragen».* Eine andere Methode, um festzustellen, was Ihnen in Ihrem Leben wirklich wichtig ist, besteht darin, zu überlegen, ob Ihre Ziele und Gründe tatsächlich für Sie den wesentlichen Unterschied zwischen Leben und Sterben ausmachen. Stellen Sie sich deshalb «Überlebensfragen» wie: «Was würde ich, wenn ich mich nur noch mit einem Finger ans Leben klammern würde, so dringend tun wollen, daß ich weiterhin Halt fände?» oder: «Kann ich heute etwas unternehmen, das mir so wichtig ist, daß es sich für mich lohnt, das Bett zu verlassen?» Was immer die Gründe sein mögen, die Ihren Wunsch, weiterzuleben oder aufzugeben, bestimmen – sie bilden die Basis, von der aus Sie sich Ihre Ziele schaffen können.

Doch wundern Sie sich nicht, wenn Sie auf diese Fragen nicht gleich eine Antwort zu geben wissen. Wiederholen Sie diese Fragen geduldig. Mit der Zeit werden Sie herausfinden, worin Ihre Ziele bestehen.

3. *Stellen Sie sich «Wenn ich einmal groß bin»-Fragen.* Art Ulene schlägt in seinem Buch ‹*Feeling Fine*› vor, den Ver-

such, sich Ziele zu setzen, mit der Frage einzuleiten: «Was möchte ich tun, wenn ich später einmal groß bin?» Diese Frage können Sie sich immer stellen – ganz gleich, wie alt Sie sind. Wenn wir erwachsen werden, verändern wir uns natürlich. Doch wenn wir dabei weiterhin an alten Rollen festhalten, ohne sie zu hinterfragen, werden diese Rollen oft abgegriffen und unbefriedigend. Die «Wenn ich einmal groß bin»-Frage soll Ihnen den Anstoß geben, darüber nachzudenken, was *Sie* heute vom Leben erwarten – ungeachtet Ihrer früheren Rollen, Ihrer sozialen Erwartungen usw.

Worauf Sie bei Ihrer Zielbestimmung achten sollten

Ehe Sie nun beginnen, Ihre Ziele aufzuschreiben, möchten wir Ihnen noch einige Hinweise geben, die Ihnen Anhaltspunkte für die Suche nach Zielen liefern können, die realisierbar sind.

1. Schreiben Sie ausgewogene Ziele auf, mit denen Sie zum Ausdruck bringen, was Sie tun wollen – vor allem auch solche, die für Sie einen persönlichen Sinn haben und Ihnen Freude bereiten. Natürlich hängen die Ziele von den jeweiligen individuellen Präferenzen ab, doch das entscheidende Moment der Ziele unserer Patienten, auf das wir besonders achten, ist ihre *Ausgewogenheit.* Sie sollen körperlichen, intellektuellen und emotionalen Bedürfnissen gleicherweise Rechnung tragen.

Wir möchten Sie ermutigen, Ziele mit einzubeziehen, (1) die Ihnen einen Lebenssinn geben: Entwicklung der Persönlichkeit, Beziehungen zu Mitmenschen, der berufliche Werdegang, Verbesserung der finanziellen Lage usw.; (2) Ziele, die der reinen Erholung dienen (doch sollte zumindest die Hälfte von ihnen keinen besonderen finanziellen Aufwand erfordern); und (3) Ziele, die körperliche Aktivitäten betreffen.

Wir haben festgestellt, daß ein Großteil unserer Patienten zu viele berufsbezogene Ziele aufführt, sozusagen zur «Arbeitssucht» neigt. Oft liegt diesem zwanghaften Verhalten die folgende Einstellung zugrunde: «Ich muß meine Existenz durch meine Arbeitsleistung rechtfertigen – von meiner Arbeit abgesehen ist mit mir nichts los.» Manche Menschen setzen sich Ziele, die in einem deutlichen Widerspruch zu ihrer Lebensweise stehen. Einer unserer Patienten, ein erfolgreicher Rechtsanwalt, war von seinem Beruf wie besessen. Sechs Tage in der Woche zu arbeiten, manchmal 18 Stunden täglich, war für ihn «normal». Als er begann, sich neue Ziele zu setzen, wurde ihm klar, daß er für einen Ausgleich – Beschäftigungen, die ihm Spaß machten – sorgen mußte. Doch die Beschäftigungen, die er schließlich als Ziele niederschrieb – «zweimal wöchentlich Segeln, einmal die Woche Angeln, Motorradfahren lernen» –, verschafften ihm ebensowenig den notwendigen Ausgleich wie seine Lebensweise vor Ausbruch der Erkrankung.

Wenn Sie sich nie Erholung von der Arbeit gegönnt haben, sollte eines Ihrer Ziele eine Beschäftigung sein, die Ihnen große Freude bereitet. Wenn Sie viele Jahre Ihres Lebens als Mutter und Hausfrau verbracht haben, könnte eine außerhäusliche Betätigung in einer politischen oder karitativen Organisation neue Befriedigung gewähren. Überlegen Sie sich, worauf sich Ihre Interessen in der Vergangenheit konzentriert haben, und schreiben Sie auf, welche Ziele Sie in Zeiten Ihres Lebens erfüllten, die Sie geringschätzen.

2. *Ziele sollten konkret und genau festgelegt sein.* Vollzieht der Patient den mutigen ersten Schritt, trotz seiner lebens-

bedrohenden Krankheit wieder etwas in sein Leben zu investieren, ist es wichtig, daß er Resultate sieht; das gibt ihm ein Leistungsbewußtsein und bestätigt ihm, daß er sein Leben wieder unter Kontrolle hat. Ziele sollten daher greifbar sein, so daß sie sichtbar verwirklicht werden können. Vermeiden Sie verschwommene Formulierungen und Verallgemeinerungen wie «Ich möchte mehr Geld haben». Statt dessen sollte das Ziel konkret, genau umrissen und durchführbar sein.

Wenn es Ihr Ziel ist, «mehr Geld zu haben», präzisieren Sie diesen Wunsch mit Sätzen wie «Ich will um eine Gehaltserhöhung bitten», «Ich will mich um einen Teilzeitjob bemühen» oder «Ich will eine Bewerbung an 25 in Frage kommende Arbeitgeber verschicken». Wenn Sie sich das Ziel «Ich will mir meiner Gefühle mehr bewußt werden» setzen, könnten Sie sich vornehmen, sich mit psychologischer Literatur zu beschäftigen, Gespräche mit einem guten Freund zu führen oder einen Psychologen zu Rate zu ziehen. Das allgemeine Ziel «Ich möchte liebevoller sein» könnten Sie genauer bezeichnen mit Sätzen wie: «Ich werde täglich fünfzehn Minuten mit jedem meiner Kinder allein verbringen». Formulieren Sie abstrakte Ziele so greifbar wie möglich, damit Sie eines Tages zu Ihrer Zufriedenheit feststellen können, daß Sie sie verwirklicht haben.

3. Ziele sollten meßbar sein. Nachdem Sie sich genau festgelegte, konkrete Verhaltensregeln zur Erreichung Ihrer Ziele geschaffen haben, machen Sie sich klar, wieviel noch getan werden muß, bis Sie das Gefühl haben werden, es geschafft zu haben: 2000 Mark im Jahr mehr zu verdienen, dreimal wöchentlich einen Morgenlauf zu machen, drei Volkshochschulkurse pro Jahr zu belegen und anderes mehr.

Sie können sich auch durch einen regelrechten Handlungsplan einen zusätzlichen Anreiz schaffen. Doch denken Sie bei der Aufstellung eines solchen Plans daran, daß fast alles im Leben länger braucht, als man denkt. Gewähren Sie sich Zeit.

4. Ziele sollten realistisch sein. So wie man von vornherein zum Scheitern verurteilt sein kann, weil man sich Ziele setzt, die zeitlich nicht zu realisieren sind, kann es auch passieren, daß man scheitert, weil man zu vieles auf einmal erreichen will. Auch müssen die eigenen Möglichkeiten und Fähigkeiten, die Kenntnisse, die Ausbildung usw. berücksichtigt werden. Natürlich weichen die Vorstellungen der Menschen darüber, was durchführbar ist, voneinander ab. Wichtig ist vor allem, daß Sie sich durch eine realistische Zielsetzung Erfolgserlebnisse verschaffen.

5. Die Erfüllung von Zielen sollte nicht außerhalb der eigenen Macht liegen. Eine unserer Patientinnen setzte sich das Ziel, Großmutter zu werden. Das war für sie sicher ein schöner und wichtiger Wunsch, doch lag seine Erfüllung außerhalb ihres Einflußbereichs. Schließlich konnte sie ja ihre Tochter und ihren Schwiegersohn nicht dazu zwingen, ein Kind zu bekommen. Ihr Versuch, dieses Ziel zu erreichen, war also von vornherein mit großer Wahrscheinlichkeit zum Scheitern verurteilt. Stecken Sie sich Ziele, deren Verwirklichung von Ihnen abhängt und nicht vom erhofften Verhalten anderer.

6. Haben Sie keine Angst vorm Träumen. Eine anscheinend undurchführbare Idee kann oft den Anstoß zu einer praktikablen geben. Versuchen Sie, sich an Dinge zu erinnern, die Ihnen früher viel Freude bereitet haben. Rufen Sie sich vergangene Erfolge ins Gedächtnis zurück: Fallen Ihnen befriedigende Erlebnisse wieder ein, die Sie vergessen hatten? Können Ihnen Lehren, die Sie aus Fehlern und Irrtümern gezogen haben, heute für Ihre Zielsetzung nützlich sein? Auch Gespräche mit Freunden können Ihnen helfen, sich über Ihre Ziele Klarheit zu verschaffen, doch achten

Sie darauf, daß Sie sich nicht zu *ihren* Zielen oder zur Änderung der eigenen Ziele überreden lassen, um ihren Erwartungen zu entsprechen.

Ziele lassen sich schrittweise erreichen

Schreiben Sie nun unter Berücksichtigung der genannten Richtlinien einige Ihrer Ziele auf. Wir bitten unsere Patienten, je drei Ziele für die nächsten drei, sechs und zwölf Monate niederzuschreiben. Die kurzfristigen Ziele sollten dem Vergnügen und dem Genuß gelten, in den langfristigeren hingegen sollten Wünsche zum Ausdruck kommen, die nicht so schnell zu verwirklichen sind und somit Ihre Erwartung ausdrücken, daß Sie noch lange genug leben werden, um sie in die Tat umzusetzen. Wir möchten den Patienten durch diese Aufgliederung dazu anregen, selbstverantwortlich zunächst kleinere Teilziele zu verfolgen und so nach und nach den Rahmen ihrer Eigenverantwortung zu erweitern.

Die langfristige Zielsetzung kann bisweilen frustrierend sein und Ängste erwecken, weil die Kluft zwischen dem begehrten Ziel und der gegenwärtigen Situation als sehr breit empfunden wird. Doch das Niederschreiben einzelner Etappen, die noch bis zum Ziel zurückzulegen sind, kann dazu beitragen, die jeweils notwendigen einzelnen Handlungsschritte zu präzisieren. Wenn Sie die langfristigen Ziele in einzelne Teilziele aufgliedern, können Sie Ihre neue Zukunft Schritt für Schritt zur Wirklichkeit machen.

Unter Handlungsschritten sind keine großen Aktionen oder Entscheidungen zu verstehen, sondern maßvolle, leicht zu bewältigende Schritte. Haben Sie zum Beispiel das Ziel, für drei Wochen nach Korfu zu fahren, könnten Ihre einzelnen Handlungsschritte darin bestehen, daß Sie sich erst einmal Prospekte von Ihrem Reisebüro holen, dann ein Sparkonto einrichten, dann Informationen bei Bekannten einholen, die schon auf Korfu waren, die angebotenen Charterflüge oder anderen Reisemöglichkeiten eruieren, Ihre Urlaubszeit im Büro vormerken lassen und so weiter. Jeder einzelne Schritt festigt die Erwartung und Zielstrebigkeit und wird Sie schließlich ans Ziel führen. Wenn Sie die Schritte, die Sie zurücklegen müssen, nicht genau kennen, könnte der erste Handlungsschritt darin bestehen, daß Sie zunächst einmal die verschiedenen Wege erforschen, die zu Ihrem Ziel hinführen.

Visualisieren zur Stärkung der Zielstrebigkeit

Wir haben beobachtet, daß unsere Entspannungs- und Visualisierungsübung auch den Glauben des Patienten, daß er sein Ziel erreichen wird, stärken kann. Sie beginnen wieder mit der im elften Kapitel beschriebenen kombinierten Übung. Diesmal sollen Sie sich vorstellen, daß Sie das Ziel *bereits erreicht* haben, und dann auf die einzelnen Schritte zurückblicken, die zum Erreichen des Ziels notwendig waren.

Wenn man sich die Ziele als schon erreicht vorstellt, verstärkt sich die positive Erwartung, daß man sie auch tatsächlich erreichen wird. Wenn Sie in der Visualisierung die einzelnen Schritte im Rückblick nachvollziehen, erschließen sich Ihnen vielleicht sogar noch alternative Wege zum Ziel. Entdecken Sie solche Alternativen, die Ihnen effektiver erscheinen, so haben Sie vielleicht den Wunsch, Ihre Handlungsschritte diesem besseren Weg zum Ziel anzupassen.

Wir möchten nun den Text der Visualisierungsübung zur

Stärkung der Zielvorstellung wiedergeben. Nehmen Sie sich Zeit für die Auswahl des Ziels und gehen Sie die einzelnen Schritte langsam nacheinander durch. Wie bei den anderen Visualisierungsübungen wird es hilfreich sein, wenn Sie den Text auf ein Tonband sprechen oder ihn sich bei den ersten Versuchen vorlesen lassen:

1. Führe die im elften Kapitel beschriebene Entspannungsübung durch.
2. Wähle dir ein Ziel aus, an dessen Verwirklichung du jetzt arbeiten möchtest.
3. Stelle dir bildlich vor, wie du dieses Ziel bereits erreicht hast.
4. Stelle dir vor, welche Gefühle du hättest, wenn das Ziel schon erreicht wäre. Was würden die Leute sagen? Was würdest du tun? Wie wirst du aussehen? Schildere deine Umgebung. Male dir möglichst viele Einzelheiten aus.
5. Stelle dir vor, wie andere Menschen, die dir etwas bedeuten, auf deine Leistung reagieren.
6. Schaue auf die einzelnen Schritte zurück, die du vollzogen hast, um dein Ziel zu erreichen. Welches war der erste Schritt? Nimm dir vor, den ersten Schritt in die Tat umzusetzen. Genieße bei jedem Schritt, den du vollziehst, das Gefühl, etwas zu leisten. Stelle dir die Handlungsschritte in allen Einzelheiten vor und auch die Gefühle, die du dabei hast.
7. Sei glücklich und dankbar, daß du dein Ziel erreicht hast.
8. Gleite allmählich wieder in die Gegenwart zurück.
9. Nun öffne die Augen und verwirkliche den ersten Schritt.

Probleme beim Visualisieren des Ziels

Bisweilen wird diese Visualisierungsübung Ihnen helfen, Ihr Ziel genauer zu bestimmen. Eine Patientin sah sich an einem berühmten Badeort und stellte fest, daß sie die vielen Menschen ringsum nicht leiden mochte. Das half ihr zu begreifen, daß sie das Bedürfnis hatte, an einen Ort zu reisen, wo sie allein war.

Gelegentlich zeigen sich während der Visualisierung auch Hindernisse, die der Verwirklichung des Ziels entgegenstehen. Eine unserer Patientinnen, die sich vorstellte, daß sie ihr Ziel erreicht hatte, sah noch ein weiteres Bild: ihren Mann und ihre Kinder, die sehr unglücklich dreinblickten. Das machte ihr klar, daß sie die Reaktion ihrer Familie auf die Veränderungen, die sie in ihrem Privatleben vornehmen wollte, fürchtete. Daraufhin beschloß sie, in aller Offenheit mit ihren Angehörigen über ihre Pläne zu sprechen.

Selbst wenn es Ihnen normalerweise nicht schwerfällt, sich Vorstellungsbilder auszudenken, ist es durchaus möglich, daß es Ihnen nicht gelingt, sich vorzustellen, wie Sie Ihr Ziel erreichen. Dies kann oft bedeuten, daß man sich für unfähig hält, seine Pläne zu verwirklichen. Wenn dies zutrifft, wird das ständige Üben der Visualisierung dazu beitragen, Sie zuversichtlicher zu machen und Ihren Glauben zu festigen.

Ebenso könnten Sie während der Visualisierung feststellen, daß Sie von der negativen Erwartung erfüllt sind, daß Sie nicht mehr lange genug leben werden, um Ihre Ziele erreichen zu können. Wenn Sie zum Beispiel an der Realisierung des Plans arbeiten, im nächsten Jahr mit Ihrer Familie eine Ferienreise zu unternehmen, und sich plötzlich bei dem Gedanken «Dann lebe ich ja gar nicht mehr» ertappen, sollten Sie die Visualisierungsübung sofort abbrechen. Gestehen Sie sich Ihre negative Erwartung ein und versuchen Sie, sie durch eine positive Erwartung *auszugleichen.* Vergegenwärtigen Sie sich, daß Sie medizinisch angemessen betreut werden, daß Sie die Verantwortung übernommen haben, an Ihrer Genesung mitzuwirken, und daß Ihnen heute viel mehr Hilfsmittel zur Verfügung stehen als je zuvor. Es spricht also vieles dafür, daß Sie Ihre Ferienpläne verwirklichen können.

Wenn Sie eine negative Erwartung in eine positive umwandeln, brauchen Sie nicht Ihre Gefühle zu verleugnen. Vielmehr sollten Sie sich ihrer bewußt werden und sie durch eine positive Erwartung ausgleichen. Zuerst wird es Ihnen möglicherweise schwerfallen, an die positive Erwartung zu glauben. Doch das ist von untergeordneter Bedeutung. Wenn Sie sich ständig vor Augen halten, daß Ihre Erkrankung ebensogut einen positiven Verlauf nehmen kann, werden Sie mit der Zeit merken, daß Ihre Zuversicht wächst.

Wenn Sie entdecken, daß Ihre Visualisierung von Zielen durch negative Erwartungen oder Einstellungen gestört wird, brechen Sie die Übung ab und bemühen Sie sich geduldig, mit einer positiven Erwartung das innere Gleichgewicht wiederherzustellen. Dann beginnen Sie erneut mit der Visualisierung: Stellen Sie sich bildlich vor, wie Sie Ihr Ziel erreichen.

Nachdem Sie sich mit der Zielvisualisierung vertraut gemacht haben, gehen Sie dazu über, ein oder zwei Ihnen wichtig erscheinende Ziele in die Entspannungs- und Visualisierungsübung, die Sie dreimal täglich durchführen, mit einzubeziehen.

Wenn Sie sich täglich Ihre Ankunft am Ziel vorstellen, werden Sie in Ihrer Erwartung bestärkt, daß Sie Ihr Ziel wirklich erreichen. Sie werden feststellen, daß Sie Verhaltensweisen annehmen, die die Verwirklichung Ihrer Pläne fördern. So wie die bildliche Vorstellung der Abwehr von Krebszellen in Ihrem Körper Sie zu Reaktions- und Verhaltensweisen führt, die dazu beitragen, diese Vorstellung Wirklichkeit werden zu lassen, so wird auch die regelmäßige Visualisierung des von Ihnen erreichten Ziels Sie zu einem Handeln veranlassen, das Ihrem Leben eine neue Richtung gibt.

15

Entdecken Sie Ihren «inneren Ratgeber»

Im unbewußten Teil unseres Geistes liegen unschätzbare Energiereserven verborgen, die für die persönliche Entwicklung und für die körperliche Genesung mobilisiert werden können. In allen Epochen der Geschichte der Psychologie gab es Theoretiker, die die Existenz eines «Zentrums» in der Seele postuliert haben, das dem Leben des einzelnen eine Richtung weist, es steuert und beeinflußt.

Dieses «Zentrum» ist mit den verschiedensten Bezeichnungen versehen worden. Freud nannte es *das Unbewußte* und sah in ihm den Ursprungsort aller Triebe, die das menschliche Verhalten bestimmen und sich dennoch unserem Bewußtsein weitgehend entziehen. Jung erkannte dem Unbewußten noch eine andere Qualität zu: das Individuum, so schrieb er, werde von seinem Unbewußten nicht nur beherrscht, sondern auch zur persönlichen Entfaltung und zu einem Gefühl des Wohlbefindens geführt. Jung nannte dieses seelische Zentrum *das Selbst* und schrieb ihm auch eine kompensatorische Funktion zu. Leidet ein Mensch beispielsweise unter bewußt empfundenen Ängsten, hält das Selbst die notwendige Kraft und den Mut zur Bewältigung der gefürchteten Situation für ihn bereit. Jung ging davon aus, daß die Signale des Unbewußten beziehungsweise des Selbst für das Wohl des Menschen von großem Nutzen seien.

Das unbewußte Selbst kommuniziert mit dem bewußten Selbst in der Sprache der Träume, des Fühlens und der Intuition. Unglücklicherweise besteht in unserer Kultur die Neigung, diese Botschaften zu unterschätzen. Man hat uns gelehrt, äußere Vorgänge und Dinge – unseren Körper, unser Verhalten, die Ergebnisse unseres logischen Denkens – hoch zu bewerten. Unsere innere Welt dagegen findet wenig Beachtung. Deshalb neigen wir dazu, die Empfindungen, Träume und Eingebungen unseres inneren Selbst zu ignorieren – jene Sprache, durch die unser Unbewußtes uns die inneren Hilfsquellen zugänglich zu machen sucht, derer wir bedürfen, um uns den Anforderungen der Außenwelt stellen zu können.

Einige Forscher haben die Hypothese zur Diskussion gestellt, daß Krebskranke von den Kraftquellen ihres Unbewußten abgeschnitten sind. Wir selbst haben festgestellt, daß viele der genesenen Patienten ihre Erkrankung als Mahnung auffassen, ihrem unbewußten Selbst mehr Aufmerksamkeit zu widmen, als den von anderen an sie gestellten Erwartungen. Darüber hinaus berichten sie oft, daß sie bestimmte Einsichten, Gefühlsregungen, Träume und Vorstellungsbilder gehabt hätten, die für sie eine wichtige Richtschnur auf dem Weg zur Gesundheit gewesen seien.

Unsere Patienten lernen unter unserer Anleitung, ihren «inneren Ratgeber» zu entdecken und sich nach ihm zu richten. Er hilft ihnen, die inneren Kraftquellen, über die jeder von ihnen verfügt, für die Heilung und Stärkung nutzbar zu machen. Die Fähigkeit, den «inneren Ratgeber» bildlich vor sich zu sehen, eröffnet uns den Zugang zu unserem Unbewußten. Er ist eine symbolreiche Personifizierung jener Aspekte unserer Persönlichkeit, die uns im Wachzustand verborgen bleiben. Wenn wir mit unserem «inneren Ratgeber» auf die unten beschriebene Weise in

Kontakt treten und mit ihm kommunizieren, verschaffen wir uns Zugang zu den einflußreichen geistigen Kräften, von denen wir normalerweise abgeschnitten sind.

Die erste bedeutende psychologische Schule, die den «inneren Ratgeber» in den therapeutischen Prozeß einbezog, war Carl Gustav Jungs Psychoanalyse. Jung berichtet, daß sich im Verlauf einer Meditation oder im Wachtraum bisweilen spontan Bilder einstellen, die ein «Eigenleben» entwickeln. Eines der wichtigsten Elemente der von Jung entwickelten Therapie besteht darin, die Kommunikation mit diesen positiven Kräften des Unbewußten in Gang zu bringen und zu fördern.

Eine der Methoden, mit dem «inneren Ratgeber» in Kommunikation zu treten, ist der sogenannte «gelenkte Tagtraum», ebenfalls eine Art bildlicher Vorstellungsvorgang. Desgleichen dient auch das auf der Arbeit von Robert Assagiolli basierende therapeutische Verfahren der Psychosynthese der aktiven Kontaktaufnahme mit dem «inneren Ratgeber» im Rahmen eines Programms zur persönlichen Entwicklung und Selbstentdeckung.

Bei vielen Menschen nimmt der «innere Ratgeber» die Gestalt einer ehrfurchtgebietenden autoritären Person an. Sie erscheint als weiser alter Mann (oder als weise alte Frau), als Arzt oder als Geistlicher. Diese Personifizierung ermöglicht es dem Patienten, im Geist mit dem «inneren Ratgeber» zu sprechen, Fragen zu stellen und Antworten zu erhalten, deren Weisheit die Fähigkeiten des Alltagsbewußtseins weit überschreitet.

Darüber hinaus sind Patienten oft für die Einsichten, die ihnen ihr «innerer Ratgeber» vermittelt, viel empfänglicher als für die, zu denen ihnen ein Gruppengespräch oder ein Therapeut verhilft. Da der «innere Ratgeber» ein Teil ihrer eigenen Persönlichkeit ist, legen sie in dem Moment, da sie beginnen, sich nach ihm zu richten, einen großen Schritt auf dem Weg zu ihrem Ziel zurück, selbstverantwortlich für ihre physische und psychische Gesundheit zu sorgen.

Die Erschließung der inneren Kräfte: Fallbeispiele

John

Ein achtzehnjähriger, an akuter Leukämie erkrankter Patient lieferte uns einen deutlichen Beweis für die heilsame Weisheit des «inneren Ratgebers». John war ein introvertierter, hyperintellektueller junger Mann, der meinte, daß Probleme, die er mit seinem rationalen Verstand nicht lösen könne, überhaupt nicht zu lösen seien. Doch eines Nachts hatte er einen Traum, in dem ihm ein «unorthodoxer Arzt» erschien und ihm bedeutete, daß er gekommen sei, um ihm bei der Überwindung seiner Krankheit zu helfen.

Als er uns davon erzählte, schlugen wir ihm vor, den Arzt aus seinem Traum als seinen «inneren Heiler» zu betrachten, der seine eigenen Heilkräfte symbolisiere, und forderten ihn auf, sich diesen «Arzt in ihm» bildlich vorzustellen und ihn wegen der Erkrankung zu konsultieren.

John fiel es nicht allzu schwer, die Kommunikation mit dem «unorthodoxen Arzt» wiederherzustellen. Er führte mit ihm ein Gespräch, das um drei Hauptprobleme kreiste: um seinen Gewichtsverlust durch die Krankenhauskost, seine zunehmende Muskelschlaffheit, die er auf den Bewegungsmangel zurückführte, und um seine Angst vor Mädchen und vor sexuellen Beziehungen. Nach diesem Gespräch bat John den Diätarzt des Krankenhauses, ihm täglich zusätzlich ein 1500-Kalorien-Proteingetränk verabreichen zu lassen. Bald darauf begann er zuzunehmen. Auch war ihm klar, daß er die Gymnastik, die er brauchte, nur verordnet bekommen würde, wenn er energischer darauf bestand. Da seine Leukämie ein fortgeschrittenes Stadium erreicht hatte und er auf keine Behandlung mehr ansprach, nahmen die Ärzte an, daß er bald sterben würde, und unterließen es deshalb, ihn in ein Trainingsprogramm einzubeziehen. Nachdem John seinen «inneren Arzt» konsultiert hatte, ließ er die Physiotherapeutin rufen und bestand darauf, daß sie ihm ein Bewegungstraining verordnete.

Auch hinsichtlich seiner sexuellen Probleme gab sein «innerer Arzt» ihm einen Rat: Er brauche sich im Moment über Mädchen nicht den Kopf zu zerbrechen, sondern solle sich statt dessen darum bemühen, ganz allgemein mehr Kontakte zu anderen Menschen herzustellen. John fing an, im Rollstuhl innerhalb der Station umherzukutschieren und mit anderen Patienten zu plaudern. Er war überrascht, wie freundschaftlich sich alle verhielten, und langsam begann seine Scheu vor anderen Menschen zu schwinden.

David

Auch unsere Erfahrungen mit David zeigten uns, wie wirksam es sein kann, sich auf dem Weg ins Unbewußte dem «inneren Ratgeber» anzuvertrauen. David, der heute über sechzig Jahre alt ist, suchte uns auf, nachdem man bei ihm multiple Myelome, eine Art Knochenmarkkrebs, festgestellt hatte. Während einer therapeutischen Gruppensitzung erzählte er uns von einem seit seiner Kindheit immer wiederkehrenden Traum: Er erwacht mitten in der Nacht und ist vollkommen gelähmt – als sei er durch einen Zauber gebannt. In der Überzeugung, daß er den Bann brechen würde, wenn er nur einen Muskel bewegen könnte, müht er sich ab, doch es gelingt ihm nicht, sich auch nur für den

Bruchteil einer Sekunde aus der Erstarrung zu lösen. Dieser Alptraum erfüllte ihn mit einem solchen Entsetzen, daß er seine Frau bat, ihm sein Bettzeug nur locker zu falten, weil er glaubte, der Traum werde sich häufiger wiederholen, wenn das Bettuch zu fest um seine Füße gesteckt wäre. Trotz dieser Vorkehrungen hörten die Alpträume nicht auf.

Nach der Krebsdiagnose baten wir David, sich seine Träume möglichst genau ins Gedächtnis zurückzurufen und sie aufzuzeichnen, denn wir hofften, daß das Traumgeschehen irgendwelche Hinweise enthielt, die er für sein bewußtes Leben nutzen konnte.

David folgte unserem Vorschlag. Bald darauf hatte er eine Reihe von Alpträumen, die jedoch immer in einen angenehmen Traum übergingen: Zwei Kinder spielen verzückt auf einer weiten Wiese. Als es zu dunkeln beginnt, verabschieden sie sich voneinander. Das eine Kind sagt zum anderen: «Ich sehe, du spielst freiwillig mit mir. Nun brauche ich dich nicht mehr festzubinden.»

Als David erwachte und über den Traum nachzudenken begann, wurde ihm intuitiv klar, daß eines der Kinder in seinem Traum sein bewußtes Selbst darstellte, während das andere – das ihm mitteilte, es werde ihn nicht mehr anbinden – das Unbewußte symbolisierte.

Als erfolgreicher Unternehmer, der sich für die Geschäfte und für das Wohl seiner Angestellten verantwortlich fühlte, hatte David jahrelang seine Gefühle und emotionalen Bedürfnisse ignoriert. Nun glaubte er, sein Unbewußtes habe seit Jahren versucht, mit dem stetig wiederkehrenden Traum auf sich aufmerksam zu machen.

Er war davon überzeugt, daß ihm das Kind, das in seinem Traum spricht, einen Wink gegeben habe, wie er die Wiederkehr seines Alptraums verhindern könne. Deshalb zeichnete er auch weiterhin seine Träume auf, las Bücher über Traumdeutung und bat die Gruppe, ihm bei der Interpretation seiner Träume zu helfen.

Außerdem beschloß David, das Traumbild in seine Visualisierungsübungen aufzunehmen, die er dreimal täglich praktizierte. Er fragte das Kind, was es ihm sagen wolle, und versprach ihm, zuzuhören, solange es ihn nicht wieder festbinde. Das Kind wurde sein ständiger Ratgeber, und Davids Traum ist in den seither vergangenen zweieinhalb Jahren nicht wiedergekehrt.

Nach und nach schuf er sich noch andere Bilder von «inneren Ratgebern», die vermutlich weitere unbewußte Teile seiner Persönlichkeit repräsentierten. Eines davon war ein kleiner weinender Junge. Nun fiel David wieder ein, daß er als Achtjähriger ein traumatisches Erlebnis gehabt hatte, nach dem in ihm die Entscheidung gereift war, in Zukunft so zu leben, daß ihm andere Menschen nichts mehr bedeuteten. Das Bild des Jungen verkörperte sämtliche Verwundungen und Ängste, die zu seinem Entschluß geführt hatten, enge Beziehungen zu anderen zu meiden. Bald zeigte sich, daß er das weinende Kind nur dann visualisierte, wenn er deprimiert war und seine Gefühle in sich verschloß. Daher deutete er das Erscheinen dieser Ratgebergestalt als ein Warnsignal: Du verbirgst wieder einmal deine Gefühle.

Gwen

Gwen war eine schwierige Patientin, und obwohl sie körperlich gut auf unser Behandlungsprogramm angesprochen hatte, wehrte sie sich oft gegen unsere Bemühungen, ihr bei der Konfrontation mit ihren seelischen Problemen zu helfen. Häufig widersetzte sie sich unseren Versuchen, sie zur Selbsterforschung und zur Erwägung alternativer Verhaltensweisen anderen Menschen gegenüber zu bewegen. Daraufhin schlugen wir ihr vor, regelmäßig die Übung zur

Visualisierung des «inneren Ratgebers» zu praktizieren. Wir hofften, ihr auf diese Weise den Anstoß zu einer Auseinandersetzung mit ihren seelischen Problemen zu geben.

Ein wenig schüchtern entgegnete sie, daß ihr bereits vor zwei Monaten während einer Visualisierungsübung ein Dr. Fritz erschienen sei. Sie habe sich geniert, davon zu berichten. Als sie Dr. Fritz fragte, was er in ihrer Imagination zu suchen habe, gab er zur Antwort, daß er ihr helfen wolle, wieder gesund zu werden. Daraufhin richtete sie eine Reihe von Fragen an ihn, und dabei zeigte sich, daß er gerade für jene emotionalen Probleme ein besonderes Verständnis hatte, denen Gwen bei der therapeutischen Arbeit mit uns ausgewichen war.

Auf Dr. Fritz pflegte sie zu hören. Zum Beispiel hatte sie mit ihrer Tochter ein Telefongespräch über ihren nächsten Besuch bei ihr geführt und sich dabei sehr geärgert. Doch hatte sie ihren Unmut ihrer Tochter gegenüber nicht geäußert. Im Laufe des Tages begann ihr Tumor weh zu tun. Als sie Dr. Fritz wegen ihrer Schmerzen konsultierte, klärte dieser sic darüber auf, daß ihre Beschwerden auf die Tatsache zurückzuführen seien, daß sic sich nicht sofort mit ihrer Tochter auseinandergesetzt habe. Sie fühle sich verärgert über die Art und Weise, wie ihre Tochter über sie verfüge, meinte Dr. Fritz, und wenn sie ihre Schmerzen loswerden wolle, müsse sie ihre Tochter anrufen und ihr sagen, daß sie dieses Wochenende nicht zu ihr kommen könne. Nachdem Gwen dies getan hatte, begannen die Schmerzen nachzulassen und waren bald ganz verschwunden. Gwen berichtete von einer Reihe ähnlicher Erlebnisse – etwa dreißig bis vierzig im Laufe von sechs Monaten –, und ihr Zustand besserte sich ständig.

Janet

Auch ein Gespräch mit den Symbolen bei der Visualisierung der Krebserkrankung ergab für einige Patienten wertvolle Einsichten und Informationen. Janet litt an Brustkrebs, der Metastasen in der Bauchhöhle gebildet hatte. Sie begann sehr bald nach ihrer Ankunft in Fort Worth, regelmäßig die Visualisierungsübungen durchzuführen. Trotz der düsteren Prognose der Ärzte reagierte sie außerordentlich gut auf die Behandlung und war bald imstande, ihre berufliche Tätigkeit und ihr normales Leben wiederaufzunehmen.

Zweieinhalb Jahre später hatte Janet eine Reihe von Erlebnissen, die eine tiefgreifende emotionale Verwirrung in ihr hervorriefen. Sie hatte ständig das Gefühl, unter Stress zu stehen. Nach einigen Monaten flackerte ihre Krankheit wieder auf. Daraufhin stellte sie sich während der Visualisierung intensiv ihre weißen Blutkörperchen vor und rief sie zu besonderer Anstrengung auf: Sie sollten Überstunden machen, um den Tumor wieder unter Kontrolle zu bekommen. Die Leukozyten antworteten ihr. Allein, sagten sie, könnten sie das nicht schaffen – da müsse sie schon selbst mitarbeiten. Wenn sie wieder gesund werden wolle, müsse sie die emotionalen Gründe aufdecken, die ihren Rückfall bewirkt hätten. Dann sicherten sie ihr zu, daß sie weiter an der Zerstörung ihres Krebses arbeiten und sich fleißig vermehren würden, um ständig für den notwendigen Nachschub zu sorgen.

Auf Grund dieses Gespräches kam sie ein zweites Mal in unsere Klinik, um sich auch mit ihren neuen Problemen auseinanderzusetzen. Erneut bildeten sich die Tumoren zurück, und schon bald konnte sie wieder nach Hause fahren.

Frances

Eine andere Patientin, die uns berichtete, daß sie mit ihren Bildern Gespräche führe, war Frances.

Sie kam in unsere Klinik in Fort Worth, um sich behandeln zu lassen, nachdem man bei ihr ein Rezidiv eines Lymphoms, einer Krebserkrankung des Lymphsystems, festgestellt hatte.

Während ihrer Visualisierungsübung stellte sie sich vor, wie ihre Krebsgeschwulst durch die Chemotherapie und die Leukozyten zerstört wird, während ihr Knochenmark gesund bleibt und ständig weitere Leukozyten zur Bekämpfung des Krebses produziert.

Frances ist Schriftstellerin und führt ein Tagebuch, in dem sie ihre Ideen, Einfälle und Träume notiert. Den folgenden Auszug aus ihren Aufzeichnungen hat sie bereits in ihrem Buch ‹*Any Time Now*› veröffentlicht. Sie schildert ihren ersten Kontakt mit einem inneren Ratgeber, der ihr in Gestalt ihres Knochenmarks erschien.

«15. Mai 1976

16.00 Lese Mark das neue Schlangengedicht vor. Seine Vorschläge verbessern es – mich machen sie traurig.

20.00 Meditieren, Visualisieren. Plötzlich konnte ich mein Knochenmark nicht mehr sehen.

Fragte mich, was das alles bedeuten soll. Warum strafe ich mich selbst?

Wie ein Blitz durchfährt mich die Lösung: Ich lasse Mark *mein Schlangengedicht* ändern. Ich lasse ihn sagen ‹*Dies* meinst du – nicht das, was *du* glaubst› – er nahm meinem Gedicht meine Bedeutung.

Ich begriff: Mein Knochenmark sagte zu mir: *Ich* bin der Ursprung – alles Schaffenden, alles Guten – die weißen Blutkörperchen, die dich heilen, kommen von mir – ich bin das Zentrum – in diesem Körper der Erzeuger der Lebenskraft ...

Ich versprach, meinem Gedicht seine Bedeutung zuzuerkennen.

Ich sah, wie weiße Blutkörperchen aus dem Mark ins Blut strömten, zu Tausenden – mit jenem zellularen Schimmer, mit jener fließenden Bewegung, die für uns LEBEN ist. Sie besänftigten, linderten, schafften Nahrung herbei. Und töteten die anomalen Zellen.

Und ich konnte mir wieder ins Knochenmark sehen – es glänzte, ein lebendfeuchter, goldener Schimmer ...

Unvermittelt fällt mir die Schlange unter der Akropolis ein – Theseus, der versucht, das belagerte Athen zu retten –, eine alte Frau, Hüterin der Schlange der Göttin, zeigt ihm den Geheimweg hinaus, den Pfad durch die Tiefen des Berges. Sie halten inne und erblicken in einer tiefen Grube die Schlange, die uralte, der Gottheit geweihte – die alte Frau füttert sie – sie nimmt die Nahrung an – ein gutes Omen. Sein Vorhaben wird gelingen.

Nun begreife ich – in meinem schimmernden Mark ist die Kraft des Universums gespeichert – und ich glaube, daß die Eigenständigkeit, wonach ich strebe, nur aus dieser Erkenntnis erwachsen kann ...

Die Lebenskraft muß ich achten, DA SIE IN MIR IST – und SIE IST IN MIR hervorgebracht von meinem Mark, der Quelle des Blutes, dem Wahrer des genetischen Kodes ...»

In den nächsten Wochen und Monaten erhielt Frances viele wertvolle Informationen über ihre emotionalen Reaktionen auf das Alltagsgeschehen durch die Anwesenheit beziehungsweise Abwesenheit des Knochenmarkbildes in ihrer Visualisation.

Ein anderer Zugang zum «inneren Ratgeber»

Nach unseren Erfahrungen erscheint der «innere Ratgeber» den meisten Patienten entweder als ehrfurchtgebietende Person oder in anderer, mit gewichtigem Symbolgehalt ausgestatteter Gestalt. David Bresler und Art Ulene berichten indes, daß auch heitere, unbeschwerte Phantasiegeschöpfe gute Dienste als «innere Ratgeber» leisten.

David Bresler, der an der Schmerzforschungsklinik der University of California in Los Angeles arbeitet, läßt seine Patienten die Visualisierung zum Zweck der Kontaktaufnahme mit ihren «inneren Ratgebern» anwenden, die ihnen Aufschlüsse über ihre Schmerzen geben können. Oft erscheinen die Ratgebergestalten als drollige Tiere. Trotz ihrer schrulligen Eigenarten helfen auch sie den Patienten, Verhältnisse, Gewohnheiten, Ereignisse in ihrem Leben ausfindig zu machen, die zur Entstehung ihrer Schmerzen beigetragen haben. Der «Fernseh-Arzt» Art Ulene beschreibt in seinem bereits erwähnten Buch ‹*Feeling Fine*› ähnliche Erfahrungen wie Bresler. Ulene schlägt seinen Patienten vor, sich eine «Ratgebergestalt» zu schaffen, die es ihnen ermöglicht, sich bei der Lösung ihrer Probleme ihrer rechten Gehirnhälfte zu bedienen – jenes Teils unseres Gehirns, der mehr für das intuitive, bildliche Denken «zuständig» ist, während das rationale, logische Denken überwiegend der linken Hirn-Hemisphäre zugeordnet wird. Diese Visualisierung schildert er in seinem Buch:

«Das Tier ist natürlich nichts anderes als ein Symbol Ihres inneren Selbst, und wenn Sie mit diesem Tier sprechen, so sprechen Sie mit sich selbst, doch auf einer Gehirnwellenlänge, die man nur selten benutzt.

Bei der Lösung eines beruflichen Problems, mit dem ich

mich vor kurzem herumschlug, bat ich meine eigene Ratgebergestalt, einen Hasen namens Corky, um Hilfe. Tagelang hatte ich versucht, einen Ausweg aus der schwierigen Situation zu finden. Nichts fiel mir ein. Ich fühlte mich frustriert und gestresst. Eines Tages kam mir schließlich der Gedanke: ‹Mal sehen, was Corky dazu meint.›

Ich schloß meine Bürotür ab, zog die Rolladen herunter und ließ mich in meinen Sessel fallen. Schon bald sah ich vor mir, wie ich an einem Skihang bei Mammoth sitze – einer Stelle, an der ich mich häufig aufhalte, wenn ich mich entspannen will. Sekunden später saß Corky plötzlich vor mir. Ich schilderte ihm mein Problem und fragte: Was soll ich bloß tun?

‹*Du* solltest gar nichts tun›, antwortete er ohne Zögern. ‹Laß Frank das nur machen. Das ist nicht *dein* Problem.›

Warum war mir das nicht selbst eingefallen? Die Antwort war richtig – und doch war ich all die Tage, in denen ich über das Problem gegrübelt hatte, nicht darauf gekommen.

Ich rief Frank an, der die Verwaltungsangelegenheiten für meine Fernsehsendung regelt, und berichtete ihm, was der Hase gesagt hatte. Frank erklärte sich bereit, sich des Problems anzunehmen. Mir fiel ein Stein vom Herzen.

Ich gebe zu: Die Lösung hätte mir längst von selbst einfallen können. Aber genau das ist der springende Punkt. Für die verbal, rational orientierte Gehirnhälfte war sie nicht erkennbar gewesen. Erst als ich meine Freund-Gestalt um Rat fragte, war ich imstande, mich der Lösung von einer ganz anderen Seite aus zu nähern.»

Ulenes Methode ist einfach und direkt und hat den Vorteil, frei von Mystizismus zu sein, so daß man sich nicht erst irgendwelche religiösen oder mystischen Anschauungen aneignen muß, um seinen «inneren Ratgeber» zu konsultieren.

Die Visualisierung des «inneren Ratgebers»

Nach unserer Erfahrung ist diese Übung sehr gut dazu geeignet, Patienten bei der Genesung zu helfen. Probieren Sie es selbst aus. Mit Hilfe der Übung können Sie einen ersten Kontakt mit einem «inneren Ratgeber» – in welcher Gestalt auch immer – herstellen.

Haben Sie ihn erst einmal gefunden, können Sie seinen Rat jederzeit während der täglichen Visualisierung in Anspruch nehmen.

1. Setze dich in einen bequemen Sessel. Achte darauf, daß deine Fußsohlen ganz den Boden berühren. Schließe die Augen. Führe die Entspannungsübung durch (Kapitel 11), bis du dich ruhig und gelockert fühlst.
2. Stelle dir bildlich vor, daß du dich in einer schönen Landschaft aufhältst. Du fühlst, wie sich in dir Wärme, Behagen, Frieden und Gelassenheit ausbreiten. Der Ort kann aus deiner Erinnerung stammen oder eine Schöpfung deiner Phantasie sein. Konzentriere dich auf alle Einzelheiten der Umgebung. Versuche, sie mit allen deinen Sinnen zu spüren – als wärest du wirklich dort.
3. Sieh dicht vor dir einen Pfad, der sich durch die Landschaft hindurch zum Horizont hin windet. Spüre, wie du auf diesem Pfad dem Horizont entgegengehst. Es ist angenehm und leicht.
4. Nimm in der Ferne ein leuchtendes bläulich-weißes Glühen wahr, das sich langsam auf dich zu bewegt. Es geht keine Bedrohung von ihm aus.
5. Während der Glanz sich dir nähert, erkennst du, daß es sich um ein Lebewesen handelt, um eine

Person (die du nicht kennst) oder um ein freundlich aussehendes Tier.

6. Wenn das Menschen- oder Tierwesen näher kommt, schaue dir genau an, wie es aussieht. Ist es ein männliches oder ein weibliches Wesen? Betrachte seine Umrisse, seine Gestalt so genau wie möglich. Wenn es ein menschliches Wesen ist, sieh dir sein Gesicht, die Haare, die Augen, den Knochen- und Körperbau an.
7. Fühlst du dich in Gegenwart dieser Gestalt innerlich wohl und sicher, weißt du, daß es ein «innerer Ratgeber» ist.
8. Frage ihn nach seinem Namen, und dann bitte ihn, dir bei der Lösung deiner Probleme zu helfen.
9. Führe mit der Person oder dem Wesen ein Gespräch, mache die Gestalt mit deiner Person vertraut, sprich mit ihr über deine Probleme wie mit einem sehr engen Freund.
10. Achte sorgsam auf alle Informationen, die du von deiner Ratgebergestalt erhältst. Sie können dir im Gespräch oder auch durch symbolische Gesten übermittelt werden, indem der Ratgeber auf irgend etwas zeigt oder einen Gegenstand hervorholt, der in symbolischer Beziehung zu seinem Rat steht.
11. Verabrede mit deinem Ratgeber, wie du künftig mit ihm Verbindung aufnehmen kannst.
12. Nun werde dir langsam wieder des Zimmers bewußt, in dem du sitzt, und öffne die Augen.

Verlieren Sie nicht den Mut, wenn Sie nicht gleich beim ersten Versuch den Kontakt zu Ihrem «inneren Ratgeber» herstellen können oder keine Informationen von ihm erhalten. Es kommt häufig vor, daß man diese Übung mehrmals durchführen muß, bevor die Gestalt erscheint und einen Rat erteilt. Da sie einen Teil von Ihnen selbst repräsentiert, den Sie vielleicht schon jahrelang vernachlässigt haben, braucht es oft einige Zeit und Geduld, um die Kommunikation wiederherzustellen.

Wenn Sie ein Unbehagen oder Hemmungen verspüren, Ihren «inneren Ratgeber» zu konsultieren, dann bedenken Sie, daß die Gestalt, die Sie um Hilfe bitten, lediglich ein Symbol Ihres inneren Selbst ist, ein intuitiver, weiser, empfänglicher Teil Ihrer Persönlichkeit, mit dem Sie im allgemeinen nicht in Berührung kommen. Gelingt es Ihnen, eine starke Beziehung zu Ihrem «inneren Ratgeber» herzustellen, können Sie eine Fülle von Informationen und Ratschlägen hinsichtlich Ihrer Gefühle und Verhaltensweisen erhalten. Die Ratgebergestalt ist in der Lage, Ihnen zu sagen, wann Sie sich selbst krank machen und was Sie tun können, um wieder gesund zu werden. Sie ist nichts anderes als eine zusätzliche Kraft und Fähigkeit, die Sie für Ihre Genesung mobilisieren können.

16

Umgang mit dem Schmerz

Die Mediziner wissen bis heute nicht genau, was eigentlich die Schmerzempfindung bedingt, noch haben sie ihre zwischen Körper und Geist verlaufenden Kommunikationswege vollständig erforscht. Und wenn es schon Schwierigkeiten bereitet, das Zustandekommen der Schmerzempfindung auf der physiologischen Ebene nachzuvollziehen, dann ist es nicht verwunderlich, daß es als nahezu unlösbares Problem erscheint, es innerhalb eines ineinandergreifenden Geist-Körper-Seele-Systems zu erklären. Schmerz kann physische Ursachen haben, kann aber auch rein psychisch – durch emotionalen Stress – bedingt sein. Wenn wir uns mit dem Schmerz beschäftigen, müssen wir nicht nur den physischen, sondern gleichermaßen den psychischen Zustand in unsere Überlegungen einbeziehen.

Für den Krebspatienten sind die Schmerzen oft der angsterregendste Aspekt seiner Erkrankung. Bekommen wir nach einer ungewohnten Arbeit Rückenschmerzen oder einen «Muskelkater», nehmen wir diese Schmerzsymptome relativ gelassen hin. Doch sobald jemand weiß, daß er Krebs hat, erregt schon der geringste Schmerz seine Besorgnis. Auch die kleinste Unpäßlichkeit wird überwachsam registriert und schürt die Angst, daß es sich um ein Re-

zidiv oder eine Metastasenbildung in einem ande
des Körpers handelt.

Es ist fast unmöglich, festzustellen, (1) v
Schmerz hervorgerufen wird und (2) welcher Ar
körperliche und welcher auf psychische Ursachen zurückzuführen ist. Wir kennen Fälle, in denen zwei Patienten Tumoren hatten, die hinsichtlich ihrer Größe und ihrer Lage buchstäblich identisch waren – und doch hatte der eine unerträgliche Schmerzen, während der andere nicht einmal ein leichtes Ziehen verspürte. Diesem Unterschied kann – für uns nicht erkennbar – eine physische Ursache zugrunde liegen. Doch zweifellos kann er auch psychisch bedingt sein.

Die emotionalen Schmerzkomponenten

Schmerzempfindungen können in Zusammenhang mit bestimmten emotionalen Verfassungen stehen. Einen deutlichen Beweis dafür lieferte uns ein Patient, der dem Tod nahe war, als er zu uns kam:

Der Arzt Frederick war Mitte Vierzig und litt an Darmkrebs mit massiven Metastasenbildungen in der Leber. Den Darmkrebs hatte man operiert, der Leberkrebs war chemotherapeutisch behandelt worden. Da unsere Ärzte die Chemotherapie für einen Fehler hielten, setzten sie sie ab. Trotz der Bedrohlichkeit seiner Erkrankung und trotz seiner starken Schmerzen verhielt sich Frederick außerordentlich diszipliniert, glaubte fest an seine Genesung und kämpfte tapfer um sein Leben.

Im Verlauf unserer therapeutischen Arbeit mit ihm begann er einzusehen, daß viele Probleme und Stressfaktoren in seinem Leben mit einem Teil seiner Persönlichkeit zusammenhingen, den man als extrem selbstkritisch bezeichnen konnte und der ihm fast unerfüllbare berufliche Leistungsmaßstäbe und Erwartungen hinsichtlich der Anerkennung seiner Kollegen aufnötigte. Ein «Gewinn» seiner Krankheit bestand darin, daß er hohe Ausgleichszahlungen für seine Arbeitsunfähigkeit von seiner Versicherung erhielt und sich deshalb von dem ständigem Druck, sich beruflich bewähren zu müssen, befreit fühlte.

Obwohl Frederick dem Tod sehr nahe gewesen war, begann er sich zu erholen. Im Laufe der von ihm höchst diszipliniert durchgeführten Entspannungs- und Visualisierungsübungen ging seine enorme Leberschwellung zurück. Damit ließen auch seine Schmerzen nach. Bald war er in der Lage, seine berufliche Tätigkeit zum Teil wiederaufzunehmen. Fünf Monate nach seinem ersten Besuch bei uns konnte er seine Praxis wiedereröffnen. Bald darauf rief ihn ein Mitarbeiter seiner Versicherungsgesellschaft an und teilte ihm mit, daß er nun keinen Anspruch auf weitere Zahlungen mehr habe. Während dieses Gesprächs begann Fredericks Leber plötzlich wieder weh zu tun. Sein Zustand verschlechterte sich zusehends, und drei Monate später war er tot. Die Tatsache, daß die Schmerzen gerade während des belastenden Gesprächs erneut einsetzten, legt die Vermutung nahe, daß zwischen Fredericks Schmerzen – realen, überprüfbaren, physischen Schmerzen – und seiner emotionalen Verfassung ein Zusammenhang bestand.

Schmerz und Träume

Einen noch augenfälligeren Beweis für die Existenz einer emotionalen Schmerzkomponente sehen wir in unserer Erfahrung, daß Patienten häufig berichten, sie seien nachts durch heftige Schmerzen aus tiefem Schlaf geweckt worden. Unserer Meinung nach ist dieses Phänomen auf die folgende Ursache zurückzuführen: Im Schlaf arbeitet das

Unterbewußtsein weiter an den bedrängenden Fragen, die für den Erkrankten derart unangenehm sein können, daß er sich mit ihnen im Wachzustand nicht zu konfrontieren vermag. Der Inhalt ihrer unbewußten Gedanken ist bisweilen so deprimierend, daß er sich in körperlichen Schmerzen niederschlägt. Manche erhalten durch ihre Träume – sofern sie sich ihrer nach dem Erwachen noch erinnern – Aufschlüsse über diese Gedanken. Wir empfehlen ihnen, ihren Traum mit Hilfe der Visualisierung zu analysieren, indem sie mit den Traumgestalten Zwiesprache halten und sie wie einen «inneren Ratgeber» um Hilfe bitten.

Der «Gewinn» des Schmerzes: Schmerz darf nicht der Rechtfertigung dienen

Körperliche Schmerzen können eine Reihe von bedeutenden psychologischen Funktionen erfüllen. Der Krebspatient mag zum Beispiel herausfinden, daß die bereits erwähnten «Vorteile» seines Krankseins – er wird umsorgt, erhält mehr Zuwendung und Beachtung, kann sich unangenehmen Situationen entziehen usw. – eher der Tatsache zu verdanken sind, daß er Schmerzen hat, als der Bedrohlichkeit seiner Erkrankung selbst. Wir bezeichnen dies als «äußeren Gewinn des Schmerzes», weil dieser die Umwelt beeindruckt und das Verhalten der Menschen gegenüber dem Kranken beeinflußt.

Schmerzen können – wie die Krebserkrankung – manchen Menschen als Rechtfertigung für ihr Verlangen nach Anerkennung und sichtbarer Erfüllung dieses Bedürfnisses dienen. Wenn diese Menschen es fertigbringen, Liebe und Beachtung, Freude und Erholung von übermäßigem Stress als etwas Selbstverständliches für sich zu beanspruchen, können ihre Schmerzen nachlassen.

Der Schmerz bringt auch «inneren Gewinn». Zum Beispiel scheint er bei manchen Patienten die Funktion zu haben, sie von den bedrückenden emotionalen Konflikten in ihrem Leben abzulenken, oder er dient ihnen als Vorwand, der es immer erlaubt, vor ihren Problemen die Augen zu verschließen. In diesen Fällen übernimmt der physische Schmerz eine Stellvertreterfunktion für den psychischen Schmerz, denn körperlicher Schmerz ist oft leichter zu ertragen als seelischer – vor allem dann, wenn der Erkrankte fürchtet, den emotionalen Schmerz nicht ertragen zu können, oder die Hoffnung aufgegeben hat, die Konflikte jemals zu lösen.

Wenn Sie nach den physischen Ursachen Ihrer Schmerzen forschen, sollten Sie nach dem möglichen «Gewinn» fragen, den Sie aus dem Schmerz ziehen könnten. Allein solche Selbsterforschung kann eine Änderung jener Denk- und Verhaltensweisen bewirken, die zum Teil Ihre Schmerzempfindung auslösen. Stellen Sie sich Fragen: «Warum brauche ich diesen Schmerz? Welchem Zweck dient er? Was gestattet er mir, zu tun oder nicht zu tun? Inwiefern ist er für mich ergiebig?» Es ist oft nicht leicht, diese Fragen zu beantworten. Ihr bewußter Verstand wird vielleicht entgegnen: «Ich will diesen Schmerz ja gar nicht haben. Er dient keinem Zweck. Er hindert mich daran, zu tun, was ich tun möchte.» Doch sollten Sie sich hiermit nicht zufriedengeben. Bei der Beantwortung dieser Fragen könnten Ihnen Freunde und Angehörige, die Ihnen sehr nahestehen und Ihnen gegenüber ganz ehrlich sind, oder ein Psychologe Beistand leisten.

Möglichkeiten des Umgangs mit Schmerzen

Da Schmerzempfindungen und Anspannung und Furcht meist miteinander verknüpft sind, machen viele unserer Patienten bei regelmäßiger Anwendung der Entspannungs- und Visualisierungsübung die Erfahrung, daß ihre Schmerzen nachlassen. Wir glauben, daß diese Wirkung auf zwei Ursachen zurückzuführen ist: Erstens bewirkt die Entspannungsübung auch eine Lockerung der Muskeln. Zweitens stärkt die Visualisierung die Genesungserwartung des Patienten, und seine Angst verringert sich.

In diesem Kapitel wollen wir unsere Methoden im Umgang mit Schmerzen beschreiben. Zunächst helfen wir unseren Patienten, die emotionalen Komponenten des Schmerzes zu erkennen: wann und warum er in welcher Intensität auftritt und unter welchen Umständen der Patient vollkommen oder nahezu frei von Schmerzen ist. Im Schlußteil des Kapitels werden wir Techniken beschreiben, mit deren Hilfe Sie Schmerzen verringern können.

Unsere Mitwirkung am Schmerzempfinden

Schmerzen sind niemals konstant. Wenn Sie sorgfältig über Ihren Schmerz «Buch führen», werden Sie aller Wahrscheinlichkeit nach feststellen, daß es Zeiten gibt, in denen Sie schmerzfrei sind oder nur geringfügige Beschwerden haben, und dann wieder Phasen, in denen sich Ihre Schmerzen mehr oder weniger stark bemerkbar machen. Es wird Ihnen helfen, wenn Sie sich Ihrer Gedanken und der Ereignisse bewußt werden, die mit den Phasen der Schmerzzunahme beziehungsweise -verringerung einhergehen.

So berichtete uns zum Beispiel ein Patient, daß er keine Schmerzen habe, wenn er morgens aufwache. Wenn er sich dann zu besinnen beginne, daß es Zeit zum Aufstehen sei, setzten die Schmerzen wieder ein. Nachdem er eine Weile überlegt hatte, was er in jenen Minuten denke, fiel ihm ein, daß er sich dann plötzlich wieder an seine Krankheit erinnert – daß er nicht mehr so leistungsfähig wie früher, daß er eben nicht mehr «der alte» sei. Nachdem er aufgestanden sei, so berichtete er weiter, spüre er kaum noch Schmerzen; doch wenn dann das Telefon klingele, kämen sie plötzlich mit großer Heftigkeit zurück.

Für uns enthält diese Schilderung eine Reihe wichtiger Informationen: Der Patient hegt eine durch und durch negative Erwartung, die – so meinen wir – seine Schmerzen zum Teil verursacht. Anstatt sich die Kraft und die Fähigkeit zuzuschreiben, mit dem täglichen Leben fertig zu werden, erinnert er sich seiner Krankheit und rechnet von vornherein damit, funktionsunfähig zu sein. Darüber hinaus scheint er mit einem unangenehmen Anruf zu rechnen. In einem therapeutischen Gespräch würden wir ihn fragen, vor wessen Anruf er sich fürchte, wie er sich den Verlauf des Telefongesprächs vorstelle und warum er sich unfähig fühle, mit der Situation fertig zu werden.

Würde er sich seiner Erwartungen und ihrer schmerzsteigernden Auswirkungen erst einmal bewußt sein, wäre er auch in der Lage, seine Denkweise zu verändern. Regelmäßige Entspannungs- und Visualisierungsübungen würden seine positiven Erwartungen stärken. Er wäre den Auswirkungen der von ihm vorausgesehenen stresserzeugenden Situationen oder Arbeitsbelastungen weniger ausgeliefert, brächte er es nur fertig, seine gewohnten Verhaltensweisen in unvermeidlichen Konflikten zu ändern. Wenn wir uns bewußtmachen, daß wir Mitverursacher unserer Schmerzen sind, ist der entscheidende Schritt zur Linderung dieser Schmerzen getan.

Visualisierungsübungen für den Umgang mit Schmerzen

Wir bieten unseren Patienten drei verschiedene Visualisierungsübungen an, die ihnen helfen, besser mit ihren ständigen Schmerzen fertig zu werden: die Visualisierung der körperlichen Heilkräfte, die Unterredung mit dem Schmerz und die Visualisierung des Schmerzes. (Wir verdanken diese Techniken C. Norman Shealy vom Pain and Health Rehabilitation Center in La Crosse/Wisconsin und David Bresler von der Schmerzforschungsklinik der UCLA School of Medicine.) Probieren Sie alle drei Übungen aus und entscheiden Sie sich für die Technik, die Sie am effektivsten finden. Sie können diese Visualisierung so oft durchführen, wie Sie wollen.

Visualisierung der körperlichen Heilkräfte

Durch diese Übung können Sie an der Mobilisierung der Heilkräfte Ihres Körpers mitwirken. Sie stärkt in Ihnen den Glauben an Ihre Fähigkeit, den Schmerz und die Vorgänge in Ihrem Körper unter Kontrolle bringen zu können. Dadurch verringern Sie auch Ihre Angst, die häufig ein wensentlicher Bestandteil des Schmerzes ist.

1. Bereite dich mit Hilfe der im elften Kapitel beschriebenen Entspannungsübung auf diese Visualisierung vor.
2. Stelle dir bildlich vor, wie sich deine weißen Blutkörperchen (oder ein anderes Vorstellungsbild für die Heilkräfte in deinem Körper) auf eine Forschungsreise begeben, um die Störung ausfindig zu machen. Bemühe dich, dieses Bild sehr deutlich vor

dir zu sehen. Schicke deine Heilkräfte in den Teil deines Körpers, in dem du Schmerzen spürst.

3. Stoßen die weißen Blutkörperchen (oder dein eigenes Vorstellungsbild) auf Krebszellen, dann stelle dir bildlich vor, wie die weißen Zellen den Krebs angreifen und zerstören und die Region sauber, gesund und schmerzfrei zurücklassen.
4. Stoßen die weißen Blutkörperchen (oder dein eigenes Vorstellungsbild) auf schmerzendes verspanntes Muskel- oder Bindegewebe, dann stelle dir bildlich vor, wie es sich lockert. Fühle, wie sich die gesamte Körperregion entspannt. Stelle dir vor, daß die Muskeln wie Gummibänder erschlaffen.
5. Spüre, wie zur selben Zeit, in der du dir dieses Bild des sich entspannenden Muskel- und Bindegewebes vorstellst, der Schmerz in dieser Körperregion nachläßt oder sogar ganz vergeht.
6. Klopfe dir im Geist lobend für deine Mitarbeit auf die Schulter. Dann begib dich in deinen gewohnten Tagesablauf zurück.

Unterredung mit dem Schmerz

Das Gespräch mit dem Schmerz ähnelt der Befragung des «inneren Ratgebers». Beide Formen des Gesprächs können uns wichtige Informationen über die jeweiligen emotionalen Schmerz- beziehungsweise Krankheitskomponenten liefern. Zum Beispiel konsultierte Gwen (die Sie im fünfzehnten Kapitel kennengelernt haben) ihren «inneren Ratgeber», «Dr. Fritz», als sie Schmerzen hatte: Er sagte ihr, daß die Ursache ihrer Schmerzen in der Tatsache zu suchen sei, daß sie sich zu etwas verpflichtet habe, das sie eigentlich nicht einhalten wolle. Als sie den Rat von «Dr. Fritz» (ihrer eigenen Vernunft) folgte und die unliebsame Verabredung mit ihrer Tochter rückgängig machte, vergingen ihre Schmerzen. Niemand kann Sie besser darüber aufklären, welche Ursache Ihre Beschwerden haben, als Sie selbst.

1. Bereite dich mit Hilfe der im elften Kapitel beschriebenen Entspannungsübung auf diese Visualisierung vor.
2. Visualisiere den Schmerz als irgendein Wesen. Bemühe dich, dieses Schmerz-Wesen deutlich vor dir zu sehen.
3. Versuche, mit ihm ins Gespräch zu kommen. Frage es, warum es sich hier aufhält, welche Botschaft es vermitteln will, welchem Zweck es dient. Achte sehr aufmerksam auf seine Antworten.
4. Nun frage das Schmerz-Wesen, was du tun kannst, um es loszuwerden. Höre sehr aufmerksam zu, was es dir zu sagen hat.
5. Öffne die Augen und beginne, seinen Rat zu befolgen. Achte darauf, ob du eine Linderung deiner Schmerzen spürst oder nicht.
6. Beglückwünsche dich zu deiner Mitarbeit an der Linderung deines Schmerzes und nimm deine gewohnte Tätigkeit wieder auf.

Visualisierung des Schmerzes

Eine andere Methode der Schmerzreduzierung besteht darin, sich vorzustellen, wie der Schmerz aussieht. Wie die erste Übung wird auch diese Ihren Glauben stärken, daß Sie imstande sind, die Vorgänge in Ihrem Körper zu lenken.

1. Bereite dich mit Hilfe der im elften Kapitel beschriebenen Entspannungsübung auf diese Visualisierung vor.

2. Sieh dir den Schmerz genau an. Welche Farbe hat er? Schaue dir eingehend seine Farbe, seine Form und seine Größe an. Vielleicht sieht er wie ein leuchtendroter Ball aus. Er kann aber auch so groß sein wie ein Tennisball oder eine Grapefruit oder ein Fußball.
3. Projiziere in deiner Vorstellung den Ball in den Raum, ungefähr drei Meter von deinem Körper entfernt.
4. Lasse den Ball größer werden, etwa so groß wie ein Fußball. Dann lasse ihn auf Erbsengröße schrumpfen. Nun lasse ihn so groß werden, wie er will. Meistens nimmt er wieder seine ursprüngliche Größe an, in der du ihn zuerst gesehen hast.
5. Nun verändere die Farbe des Balls. Färbe ihn rosa, dann hellgrün.
6. Nun nimm den Ball und lege ihn dorthin zurück, wo du ihn zuerst gesehen hast. Achte darauf, ob deine Schmerzen nachgelassen haben oder nicht.
7. Wenn du deine Augen öffnest, bist du bereit, wieder deine gewohnte Tätigkeit aufzunehmen.

Ersetzen Sie den Schmerz durch Freude

Die Entdeckung des möglicherweise befriedigendsten Verfahrens – den Schmerz durch Freude zu ersetzen – ist einigen unserer Patienten zu verdanken. Wenn sie Schmerzen hatten, begannen sie, sich Tätigkeiten zu widmen, die ihnen Vergnügen bereiteten, und stellten fest, daß sie dadurch ihre Beschwerden verringern oder sogar ganz zum Abklingen bringen konnten.

Die Entwicklung von Tim, einem jungen Chirurgen, der an der Hodgkinschen Krankheit litt, soll hier stellvertretend für viele andere Krankheitsverläufe geschildert werden, die wir im Laufe unserer therapeutischen Arbeit mit Krebspatienten beobachtet haben. Tim hatte so starke Schmerzen, daß er kaum ein Bein vor das andere setzen konnte. Während einer Gruppensitzung schlugen wir Tim vor, angeln zu gehen. Er mußte einen Kilometer weit laufen, um an den Angelplatz zu gelangen, und er war sich nicht sicher, ob er es schaffen würde, doch mit der Unterstützung eines anderen Patienten gelang es ihm schließlich.

Auch bei der Vorbereitung seines Angelgeräts mußte ihm sein Begleiter helfen. Doch dann veränderte sich sein Zustand schlagartig. Kaum hatte er die Angel ausgeworfen, biß auch schon eine Forelle an. Seine Schmerzen verringerten sich zusehends. Die beiden Männer fischten etwa eine Dreiviertelstunde lang. Tim fühlte sich in dieser Zeit vollkommen schmerzfrei. Er war so begierig, zu den anderen zurückzugehen und ihnen den Fang zu zeigen, daß er den Heimweg fast mühelos bewältigte.

Als Arzt wußte Tim, daß solche Besserungen hin und wieder vorkommen, doch hätte er niemals geglaubt, daß sie auch ihm widerfahren könnten. Am nächsten Tag schlugen wir Tim vor, ein wenig Tennis zu spielen. Wir wußten, daß dieser Sport eine seiner großen Leidenschaften gewesen war. Freilich hatte er seit seiner Krebsdiagnose vor zwei Jahren keinen Schläger mehr angerührt. Wir legten ihm die Bälle so vor, daß er sich beim Zurückschlagen möglichst wenig hin und her bewegen mußte. Als Tim nach einer halben Stunde eine angenehme Müdigkeit spürte, brach er das Spiel ab. Er hatte während dieser dreißig Minuten keine Schmerzen gehabt. Zu seiner Überraschung blieb er auch die folgenden zwei Tage fast schmerzfrei.

Daß Tims Schmerzen beträchtlich reduziert wurden, mag nicht nur darauf zurückzuführen sein, daß ihm die Aktivitäten, die ihm diese Erleichterung verschafften, Spaß machten, sondern nicht zuletzt auch auf die körperliche Bewegung, die er sich wegen seiner Schmerzen so lange versagt hatte. Die Wechselbeziehung zwischen Geist, Körper und Emotionen hat zur Folge, daß eine Besserung der physischen Verfassung zur Verbesserung der emotionalen Verfassung beiträgt, die sich ihrerseits wieder günstig auf die körperliche Verfassung auswirkt usw.

Natürlich können wir nicht versprechen, daß Ihre Schmerzen vergehen werden, wenn Sie hinausstürzen und Sport treiben. Doch haben wir unzählige Male beobachtet, daß sich Patienten aller Vergnügungen enthielten, wenn sie an Schmerzen litten. Manchmal scheint es beinahe, als wollten sie sich für ihre Schmerzen bestrafen, indem sie sich auch Aktivitäten versagen, die sie durchaus bewältigen könnten. Nach unseren Erfahrungen wird die Teilnahme an vergnüglichen Unternehmungen belohnt: Sie vermindert die Schmerzen.

Wenn Sie jedoch merken, daß Ihre Schmerzen nicht nachlassen, dann gehen Sie nach derselben Methode vor wie bei der Krebsbehandlung im allgemeinen. Versuchen Sie, die emotionalen Komponenten Ihres Schmerzes zu verstehen, prüfen Sie die ihnen möglicherweise zugrunde liegenden Ursachen und erteilen Sie sich dann die Erlaubnis, Ihren emotionalen Bedürfnissen zu entsprechen, ohne sich dabei auf Ihre Schmerzen berufen zu müssen. Haben Sie erst die Kontrolle über Ihre Körpervorgänge wiedererlangt und Ihre positive Erwartung in bezug auf Ihre Genesung gefestigt, bestehen gute Aussichten, daß Ihre Schmerzen vergehen.

17

Bewegungstraining

Den Gedanken, in unser Therapieprogramm auch ein Bewegungstraining einzubeziehen, haben wir erst ernsthaft erwogen, nachdem wir 1976 dem bekannten Kardiologen Jack Scaff begegnet waren, der Bewegungsübungen als wesentliches therapeutisches Element bei der Behandlung von Herzpatienten einsetzt. Zehn Jahre früher hätten die Ärzte Scaffs rigoroses Trainingsprogramm bei einem Herzkranken noch für tödlich gehalten. Als wir überlegten, welche Möglichkeiten ein solches Programm unseren Krebspatienten bieten würde, fiel uns ein, daß eine beträchtliche Anzahl unserer als geheilt entlassenen Patienten nach der Krebsdiagnose weiterhin Sport getrieben hatten und daß sie alle schlank und drahtig gewesen waren.

Nach diesen ersten Überlegungen begannen wir, die medizinische Literatur nach Ergebnissen zu durchstöbern, die eine Bewegungstherapie zur Unterstützung der Behandlung von Herz- und Krebspatienten als geeignet erscheinen ließen. Wir lasen, daß die Zahl der Herz- und Krebserkrankungen mit dem Grad der Industrialisierung einer Gesellschaft korreliert. Mit der Verbesserung des Lebensstandards (mit der eine Überernährung der Menschen einhergeht), mit der Zunahme der Tätigkeiten, die im Sitzen ausgeführt werden (bei Abnahme der körperlichen Anstrengung) und mit einem deutlichen Anwachsen der Stressfaktoren steigt die Häufigkeit von Herz- und Krebserkrankungen enorm an.

Darüber hinaus stellten wir fest, daß James Ewing, einer der hervorragendsten frühen Krebsforscher, schon 1911 beobachtet hatte, daß Krebs weit öfter «unter Wohlhabenden und Indolenten» auftritt als unter «Armen und Überarbeiteten». Er vermutete, daß der Bewegungsmangel, der bei Menschen der oberen Gesellschaftsschichten häufiger auftritt, in diesem Zusammenhang eine Rolle spielt. Als I. Silvertsen und A.W. Dahlstrom 1921 die Krankengeschichten von 86 000 Verstorbenen analysierten, stellten sie fest, daß die Sterblichkeit bei Krebs unter den Patienten am höchsten war, deren berufliche Tätigkeit am wenigsten Muskelanstrengung erforderte, und am niedrigsten unter denen, deren Beschäftigung die größte Muskelanstrengung verlangte. Der Krebs scheine ein Produkt des Maschinenzeitalters zu sein, schrieben sie, und sie wiesen darauf hin, daß in relativ «unzivilisierten» Gesellschaften auch der Krebs ziemlich selten auftrete.

Tierversuche bestätigten diese Vermutung. 1938 gelang es Silvertsen, die Rate der Krebserkrankungen in einem Stamm von krebsanfälligen Mäusen auf 16 Prozent zu reduzieren, indem er den Kaloriengehalt ihrer Nahrung senkte und ihnen ausgiebige Bewegung ermöglichte. Bei den Mäusen der Kontrollgruppe, deren Kalorienaufnahme nicht eingeschränkt wurde und die kaum Gelegenheit zur Bewegung erhielten, betrug die Krebsrate 88 Prozent. Andere Untersuchungen, zum Beispiel von H. P. Rush und B. E. Kline, ergaben ebenfalls eine Verringerung des Krebswachstums bei Versuchstieren, denen man ausreichend Möglichkeiten verschafft hatte, sich zu bewegen.

S. Hoffmann und K. Paschkin berichten in einer Studie

aus dem Jahre 1960, daß bei Mäusen, denen sie Krebszellen implantiert hatten und dann einen aus dem Muskelgewebe anderer, durch starke Bewegung ermüdeter Mäuse gewonnenen Extrakt injizierten, die Tumoren schrumpften und in einigen Fällen sogar ganz verschwanden. Eine Injektion mit einem aus nicht ermüdetem Muskelgewebe gewonnenen Extrakt hatte dagegen keinerlei Wirkung.

Hans Selye und andere Stressforscher vermuten, daß die Korrelation zwischen der Steigerung körperlicher Bewegung und der Verringerung der Krebserkrankungen der angemessenen Kanalisierung des Stresses zuzuschreiben ist. Bei einer Reihe von Tierversuchen hat sich gezeigt, daß sich der Gesundheitszustand von Tieren, die man immer wieder unter Stress setzte, ohne ihnen eine Möglichkeit zum körperlichen Abreagieren dieses Stresses zu verschaffen, rapide verschlechterte. Dagegen war die gesundheitliche Beeinträchtigung bei gestressten Tieren, die sich frei bewegen konnten, sehr gering.

Wenn wir nun diese Ergebnisse mit den Resultaten anderer Tierversuche in Zusammenhang bringen, denen zufolge intensive körperliche Bewegung das Immunsystem stimuliert, ergibt sich die These, daß Bewegungstraining eines der besten Mittel zur effizienten Kanalisierung physiologischer Stressauswirkungen ist und das körpereigene Abwehrsystem auch zur Bekämpfung der Krebszellen stimulieren könnte.

Doch das Bewegungstraining hat nicht nur für den Körper positive Auswirkungen – es kann auch deutlich spürbare seelische Veränderungen hervorrufen. Zahlreiche Untersuchungen haben ergeben, daß Menschen, die ein regelmäßiges Bewegungspensum absolvieren, in ihrem Denken und in ihren Einstellungen meist flexibler sind, mehr Unabhängigkeit beweisen, über ein gefestigteres Selbstbild verfügen, sich selbst akzeptieren, weniger dazu neigen, die

Schuld bei anderen zu suchen, und auch weniger unter Depressionen leiden. Als besonders wirkungsvoll hat sich in dieser Hinsicht eine Kombination aus Gehen und Laufen erwiesen. Insgesamt gesehen scheinen also Menschen, die für regelmäßige Bewegung sorgen, im allgemeinen ein gesünderes psychologisches Profil zu entwickeln, das wiederum günstigere Prognosen für die Krankheitsverläufe dieser Menschen zuläßt.

Für uns sind diese Informationen insofern von besonderer Bedeutung, als seelische Depressionen eine der primären emotionalen Ursachen malignen Wachstums zu sein scheinen. Dies gilt sowohl für die Zeit vor der Krebsdiagnose als auch für die Zeit danach. Da jüngsten Untersuchungen zufolge auch zwischen Depressionen und der Funktionshemmung des Abwehrsystems eine Wechselbeziehung besteht, kann Bewegungstraining auch auf Grund seiner depressionsmindernden Wirkung die Genesung positiv beeinflussen.

Darüber hinaus gleichen jene seelischen Entwicklungen, die wir als Voraussetzungen für ein Weiterleben des Erkrankten über den prognostizierten Lebenszeitraum hinaus werteten, in auffallender Weise den durch regelmäßiges Körpertraining bewirkten psychischen Veränderungen. Dies ist eine Erkenntnis, die durch die Fallgeschichten vieler unserer Patienten gestützt wird.

Auch noch in anderer Hinsicht trägt regelmäßige sportliche Betätigung zu positiven Persönlichkeitsveränderungen bei. Wenn Sie sich die Zeit für ein regelmäßiges tägliches Training nehmen wollen, müssen Sie sich eine feste Tageseinteilung schaffen. Die Erfüllung dieses Zeitplans kann Ihnen das Gefühl geben, daß Sie Ihr Leben insgesamt besser unter Kontrolle haben. Diese bejahende Einstellung wird Ihnen helfen, ein die Heilung förderndes emotionales Klima zu schaffen.

Und schließlich wird Sie das Bewegungstraining lehren, den Bedürfnissen Ihres Körpers Beachtung zu schenken. Im Gefühl der Lebenskraft und Gesundheit, das Sie der regelmäßigen sportlichen Betätigung verdanken, werden Sie Ihren Körper als Freund, als eine Quelle der Freude empfinden, als etwas, das Ihre Fürsorge und Wachsamkeit verdient.

Unseres Wissens gibt es bisher noch keine Krebstherapie, die ein Bewegungstraining mit einbezieht. Entgegen der Auffassung mancher Spezialisten, die Bewegungsübungen bei Knochenkrebs, bei niedriger Thrombozytenzahl (Blutplättchen, die unter anderem das Ferment, das die Blutgerinnung bewirkt, enthalten) und anderen akuten Beeinträchtigungen nicht für ratsam halten, sind wir davon überzeugt, daß die positiven Wirkungen eines dem jeweiligen gesundheitlichen Zustand angemessenen Trainings der Muskulatur bei weitem überwiegen. Natürlich müssen wir besonders bei den gefährdeten Patienten sorgfältig darauf achten, daß sie sich nicht übernehmen, und jedes Warnsignal - Schmerzen oder Steifheit - ernst nehmen.

Unser Bewegungstraining – praktische Anleitung

Unser Bewegungstraining basiert auf dem von Jack Scaff für seine Herzpatienten entwickelten Programm. Wir bitten unsere Patienten, zunächst nur dreimal wöchentlich je eine Stunde zu trainieren. Wichtig ist, daß die Patienten die Übungen eine Stunde lang durchführen. Untersuchungen lassen erkennen, daß die Wirkung bei kürzeren Übungszeiten deutlich abnimmt.

Wenn Sie bettlägerig sind und sich kaum bewegen können, schlagen wir Ihnen vor, sich mit Hilfe einer Visualisierung vorzustellen, daß Sie Bewegungsübungen machen. Dadurch wird in Ihnen die Erwartung geweckt, daß Ihnen die Bewegungen gar nicht so viel Mühe bereiten werden, wie Sie geglaubt haben, und Sie werden sich Ihrer Mitverantwortung für die Befriedigung der Körperbedürfnisse stärker bewußt. Wenn Sie imstande sind, Ihre Arme und Beine zu bewegen, schlagen wir Ihnen vor, im Bett zu üben. Wenn Sie sich kräftig genug fühlen, um in Ihrem Zimmer oder zu Hause umherzugehen, dann sollten Sie dies unbedingt tun. Stellen wir uns zum Beispiel einen Leukämiepatienten vor, der zur Zeit in einer Klinik chemotherapeutisch behandelt wird, beträchtliche Schmerzen hat, schmerzlindernde Mittel einnehmen und intravenös ernährt werden muß. Gewöhnlich besteht die einzige körperliche Aktivität dieses Patienten darin, daß er allein, ohne die Hilfe einer Schwester oder eines Pflegers, den Waschraum aufsucht. Wenn dieser Patient mit der Durchführung eines Bewegungstrainings beginnt, besteht sein erster Schritt darin, zu entscheiden, zu welcher Zeit er die Übung abhalten will. Wichtig ist, daß er sich dabei überlegt, zu welcher Tageszeit die Chance, daß er unterbrochen wird, am geringsten ist.

Versetzen Sie sich nun in seine Lage. Sie könnten damit anfangen, im Bett die Füße und Hände zu bewegen, soweit es Ihnen keine heftigen Schmerzen bereitet (Sie werden sogar die an den Infusionsschläuchen befestigten Finger und Handgelenke ein wenig bewegen können). Sie können den Kopf heben und wieder zurückfallen lassen, und zwar etwa vier bis fünf Minuten lang. Als nächstes könnten Sie sich in einer Visualisierung vorstellen, wie Sie gerade Ihren Lieblingssport treiben – wie Sie Tennis spielen, schwimmen, einen Waldspaziergang unternehmen usw. Wichtig ist, daß die sportliche Betätigung, die Sie sich vorstellen, Ihren Körper fordert und Ihnen Freude macht. Sie sollten sich dies fünf bis zehn Minuten lang bildlich vorstellen, dann die Bewegungsübung weitere vier bis fünf Minuten wiederholen: Bewegen Sie wieder Ihre Arme, Ihre Beine, den Kopf usw. Dann wiederholen Sie auch noch einmal die Visualisierung fünf bis zehn Minuten lang: Stellen Sie sich in allen Einzelheiten vor, wie Sie Ihren Lieblingssport treiben.

Wenn Sie diese Bewegungs- und Visualisierungsübungen jeweils viermal wiederholt haben und dann – und sei es auch nur zur Übung – in den Waschraum gehen, haben Sie einen Übungsablauf hinter sich, der etwa einem einstündigen Bewegungstraining entspricht. Diesen Ablauf sollten Sie dreimal wöchentlich wiederholen. Später, wenn Sie keine Infusion mehr benötigen, können Sie Ihre Aktivitäten steigern.

Wenn Sie dann aus dem Krankenhaus entlassen werden, sind Sie bereits an einen regelmäßigen Übungsplan gewöhnt. Nun kommt es darauf an, die gewohnten Stunden für eine Erweiterung der Übung zu nutzen: Unternehmen Sie einstündige Spaziergänge und gehen Sie langsam dazu über, einen Teil der Strecke im Laufen zurückzulegen. Achten Sie darauf, daß Sie sich auf keinen Fall übernehmen!

Wenn Sie kräftig genug sind, spazierenzugehen, aber es nicht gewohnt sind, bestimmte Übungen auszuführen, wird die bereits erwähnte Kombination aus Gehen und Laufen – wieder dreimal wöchentlich je eine Stunde – vermutlich die beste Form eines ganzheitlichen Bewegungstrainings sein. Wichtiger noch als die Art Ihrer körperlichen Betätigung ist jedoch, daß Sie sie regelmäßig ausüben. Wenn Sie sich für eine Bewegungs- oder Sportart entscheiden, die Sie begeistert, werden Sie von selbst dazu neigen, sie regelmäßig zu betreiben. Wenn Sie also gern schwimmen oder Tennis spielen und körperlich dazu in der Lage sind, dann sollten Sie es auch tun – innerhalb der Grenzen des «Ungefährlichen».

Das sicherste Kriterium für eine «ungefährliche» Aktivität – es ist an Herzpatienten erprobt worden – ist die Pulsfrequenz. Die oberste zulässige Grenze der physischen Belastung liegt bei einer Pulsfrequenz von 24 bis 26 Schlägen in 10 Sekunden, was 144 bis 156 Pulsschlägen in der Minute entspricht. Da es den meisten Menschen schwerfällt, selbst ihren Puls zu messen – insbesondere dann, wenn sie dabei in Bewegung sind –, haben wir folgende Faustregel aufgestellt: *Die Übung ist ungefährlich, solange Sie in der Lage sind, dabei ein Gespräch zu führen.* (Es kann ruhig eine stockende Unterhaltung mit Unterbrechungen sein.)

Wenn Sie außer Atem geraten, so daß Sie nicht mehr weitersprechen können – sei es während der Bewegungsübungen im Bett, sei es beim Gehen oder Laufen –, sollten Sie sofort Ihre Anstrengungen verringern, Ihr Tempo herabsetzen: Passiert es beim Laufen, verfallen Sie ins Gehen; geschieht es beim Gehen, dann bleiben Sie stehen oder setzen sich nieder. Da Sie sich bereits nicht mehr unterhalten können, bevor Sie eine Pulsfrequenz von 144 bis 156 erreichen, werden Sie auf jeden Fall innerhalb der Sicherheitsgrenze bleiben, wenn Sie sich an diese Faustregel halten.

Wir sind davon überzeugt, daß dieses Bewegungstraining zu Ihrer physischen und psychischen Gesundheit beitragen wird. Dennoch muß hier betont werden, daß Sie selbst für sich die Verantwortung tragen und sich vor Schäden und Überanstrengung hüten müssen. Wenn Sie unsere Regel sorgsam einhalten, werden Sie sich nicht schädigen oder überanstrengen. Es ist wichtig, daß Sie diese Eigenverantwortung akzeptieren und bei Ihrem Bewegungstraining vernünftig vorgehen. Wir fordern alle unsere Patienten auf, diese Eigenverantwortung im Rahmen ihres Bewegungstrainings zu übernehmen. Auf diese Weise hat sich nur ganz selten jemand geschadet.

Unsere Erfahrungen mit diesem Programm haben bewiesen, daß Krebspatienten in weit höherem Maße zu körperlichen Aktivitäten fähig sind, als man gemeinhin annimmt. So können wir uns auf den Fall Tim berufen: Mehr als zwei Jahre lang hatte er sich jede sportliche Aktivität versagt. Als er mit dem Bewegungstraining begann, kam es zu einer deutlichen Verbesserung seines gesundheitlichen Zustandes und zu einem erstaunlichen Rückgang seiner Schmerzen. Einer unserer Patienten, der an stark ausgebildeten Metastasen im Knochengewebe litt, brachte einen «Mini-Marathonlauf» (etwa vier Kilometer) zustande, und ein anderer mit inoperablen Metastasen im Becken bewältigte sogar einen halben Marathonlauf (acht Kilometer). Ein weiterer Patient, der zugleich ein Mitarbeiter unseres psychologischen Beratungsteams ist, lief mit uns sogar sechzehn Kilometer weit. Seit vier Jahren hatte er Metastasen in der Lunge, die von einem Nierenkrebs ausgegangen waren, und dennoch hatte er während des Laufens keine Atembeschwerden. Und am Abend dieses Tages ging er noch zum Essen aus, während wir früh schlafen gingen.

Die vielleicht überzeugendste Beobachtung, die wir gemacht haben, ist, daß die Hälfte der Patienten in der von uns untersuchten Probandengruppe – durchweg als unheilbar bezeichnete Fälle – nach der Krebsdiagnose genauso aktiv blieben wie vorher. Erhöht sich die Lebensqualität, festigt sich auch die Bindung ans Leben und der Glaube an die Genesung – und ein regelmäßig praktiziertes Bewegungstraining trägt ohne Zweifel zu einer höheren Lebensqualität bei.

Während wir von dem Nutzen regelmäßiger Bewegung überzeugt sind, ist uns bei dem Gedanken an diätetische Richtlinien für Krebspatienten nicht ganz wohl. Die Forschungsergebnisse über die Zusammenhänge zwischen Diät und Krebs sind höchst verwirrend und widersprüchlich, obwohl sich bei Laborversuchen an Tieren eine deutliche Korrelation zwischen kalorienreicher Ernährung und der Häufigkeit der Krebserkrankungen beziehungsweise der Geschwindigkeit der Tumorbildung abzeichnet. Doch handelt es sich dabei nur um Tierversuche unter experimentellen Bedingungen, und es ist fraglich, ob die hierbei gewonnenen Ergebnisse auch auf Menschen zutreffen.

Wir können hinsichtlich der Ernährung nur einen Rat geben: Patienten mit Übergewicht sollten ihren Kalorienkonsum allmählich abbauen, bis sie ihr normales Gewicht erreicht haben. Außerdem warnen wir vor übermäßigem Alkoholgenuß.

Unsere Erfahrungen haben uns gelehrt, daß sich regelmäßig durchgeführte Bewegungsübungen sehr positiv auf die Gesundung auswirken. Beginnen Sie also noch heute mit dem Training!

18

Der Umgang mit der Angst vor Rückfällen und der Todesfurcht

Alle am Forschungsprojekt unseres Therapiezentrums in Fort Worth beteiligten Patienten galten als unheilbar krank. Ihre Lebenserwartung lag etwa bei einem Jahr. Von denen, die an unserem Behandlungsprogramm teilnahmen, haben fast alle die prognostizierte Lebenserwartung überschritten, und viele von ihnen zeigen heute keine Krankheitssymptome mehr; dennoch steht ihnen die Möglichkeit eines Rückfalls und des Todes stets vor Augen.

Alle Krebspatienten haben Angst vor einem möglichen Rezidiv, und in der Tat kommt es nicht selten vor, daß ein Patient behandelt wird, daß sich sein Zustand erheblich verbessert – und daß dann die Krankheit doch wieder aufflackert. Für Patienten, die nach unserer Methode behandelt werden, scheint ein Rezidiv indes besonders schlimm zu sein, weil damit Zweifel an der Wirksamkeit der Therapie und an der eigenen Fähigkeit geweckt werden, die zur Erhaltung ihrer Gesundheit notwendigen seelischen Veränderungen zu vollziehen. Um ihnen zu helfen, mit dieser Situation fertig zu werden, versuchen wir, ihren Genesungshoffnungen durch die offene Erörterung der Frage, welche Möglichkeiten ihnen zur Überwindung ihrer Ängste zur Verfügung stehen, ein Gegengewicht zu schaffen. Wichtig ist, ihnen klarzumachen, daß der eine Genesung fördernde seelische Wandlungsprozeß gewöhnlich nicht geradewegs bergauf, sondern durch Höhen und Tiefen führt.

Außerdem braucht jede Veränderung ihre Zeit. Es liegen bisher noch keine wissenschaftlich gesicherten, präzisen Daten vor, die eindeutig zeigen, mit welcher zeitlichen Verzögerung die aus seelischen Veränderungen resultierenden, gesundungsfördernden Vorgänge im Körper eintreten. Daher sollten die Patienten einsehen, daß jede Veränderung ihres Gesundheitszustandes – ob in positiver oder negativer Richtung – in den vor ihnen liegenden Monaten ein wertvolles Feedback ihres Körpers darstellt und Informationen liefert, die ihnen helfen können, ihren Weg auf die Genesung auszurichten.

Der Rückfall – ein Feedback-Signal des Körpers

Sich innerlich auf einen Rückfall vorzubereiten ist die beste Methode, die Furcht vor ihm zu vermindern. Schon beim ersten Gespräch versuchen wir gemeinsam mit den Patienten, ihre schlimmsten Ängste vor einem Rezidiv zu erforschen und eine Strategie zu ihrer Überwindung zu entwikkeln. Wir schildern ihnen die typische Reaktion von Patienten, denen mitgeteilt wird, daß sie einen Rückfall erlitten haben: Gewöhnlich folgt darauf eine Zeit der emotionalen Erstarrung, der Bestürzung, des Gefühls, «den Boden unter den Füßen verloren zu haben». Viele beschreiben diese Zeit als seelische Berg-und-Tal-Fahrt, die – je nach Ausmaß des Beistands, der dem Patienten zuteil wird – eine Woche, manchmal aber auch einen ganzen Monat andauern kann. Während dieser Zeit kann eine Umstellung der medizinischen Therapie angebracht sein. Wir ermutigen unsere Patienten, in dieser kritischen Zeit nicht allzuviel von sich selbst zu erwarten. Sie brauchen jetzt ihre ganze Energie, um durchzuhalten.

Wir empfehlen unseren Patienten, zwei Dinge im Auge zu behalten: Erstens sollten sie alle Menschen, von denen sie betreut werden – Angehörige, Freunde, Ärzte, Schwestern und Pfleger –, um Zuwendung und um Verständnis für ihre wechselnden Stimmungen bitten. Die Kraft, die sie brauchen, um ihrer Verzweiflung Herr zu werden, erhalten sie zum großen Teil von diesen Menschen. Zweitens sollten sie keine schwerwiegenden Vorentscheidungen in bezug auf den möglichen Ausgang ihrer Erkrankung treffen. Meinen sie, daß ihre Zukunft ebenso schmerzhaft sein wird wie ihr gegenwärtiger Zustand, könnten sie innerlich aufgeben, was ihren körperlichen Verfall beschleunigen würde. Bei einem solchen Rückfall bitten wir sie, zu bedenken, daß sie eine zwar erschreckende und schmerzliche, aber doch *vorübergehende* Phase durchleben. Der Schock und die Bestürzung werden vergehen. Ist das geschehen, können sie dazu übergehen, in aller Ruhe abzuschätzen, was sich ereignet hat und was die Zukunft für sie bereithalten mag.

Sobald die Patienten zu erkennen geben, daß diese schwierige Zeit vorüber ist und daß sie über die Kraft und das richtige Erkenntnisinteresse verfügen, um herausfinden zu können, was ihr Rückfall bedeutet, beginnen wir gemeinsam zu forschen. Für uns ist der Rückfall kein Fehlschlag; er ist eine Botschaft des Körpers mit bedeutsamen seelischen Implikationen. Einige mögliche Botschaften sind:

1. Der Patient mag unbewußt vor emotionalen Konflikten, mit denen er sich konfrontiert sieht, kapituliert haben. Der Rückfall kann die Meldung enthalten, daß der Patient die Hilfe eines Therapeuten braucht, um seine Kon-

flikte zu lösen oder um wirksamere Möglichkeiten zu finden, mit ihnen fertig zu werden.

2. Der Patient hat vielleicht außer der Krankheit noch keine anderen Mittel und Wege gefunden, um sich selbst die Erfüllung seiner emotionalen Bedürfnisse zu gestatten. Eine behutsame Betrachtung des «Gewinns» der Krankheit, die zu der Entdeckung anderer Möglichkeiten der Bedürfnisbefriedigung führen kann, wird ihm helfen, aus dieser Sackgasse herauszufinden.
3. Der Patient möchte vielleicht zu rasch und zu viele Veränderungen in seinem Leben vornehmen, wodurch er sich einem neuen physischen Stress aussetzt. Und so befiehlt ihm sein Körper, das Tempo zu drosseln und sich nicht so erbarmungslos anzutreiben.
4. Der Patient hat sich vielleicht stark verändert, ist aber bequem und selbstzufrieden geworden. Viele Patienten berichten von ihren Schwierigkeiten, die stressabbauende Körperbetätigung weiter aufrechtzuerhalten, nachdem die unmittelbare Bedrohung durch ihre Krankheit vorüber ist. Das ist verständlich. Der Mensch neigt dazu, nur unter dem Druck zwingender Bedürfnisse zu reagieren, und eine neue Lebensweise kann nur dann zur Gewohnheit werden, wenn man sie regelmäßig übt.
5. Der Patient kümmert sich vielleicht gefühlsmäßig zu wenig um sich selbst. Er kann sogar zu selbstzerstörerischen Verhaltensweisen neigen. Nun mahnt ihn sein Körper, zuerst die eigenen Bedürfnisse zu berücksichtigen und an seine eigene Gesundheit zu denken.

Natürlich ist diese Aufstellung nicht vollständig. Bei der Entschlüsselung des Warnsignals «Rückfall» kann die Unterstützung eines Therapeuten sehr hilfreich sein. Doch letztlich müssen die Patienten selbst ihr Inneres erforschen, um die Bedeutung des Signals zu erfassen.

Ebenso können sie bei ihrem Deutungsversuch den «inneren Ratgeber» zu Rate ziehen. Wir ermutigen unsere Patienten, sich mindestens einmal am Tag bei der Visualisierung das Bild ihres Ratgebers vor das geistige Auge zu rufen und ihn zu befragen: «Was bedeutet dieser Rückfall? Welche Botschaft enthält er für mich?»

Eine weitere wertvolle Übung besteht darin, die unmittelbar vor dem Rückfall liegende Zeit zu prüfen: Welche bedeutenden Ereignisse oder Veränderungen fallen in diesen Zeitraum? Welche neuen Verhaltensweisen haben sich die Patienten angeeignet, mit welchen Aktivitäten sind sie beschäftigt gewesen? Auch bei diesem Rückblick kann das objektivere Urteil von Freunden, Angehörigen und Therapeuten eine große Hilfe sein. Das Forschen nach der Bedeutung, die ein Rezidiv für den Krebspatienten haben kann, führt häufig zu wichtigen Erkenntnissen, die sich sehr positiv auf die Gesundung auswirken. Für den Patienten kann es eine Zeit der Neubewertung seiner Bemühungen um die Genesung und eine Zeit der Neuorientierung, der Entscheidung über die Frage sein, ob er die Richtung ändern soll oder nicht.

Die Entscheidung zum Tod

Den Tod vor sich zu sehen – das ist wahrscheinlich die schwerste, erschreckendste, mit dem verwirrendsten Aufruhr der Gefühle verbundene Situation im Leben eines Menschen. Wir scheuen davor zurück, über den Tod zu sprechen. Er gehört zu den Tabus unserer Kultur. Doch dadurch vermehrt sich seine schreckenerregende Macht nur und unsere Unsicherheit ihm gegenüber. Wie bereits erwähnt, haben Krebskranke weniger Angst vor dem Tod an sich als vor der Art ihres Sterbens. Sie haben Angst vor einem lang andauernden Todeskampf. Es graut ihnen bei dem Gedanken, monatelang im Krankenhaus zu liegen und fern von ihrer Familie und ihren Freunden ein einsames, qualvolles und sinnentleertes Leben fortsetzen zu müssen. Oft geben sich die Angehörigen alle Mühe, das Thema Tod ganz zu vermeiden. Wenn der Patient über die Möglichkeit seines Sterbens sprechen möchte, suchen sie dies meist mit Sprüchen abzuwehren wie: «So solltest du nicht reden! Du wirst nicht sterben!» Wenn die Kranken nicht einmal mit den Menschen über den Tod sprechen dürfen, die ihnen am nahesten stehen, können sie sich nicht von ihren Ängsten entlasten. So wird ihre Furcht immer größer.

Trotz dieses allgemeinen Widerstrebens, sich mit dem Sterben auseinanderzusetzen, wissen Kinder und Erwachsene – so Elisabeth Kübler-Ross – kurz vor ihrem Tod instinktiv, daß sie bald sterben werden. Auch stellte die bekannte Sterbeforscherin fest (und wir können dies aus eigener Erfahrung bestätigen), daß Patienten häufig nicht sterben wollen, sich gegen ihren Tod auflehnen und ihn hinauszögern, weil Menschen, die sie lieben, oder sogar ihre Ärzte die Tatsache, daß sie sterben werden, nicht akzeptieren können. Diese Menschen sind einer doppelten Belastung ausgesetzt: Sie wissen, daß sie sterben werden, und müssen zugleich den anderen etwas vormachen.

Zu Beginn unserer Arbeit wurden wir auf Grund mehrerer für uns wie für unsere Patienten schmerzlicher Erfahrungen dazu gebracht, unsere eigene Einstellung zum Tod zu überprüfen und zu erkennen, daß es notwendig ist, unsere Patienten ausdrücklich darauf hinzuweisen, daß sie nicht nur das Recht haben, sich für das Leben zu entscheiden, sondern ebenso für den Tod.

Einige unserer ersten Patienten, die glaubten, unsere Therapie sei der sichere Weg zur Genesung, und die im stillen dachten, daß sie es «schaffen» würden, fühlten sich schuldig, wenn ihnen klar wurde, daß sie es nicht schafften. Diese Patienten kamen gewöhnlich drei- bis viermal im Jahr zu einer einwöchigen Sitzung nach Fort Worth und kehrten dann wieder nach Hause zurück. In der Zwischenzeit standen sie mit uns in telefonischem Kontakt, und gelegentlich besuchten auch wir sie bei einer unserer Rundreisen durchs Land. Bisweilen brach die Verbindung über Wochen hin ab, und einige Zeit später teilten ihre Angehörigen uns mit, daß sie gestorben waren.

Da wir eine intensive innere Beziehung zu diesen Patienten entwickelt hatten, waren wir bestürzt und auch verletzt, weil wir in ihren letzten Tagen nicht bei ihnen hatten sein können. Manchmal richteten ihre Angehörigen letzte Grüße von ihnen aus: «Sagt Carl und Stephanie, daß sie trotzdem so weitermachen sollen» oder «Sagt ihnen, es sei nicht ihr Fehler». Nun begannen wir zu begreifen. Unsere Patienten waren der Meinung gewesen, daß unser Beistand bei ihren Bemühungen, wieder gesund zu werden, sie dazu verpflichtete, am Leben zu bleiben, um zu beweisen, daß unser Behandlungskonzept etwas taugt. Wenn sie dennoch starben, glaubten sie, sich und uns zu enttäuschen. Mit der Zeit wurde uns klar, daß wir einem Patienten, dem wir die Verantwortung für seine Genesung übertrugen, auch das Recht zugestehen mußten, sich auf den Tod zuzubewegen, wenn es ihn in diese Richtung drängte.

Über den Tod sprechen

Heute ist es ein fester Bestandteil unseres Behandlungsprogramms, die Patienten von solchen Schuldgefühlen von vornherein zu befreien und ihnen bei der Konfrontation mit ihren Ängsten und Ansichten über den Tod zu helfen. Ein unverstellter Blick auf die Möglichkeit seines Todes nimmt dem Patienten einen Großteil seiner Furcht und scheint auch die Schmerzen während des Sterbens zu lindern. Nur selten müssen unsere Patienten lang andauernde Todesqualen erdulden. Viele sind noch bis in die letzten ein, zwei Wochen vor ihrem Tod sehr aktiv. Oft sterben sie zu Hause in ihrer vertrauten Umgebung oder nach einem Krankenhausaufenthalt von nur wenigen Tagen. Diese verbesserte «Sterbensqualität» schreiben wir ihrer Fähigkeit zu, sich ihren Ängsten offen und einsichtig zu stellen und ihren Tod zu akzeptieren.

In die Themen Rückfall und Tod führen wir unsere Patienten schon in der ersten Woche ihres Aufenthaltes während eines Gruppengespräches ein. Wir weisen sie auf die Möglichkeit hin, daß sie irgendwann zu der Entscheidung gelangen könnten, daß die Zeit für sie gekommen sei, sich dem Tod zuzuwenden, und bitten sie, es uns mitzuteilen, wenn bei ihnen dieser Zeitpunkt eintreten sollte. Wir sichern ihnen zu, daß wir sie bei ihrem Sterben genauso betreuen und unterstützen werden wie bei ihrer Gesundung. Die Patienten haben das Recht, den Kampf aufzugeben und vom Leben Abschied zu nehmen.

Wir versprechen unseren Patienten, daß ihnen – unabhängig davon, ob sie vom Krebs geheilt werden oder nicht – eines sicher gelingen wird: die Qualität ihres Lebens – oder die Qualität ihres Sterbens – deutlich zu verbessern und Stärke und Mut zu beweisen.

Erfahrungen unserer Patienten

Die folgenden Krankengeschichten sollen das Spektrum der Erfahrungen unserer Patienten im Umgang mit dem Tod demonstrieren.

Frederick

Frederick – wir haben bereits im sechsten Kapitel über ihn berichtet – war dem Tod schon sehr nahe, als wir die therapeutische Arbeit mit ihm begannen. Er erwies sich als sehr kooperativ und zeigte bereits in der ersten Woche, die er in unserer Klinik verbrachte, eine deutliche Verbesserung seines emotionalen Zustands. Am Ende der Woche war uns jedoch klar, daß noch viele Probleme ungelöst geblieben waren, und so rechneten wir damit, daß Frederick Schwierigkeiten haben würde, seine aufgewühlten Gefühle daheim zu bewältigen.

Sein erster Anruf kam 48 Stunden nach seiner Rückkehr; dann rief er uns alle zwei Tage an. Er litt unter großer Angst und heftigen Depressionen, und seine körperliche Verfassung verschlechterte sich zusehends. Unser viertes Gespräch mit ihm im Laufe von etwa zehn Tagen ließ erkennen, daß er sehr schwach und dem Tod nahe war. Er konnte nicht essen, war verwirrt und erschöpft. Er hatte große psychische Anforderungen an sich gestellt, und nun ging es mit ihm rapide bergab. Wir rieten ihm, nicht dagegen anzukämpfen, eine neutrale Haltung einzunehmen und abzuwarten, was geschehen würde. Natürlich waren wir uns darüber klar, daß er, wenn er zu kämpfen aufhörte, das Herannahen des Todes beschleunigen würde, doch bewegte er sich ohnehin schnell auf ihn zu.

In den nächsten drei Tagen kam Frederick nur halb zu Bewußtsein und schlief nahezu ununterbrochen. Später berichtete er, daß er in dieser Zeit genau gewußt habe, daß er dem Tod nahe war; dennoch habe er mehr Gleichmut als zuvor empfunden. In diesem halbwachen Zustand hatte Frederick ein – wie er sagte – traumartiges Erlebnis: Er wurde vor die Wahl gestellt, zu leben oder zu sterben. Er entschied sich für das Leben, und in diesem Augenblick kam er wieder zu vollem Bewußtsein. Er wandte sich an seine Frau und sprach zum erstenmal seit drei Tagen vollkommen klar mit ihr. Er bat sie, das Tonband mit der Anleitung für die Entspannungs- und Visualisierungsübung abzuspielen, und begann, sie aufs neue zu praktizieren. Am Tag darauf fühlte er sich etwas kräftiger und bekam wieder Appetit. Wir standen weiterhin in regelmäßigem Kontakt mit ihm und erfuhren, daß seine Aktivitäten zunahmen, daß er wieder zur Kirche und zum Schwimmen ging.

Schon nach vier Monaten konnte Frederick seine Arztpraxis wieder eröffnen. Doch wenige Wochen später kam jener schon erwähnte Anruf von der Versicherung. Die Sorge, die die Mitteilung, daß er keinen weiteren Anspruch auf Krankengeld habe, in ihm wachrief, hat – so vermuten wir – das erneute Auftreten der Krebserkrankung, die diesmal zu seinem Tod führte, ausgelöst.

Kim

Kim, eine Frau Ende Dreißig, hatte Brustkrebs mit starker Metastasenstreuung. Sie war der Aufarbeitung ihrer emotionalen Probleme gegenüber aufgeschlossen gewesen, und etwa ein Jahr lang ging es mit ihr gesundheitlich bergauf. Plötzlich erlitt sie einen Rückfall. Sie kam zur Nachsorge-Untersuchung in unsere Klinik und stand wieder vor den gleichen, mit ihrer Erkrankung in einer Wechselbeziehung stehenden seelischen Problemen.

Als sie nach Hause zurückgekehrt war, fühlte sie sich außerstande, die nötige Energie für die Übungen aufzubringen, obwohl sie von deren heilsamer Wirkung überzeugt war. Es war zu jener Zeit sehr kalt und stürmisch, was es ihr sehr erschwerte, das Haus zu verlassen und sich die nötige Bewegung zu verschaffen. Sie verlor den Kontakt zu fast allen Freunden. Je mehr sich ihre Krankheit im Körper ausbreitete, desto mutloser wurde sie. Eines Tages rief sie uns an, um uns zu sagen, daß sie völlig entmutigt sei. Sie habe vergessen, wie es sich anfühle, gesund zu *sein*; wie könne sie dann die Hoffnung aufrechterhalten, jemals gesund zu *werden*? Wir reagierten genauso wie bei dem geschilderten Anruf Fredericks: Wir schlugen ihr vor, sich nicht mehr zu wehren und sich neutral zu verhalten. Das sei für sie eine große Erleichterung, antwortete sie.

Während des Telefonats hatten wir auch offen darüber gesprochen, daß sie sterben könnte, wenn sie zu kämpfen aufhörte. Der Tag nach dieser Unterredung war für sie sehr angefüllt: Sie verrichtete ihre Hausarbeit, bereitete das Essen und aß im Kreis der Familie. Nach der Mahlzeit klagte sie über Kopfweh und legte sich ins Bett. Als ihr Mann schlafen ging und nach ihr sah, war sie tot.

Celeste

Das Sterben der zweiunddreißigjährigen Celeste ist uns besonders nahegegangen. Zweieinhalb Jahre lang hatten wir mit Celeste zusammengearbeitet – von dem Tag an, als ihre Diagnose feststand: ein fortgeschrittenes Leiomyosarkom (Muskel-Sarkom). Die Zeit, die Celeste bei uns verbrachte, war von seelischen Hochs und Tiefs gekennzeichnet, die parallel zu den wechselweisen Remissionen und Rezidiven verliefen.

Etwa ein Jahr zuvor hatte sie den Bescheid erhalten, daß sich Metastasen in ihrer Lunge gebildet hätten, die bereits zu einer beträchtlichen Größe angewachsen seien. Celeste nahm wieder mit uns Verbindung auf, um uns mitzuteilen, daß sie furchtbare Schmerzen habe und am liebsten sterben würde. Sie unterband alle Bemühungen, den Krankheitsverlauf noch zu beeinflussen, und begann sich auf ihren Tod vorzubereiten. Sie lag einige Tage im Bett und versuchte, ihre Schmerzen mit Tabletten zu besänftigen. In dieser Zeit besuchten sie viele Freunde, um von ihr Abschied zu nehmen.

Eines Tages wurde ihr klar, daß das gloriose Bild vom Tod, das sie sich ausgemalt hatte, nicht Wirklichkeit werden würde. Statt dessen lag sie in einem stuporartigen Zustand in ihrem Bett, nahm weiterhin Schmerzmittel ein und litt dennoch unter heftigen Schmerzen, unter Verstopfung und einer ständigen Benommenheit. Plötzlich fiel ihr ein, daß ihr vierjähriger Sohn sie nicht auf diese Weise sterben sehen sollte. Sie setzte ihre Medizin ab, stieg aus dem Bett, nahm ihre gewohnten Beschäftigungen wieder auf und beschloß, eine Woche lang allein nach Mexiko zu fahren. Wenige Tage später saß sie nahezu schmerzfrei im Flugzeug.

Nach ihrer Rückkehr ging es Celeste vier Monate lang relativ gut. Dann traten erneut Beschwerden auf, die offenbar in einem Zusammenhang mit dem plötzlichen Tod ihres Vaters standen. Dieser Verlust und die damit verbundenen Probleme der Nachlaßregelung bereiteten ihr erhebliche Probleme. Bald darauf erhielt sie eine weitere Hiobsbotschaft: Nun war auch ihre Mutter an Krebs erkrankt.

Vor kurzem rief Celeste wieder bei uns an, um uns mitzuteilen, daß es «wieder soweit» sei. Sie wolle sich auf den Tod vorbereiten, hege aber immer noch die Hoffnung, daß sie gesund werden könne; doch fehle es ihr an der nötigen Energie. Sie bedankte sich und betonte, daß ihr die geistige Entwicklung, die sie uns verdanke, erlaube, in Frieden zu sterben. Nachdem wir uns gegenseitig unsere Empfindungen bekundet und voneinander Abschied genommen hatten, überraschte sie uns mit ihren abschließenden Worten: «Zum Schluß möchte ich euch aber doch sagen, daß ich noch immer ein Wunder erwarte – ich hätte nichts dagegen, plötzlich wieder gesund zu werden!»

Leben und Tod in neuer Perspektive

Diese drei Patienten haben gelernt, daß sie für die Erhaltung ihres Lebens kämpfen oder aber den Kampf aufgeben und sich dem Tod zuwenden können. Wichtig daran ist, daß sich alle drei offen mit der Möglichkeit des Todes konfrontierten und selbst entschieden, wann sie bereit waren zu sterben.

Um Ihnen bei der Klärung Ihrer Gedanken über den Tod und das Sterben zu helfen, haben wir eine Visualisierungsübung (es ist eigentlich mehr ein gelenkter Wachtraum) entwickelt, die Sie anregen soll, Ihr Verständnis von Ihrem Leben und seinem Ende zu erweitern. Dabei sollen Sie nicht Ihren Tod «einstudieren», sondern «Rückschau» auf Ihr Leben halten, wobei Sie auch jetzt noch wichtige Ziele entdecken können, die für Sie noch erreichbar sind. Dabei können Sie den Entschluß fassen, alte Einstellungen, Haltungen und Persönlichkeitszüge abzulegen und sich neue Einstellungen, Empfindungen und Reaktionsweisen zu eigen zu machen.

Diese Visualisierungsübung wird auch in anderen psychotherapeutischen Zusammenhängen angewendet – nicht nur bei lebensbedrohenden Erkrankungen. Sie können und sollten also diese Übung auch durchführen, wenn Sie nicht krebskrank sind. Sie soll Ihnen helfen, sich über folgende Fragen klarzuwerden: ob ein Rückfall gleichbedeutend ist mit Sterben, ob Sie eine bestimmte Vorstellung davon haben, wie Sie sterben und wie Ihre Angehörigen und Freunde auf Ihren Tod reagieren werden und schließlich, was Ihrer Erwartung nach mit Ihrem Bewußtsein geschieht, wenn Sie sterben.

Da Gedanken über den Tod bei vielen Menschen von religiösen Anschauungen bestimmt werden, haben wir uns bemüht, die Anleitung für diese Visualisierungsübung so zu formulieren, daß sie einen bestimmten Glauben weder voraussetzt noch aufzwingt. Übertragen Sie einfach unsere Ausdrücke in die Sprache Ihres eigenen Glaubens. Wie auch bei unseren anderen Visualisierungsübungen ist es auch hier eine große Hilfe für Sie, wenn Sie den Anleitungstext langsam lesen (beziehungsweise lesen lassen) oder vorher auf ein Tonband aufnehmen.

1. Lasse dich in einem ruhigen Zimmer in einem bequemen Sessel nieder und beginne mit der Entspannungsübung, damit du dich vollkommen lockerst.
2. Fühlst du dich entspannt, dann stelle dir bildlich vor, wie dein Arzt dir mitteilt, daß du einen Rückfall erlitten hast. (Wenn du nicht krebskrank bist, dann stelle dir vor, wie ein Arzt zu dir sagt, daß du sterben mußt.) Versetze dich in die Empfindungen und Gedanken, mit denen du auf diese Information reagieren würdest. Wohin gehst du dann? Mit wem wirst du darüber sprechen? Was wirst du sagen? Nimm dir Zeit, dir die Szene ganz genau vorzustellen.
3. Nun visualisiere, wie du dem Tod entgegengehst. Welche Verschlechterung deines Gesundheitszustandes auch eintreten mag, versetze dich in sie hinein. Stelle dir ganz genau die einzelnen Stadien des Sterbens vor. Rufe dir ins Bewußtsein, was du alles verlierst, wenn du stirbst. Gestatte dir, dich einige Minuten lang diesen Empfindungen hinzugeben und in dich hineinzuhorchen.
4. Sieh die Menschen um dich stehen, während du auf dem Totenbett liegst. Stelle dir vor, wie sie darauf reagieren, daß du sie verläßt. Was sagen sie

und was empfinden sie? Gewähre dir reichlich Zeit, um zu sehen, was da vorgeht. Stelle dir den Augenblick deines Todes vor.

5. Wohne deinem eigenen Begräbnis oder Gedenkgottesdienst bei. Welche Personen triffst du dort an? Was sagen sie? Was empfinden sie? Gewähre dir wieder ausreichend Zeit für diese Vorstellung.
6. Sieh dich selbst tot auf der Bahre liegen. Was geschieht mit deinem Bewußtsein? Wohin auch immer sich nun dein Bewußtsein deiner Meinung nach begeben mag, laß es dorthin entschwinden. Verweile dort einige Minuten ganz still und erlebe, was du siehst.
7. Dann laß dein Bewußtsein ins Universum hinaus, bis du in die Gegenwart dessen gelangst, was du für den Ursprung des Universums hältst. In dieser Gegenwart rufe dir dein Leben in allen Einzelheiten ins Gedächtnis zurück. Laß dir viel Zeit bei diesem Rückblick. Mit welchen Dingen, die du vollbracht hast, bist du zufrieden? Was hättest du anders machen sollen? Welche feindseligen Gefühle hast du empfunden und hegst du noch immer? (Versuche in jedem Fall, dein Leben an dir vorüberziehen zu lassen, unabhängig davon, was nach deinem Tod deiner Meinung nach mit deinem Bewußtsein geschieht.)
8. Du hast nun die Gelegenheit, in einem neuen Körper zur Erde zurückzukehren und einen neuen Lebensplan zu entwerfen. Würdest du dir dieselben Eltern aussuchen oder lieber andere? Welche Eigenschaften sollten sie haben? Wünschst du dir Brüder und Schwestern? Dieselben? Worin würde deine Lebensaufgabe bestehen? Welche Leistun-

gen hältst du in deinem neuen Leben für wesentlich? Was wird dir in deinem neuen Leben wichtig sein? Überlege dir deine neuen Pläne sehr sorgfältig.

9. Halte dir vor Augen, daß dein Leben durch einen sich ständig wiederholenden Ablauf von Tod und Wiedergeburt gekennzeichnet ist. Jedesmal, wenn du deine Einstellungen und Empfindungen änderst, durchlebst du einen Tod und eine Wiedergeburt. Nachdem du dies vor deinem geistigen Auge erlebt hast, wirst du dir bewußt, daß dein ganzes Leben nichts anderes als Tod und Neugeburt war.
10. Kehre nun langsam und friedvoll in die Gegenwart zurück. Du fühlst dich erfrischt und froh.

Folgerungen aus der Visualisierung von Tod und Wiedergeburt

Die Reaktionen auf diese Übung sind natürlich sehr stark individuell geprägt und verschiedenartig. Doch können wir einige sehr oft auftretende Grundmuster nennen. Am häufigsten berichten unsere Patienten, daß die bildliche Vorstellung ihres eigenen Todes nicht annähernd so schwer und schmerzlich gewesen sei, wie sie befürchtet hätten. Oft verdanken sie ihr wertvolle Anregungen – zum Beispiel, was sie ihren Angehörigen und Freunden sagen könnten, um ihren Schmerz über den Verlust, um ihre Trauer zu lindern. Die Visualisierung ihrer eigenen Beisetzung wirkt insofern tröstlich, als sie erkennen, daß das Leben ihrer Angehörigen und Freunde auch ohne sie weitergehen wird. Darüber hinaus beginnen sie oft, sich Gedanken über die Art ihrer Beisetzung zu machen und Wünsche in dieser Hinsicht zu äußern.

Die Rückschau auf das eigene Leben ist für die Patienten, aber auch für andere Menschen, die wir durch diese Übung geleitet haben, wahrscheinlich der hilfreichste Aspekt dieser bildlichen Vorstellung, weil sie dabei klären können, was sie in ihrem Leben verändern möchten. Wir weisen sie darauf hin, daß sie nach dieser Erfahrung und den wichtigen Erkenntnissen, die sie ihnen vermittelt hat, noch Zeit haben, die gewünschten Veränderungen hier und jetzt zu verwirklichen, so daß sie bei ihrem Tod weder Bedauern noch Groll empfinden müssen. Und indem sie darüber nachsinnen, was für ein Mensch sie gern sein möchten, wenn sie Gelegenheit hätten, noch einmal von vorn anzufangen, sind sie bereits fest entschlossen, sich zu ändern. Wir ermutigen den Patienten, *jetzt* dieser Mensch zu werden – in *diesem* Leben.

Mit Hilfe dieser bildlichen Vorstellung werden Sie – hoffen wir – erkennen, daß der Weg zur Heilung in Wirklichkeit ein Wiedergeborenwerden ist. Während Sie sich selbst und Ihre Mitwirkung am Gesundwerden und -bleiben erforschen, fallen alle unkonstruktiven alten Einstellungen von Ihnen ab und machen einer neuen positiven Haltung, einem neuen Leben Platz. Was Sie sind und was Sie sein möchten, wird mehr und mehr eins.

19

Unterstützung durch die Familie

Wir bestehen darauf, daß Patienten, die zu uns nach Fort Worth kommen, um an unserem Behandlungsprogramm teilzunehmen, von ihrem Ehepartner oder – wenn sie alleinstehend sind – von einem nahen Verwandten begleitet werden. Gelegentlich haben wir auch Söhne oder Töchter oder Geschwister eines Patienten zur Mitarbeit herangezogen. Für dieses Prinzip gibt es zwei sehr wichtige Gründe: Wenn ein Patient seine Einstellung zu seiner Krankheit verändern, regelmäßige Entspannungs- und Visualisierungsübungen oder ein Bewegungstraining durchführen soll, kann es in hohem Maße von der Unterstützung des Partners oder der Familienangehörigen abhängen, wieweit es ihm gelingt, die Anleitungen auszuführen.

Zweitens brauchen Ehepartner und nahe Verwandte meistens im selben Ausmaß Beistand und Beratung, um mit ihren Gefühlen umgehen zu lernen, wie der Patient. Kaum ein Erlebnis wird mit größerer Sicherheit Verwirrung, Bestürzung, Gefühle der Unzulänglichkeit und des Mangels an Mitgefühl und Verständnis hervorrufen, als zusehen zu müssen, wie jemand, den man liebt, an einer lebensbedrohenden Krankheit leidet.

Dennoch kann diese Erfahrung Sie menschlich in einem

Maße bereichern wie kaum etwas anderes in Ihrem Leben. An manchen Tage mögen Sie eine ungewöhnlich große Liebe und Vertrautheit empfinden, an anderen hingegen stumme Wut und Verzweiflung.

Akzeptieren Sie die Gefühle des Patienten – und die eigenen

Versuchen Sie, Ihr «Gefühlskaleidoskop» zu akzeptieren! Das ist die wichtigste Anregung, die wir Ihnen in diesem Kapitel vermitteln können. Die Krankheitszeit wird für Sie und den erkrankten Menschen, den Sie lieben, voller heftiger, schwankender und widersprüchlicher Gefühle sein, und viele dieser Gefühle werden Ihnen vielleicht «inakzeptabel» oder «unangemessen» erscheinen. Vielleicht sind Sie zornig. Vielleicht ertappen Sie sich dabei, daß Sie dem Erkrankten den Tod wünschen oder daß Sie vor dieser Situation davonrennen möchten. Es ist eine schwierige Lektion, die Sie zu lernen haben: sich selbst wegen dieser Empfindungen nicht zu verurteilen. Akzeptieren Sie statt dessen die Tatsache, daß Sie nun einmal so empfinden, und enthalten Sie sich jedes Urteils.

Bei einer lebensbedrohenden Krankheit wie Krebs gibt es keine «angemessenen» oder «unangemessenen», keine «reifen» oder «unreifen» Gefühle, sondern eben nichts als Gefühle. Es ist daher müßig, sich vorzuhalten, was Sie fühlen «sollten» oder «müßten». Worauf es ankommt, ist, zu erkennen, welche Reaktion für Sie wie für den von Ihnen geliebten Menschen am wohltuendsten ist. Und der erste Schritt sollte darin bestehen, Ihre eigenen Gefühle und die des Erkrankten anzunehmen und zu begreifen, daß sie notwendig und geeignet sind, sich mit der Möglichkeit des Todes auseinanderzusetzen.

Jeder weiß, daß man verständnisvoll, tolerant und geduldig mit Kranken umgehen und sie so annehmen muß, wie sie sind. Wenden Sie dieses Verhaltensprinzip auch auf die eigene Person an. So wie Sie die Angst, das Entsetzen, den Schmerz des Erkrankten mitempfinden, sollten Sie sich auch Ihrer eigenen Furcht und Verzweiflung bewußt sein und sich selbst Verständnis entgegenbringen. Wer mit dem Tod eines von ihm geliebten Menschen konfrontiert wird, der wird zugleich auch mit der Tatsache konfrontiert, daß auch er selbst einmal sterben wird. Nehmen Sie auch sich selber an und seien Sie sanft zu sich.

Hinsichtlich ihres Umgangs mit Krisen unterscheiden sich die Menschen erheblich voneinander. Wenn ein Mitglied Ihrer Familie an Krebs erkrankt, werden Sie darauf vermutlich ähnlich reagieren wie auf frühere Krisensituationen in Ihrem Leben. Dieses Kapitel soll Ihnen Rückhalt geben und Möglichkeiten des fördernden Umgangs mit krebskranken Angehörigen aufzeigen. Dagegen soll es nicht unrealistische Erwartungen erwecken, auf Grund derer Sie festsetzen könnten, wie sich die Familie in solchem Fall verhalten «sollte». Vor allem wollen wir keine Schuldgefühle entstehen lassen oder zu Überlegungen darüber anregen, wie man sich bei früheren Krankheitsfällen in der Familie vielleicht hätte besser verhalten können. Denn es ist ganz und gar unrealistisch, wenn Sie von sich erwarten, daß Sie in einem Zustand tiefster Beunruhigung in der Lage seien, eine völlig neue Art des Umgangs mit Problemen zu erlernen. Die folgenden Abschnitte sollen die Familie dazu ermutigen, die Schwierigkeiten, denen sie gegenübersteht, richtig zu bewerten und auf sich zu nehmen. Für die Bewältigung dieser Aufgabe bieten wir hier einige Hilfen an.

Das offene Gespräch – eine Hilfe für alle

Menschen, bei denen Krebs oder eine andere lebensbedrohende Krankheit diagnostiziert wird, unterliegen erheblichen Stimmungsschwankungen. Sie empfinden oft Angst und Zorn, sie neigen zu Selbstmitleid und leiden unter dem Gefühl, keinerlei Macht mehr über ihr Leben zu haben. Sie sind erschrocken über das emotionale Auf und Ab. Zumeist reagieren die Angehörigen auf diese Gefühlsschwankungen zunächst ebenfalls mit Angst. Auch sie mögen das Bedürfnis haben, Gespräche zu vermeiden, da sie schmerzhaft sein und zu Mißverständnissen führen könnten.

Dennoch ist es wichtig – selbst wenn es schmerzhaft ist –, schon in den ersten Wochen nach der Diagnose die Basis für einen aufrichtigen Gedankenaustausch zu schaffen. Man sollte dem Patienten gestatten – und ihn dazu ermutigen –, seine Gefühle zu äußern. Sie wie auch alle anderen Angehörigen müssen bereit sein, ihm zuzuhören, selbst wenn eine mächtige Stimme in Ihnen Sie zurückhalten will. Wird einem Kranken die Gelegenheit verwehrt, darüber zu sprechen, was ihm am meisten zu schaffen macht – Angst, Schmerzen, der mögliche Tod –, wird er sich isoliert und einsam fühlen.

Eine Möglichkeit, ihm dieses Stadium zu erleichtern, besteht für Sie darin, ihn zu rückhaltloser Aussprache zu ermuntern, ihm zuzuhören, ohne zu beurteilen, was er sagt, und die eigenen Gefühle wie die des Patienten als natürlich und notwendig zu akzeptieren. Zudem sollten Sie versuchen, seine Bitten in ihrer wahren Bedeutung zu verstehen und seine Bedürfnisse so weit wie möglich zu achten, ohne dabei die eigene Integrität aufs Spiel zu setzen oder andere Familienangehörige zu vernachlässigen. Zweifellos müssen die Mitglieder der Familie ungewöhnlich viel Geduld, Feinfühligkeit und Verständnis aufbringen. Doch wenn Sie wissen, womit Sie rechnen müssen und wie Sie damit fertig werden können, wird es Ihnen leichter fallen, gemeinsam diese schwere Zeit durchzustehen.

Ermutigen Sie den Erkrankten, seine Gefühle zu äußern

Manche Patienten weinen nach der Krebsdiagnose sehr viel. Sie beklagen die Möglichkeit, sterben zu müssen, und die verlorene Illusion, daß sie ewig weiterleben würden. Sie trauern um den Verlust ihrer Gesundheit und ihres Selbstbildes eines starken, vitalen Menschen. Dieser tiefe Gram ist eine normale Reaktion, und die Familie muß sich bemühen, ihn zu akzeptieren. Angesichts des Todes Ihre Gefühle verbergen und Haltung bewahren zu wollen, ist kein Zeichen von Tapferkeit. Tapfer sind Sie vielmehr, wenn Sie sich so zeigen, wie Sie sind – selbst wenn Ihnen äußerliche Maßstäbe vorschreiben, daß Sie sich anders verhalten «sollten».

Die einzige, aber eben auch immens wichtige Aufgabe, die der Familie in dieser Situation zufällt, ist, bereit zu sein, dieses schwere Erleben mit dem Erkrankten zu teilen. Bleiben Sie bei ihm; lassen Sie ihn nur allein, wenn er Sie ausdrücklich darum bittet. Sorgen Sie für viele Körperkontakte, nehmen Sie den Kranken in den Arm und bleiben Sie dicht bei ihm. Teilen Sie seine Empfindungen, ohne zu denken, daß man sie ändern müßte.

Die sogenannten unangemessenen Gefühlsregungen werden sich mit der Zeit zusammen mit Ihrem Verständnis und Ihrer Wahrnehmung der Lage verändern. Sie werden diesen Wandel beschleunigen, wenn Sie sich und dem Kranken gestatten, Empfindungen zu zeigen, anstatt sie zu verleugnen. Seine Gefühle zu verleugnen heißt, den Strom der Erfahrung in Ihnen kurzzuschließen. Denn Gefühle schaffen die Erfahrungsbasis, auf der sich ein neues Verständnis zu entfalten vermag.

Außerdem wird nichts den Fortbestand von Ihrer Meinung nach unangemessenen Gefühlen mehr fördern als gerade der Versuch, sie zu leugnen. Wenn Sie ein Gefühl aus Ihrem Bewußtsein verdrängen, verlagert es sich ins Unbewußte, über das Sie wenig Kontrolle besitzen, und wirkt von dort weiterhin auf Ihr Verhalten ein. Sie halten dann an diesen Gefühlen fest. Akzeptieren Sie sie jedoch, wird es Ihnen viel leichter fallen, sie zu verändern oder abzulegen.

Was auch immer Sie und andere Familienmitglieder empfinden – es ist in Ordnung. Was auch immer der Kranke empfindet – es ist in Ordnung. Sollten Sie sich bei dem Versuch ertappen, andere in ihren Empfindungen beeinflussen zu wollen, dann halten Sie sich zurück. Es würde nur weh tun und die Kommunikation blockieren. Und nichts kann einer Beziehung mehr schaden als das Gefühl, nicht man selbst sein zu dürfen.

Gehen Sie auf den Erkrankten ein und bewahren Sie Ihre Integrität

Ist der Kranke emotional sehr erregt, werden Sie verzweifelt darum bemüht sein, alles zu tun, um ihm in seiner Not zu helfen. In solchen Fällen fragen Sie ihn am besten: «Was kann ich nur für dich tun?», und dann hören Sie sehr genau zu, was er Ihnen antwortet. Denn in dieser Phase kann es zu zahlreichen Mißverständnissen kommen. Daher sollten Sie sich bemühen, den wahren Sinn aus der Bitte des Patienten herauszuhören.

Empfindet er ein gewisses Selbstmitleid, wird er antworten: «Bitte, laß mich allein; etwas Schlimmeres, als mir ohnehin schon passiert ist, kann mir nicht mehr zustoßen!»

Da diese Mitteilung verwirrend klingt, wiederholen Sie am besten, was Sie verstanden haben: «Ich soll dich allein lassen?» oder «Ich bin mir nicht sicher – willst du, daß ich bleibe oder daß ich gehe?» So sind Sie sicher, daß Sie die Mitteilung nicht mißverstanden haben, und der Kranke erkennt, daß seine Worte richtig aufgefaßt wurden.

Ein anderes Mal wird er vielleicht Bitten an Sie richten, die zu erfüllen unmöglich sind. Oder Sie werden zur Zielscheibe seiner aufgestauten Emotionen. Auf Ihre Frage «Wie kann ich dir helfen?» werden Sie vielleicht zur Antwort erhalten: «Nimm mir diese verdammte Krankheit ab, damit ich ein normales Leben führen kann, so wie du!» Diese Antwort verletzt und erzürnt Sie. Sie meinen, ein Zeichen der Liebe und des Verstehens gegeben zu haben, und nun werden Sie vor den Kopf gestoßen. Sie werden Lust verspüren, den Erkrankten ebenfalls zu verletzen oder sich zurückzuziehen.

Sich zurückzuziehen wäre die schädlichste aller Reaktionen. Wenn Sie Ihren eigenen Schmerz und Zorn in dieser Situation zurückhalten, werden Sie sich fast unvermeidlich von dem Kranken zu entfernen beginnen, was noch größeren Zorn und Schmerz hervorruft. Selbst eine gezwungene Antwort, die aber noch Kommunikationsmöglichkeiten offenläßt, wird auf die Dauer für Sie beide eine positive Wirkung haben. Versuchen Sie es zum Beispiel auf folgende Weise: «Ich weiß, du fühlst dich frustriert und bist böse. Das sind Gefühle, die ich nur schwer nachvollziehen kann. Ich fühle mich verletzt, wenn es so aus dir rauskommt.» Diesen Worten ist zu entnehmen, daß Sie für die Empfindungen des Kranken Verständnis haben, doch lassen Sie zugleich auch keine Unklarheit über Ihre eigenen Gefühle aufkommen.

Wichtig ist, daß Sie bestrebt sind, Ihre Integrität zu wahren. Wenn Sie Ihre Hilfe anbieten und der Erkrankte daraufhin unvernünftige Forderungen an Sie richtet, dann lassen Sie erkennen, daß es für Sie bestimmte Grenzen gibt: «Ich möchte dir gern helfen, aber das, worum du mich bittest, kann ich nicht erfüllen. Kann ich nicht etwas anderes für dich tun?»

Durch eine solche Antwort bleibt die Kommunikation offen. Sie geben zu erkennen, daß Ihre Zuneigung nicht zu erschüttern ist, daß Ihnen jedoch hinsichtlich der Art Ihrer Hilfeleistungen Grenzen gesetzt sind.

Ein weiteres Problem könnte sich ergeben, wenn der Wunsch des Kranken nur auf Kosten der Bedürfnisse anderer Familienangehöriger zu erfüllen ist. Auch ein solcher Interessenkonflikt kann auf dem Wege behutsamer Kommunikation ausgehandelt werden, bis beide Parteien sich über die Folgen im klaren sind, die die Erfüllung dieses Wunsches für beide haben.

Folgendes Gespräch soll als Beispiel für eine solche Kommunikation dienen. Ein erwachsener Sohn besucht seinen Vater. Er hat fast einen ganzen Tag lang fahren müssen, um das Krankenhaus, in dem sein Vater liegt, zu erreichen.

Sohn: Vater, kann ich dir einen Wunsch erfüllen?

Vater: Ja, du solltest mich öfter besuchen; das würde mir sehr helfen. Es geht mir sehr viel besser, wenn du bei mir bist.

Der Sohn wird sich vielleicht zur Erfüllung dieser Bitte verpflichtet fühlen. Doch ist er sich darüber klar, daß die lange Fahrt für ihn sehr anstrengend und seine häufige Abwesenheit für seine eigene Familie eine Belastung sein würde. Darüber hinaus schwingen in fast jeder Eltern-Kind-Beziehung ungelöste Schuldgefühle oder alte Traumata mit, die dem Sohn eine angemessene Reaktion erschweren. Der Sohn wird dem Vater seinen Konflikt offenlegen müssen, so daß dieser ihn mit ihm teilt.

Sohn: Vater, ich freue mich, daß dir mein Besuch so wichtig ist, und ich bin froh, daß es dir besser geht, wenn ich hier bin. Bitte sag mir, wie oft ich kommen soll. Ich besuche dich gern, aber es ist für mich sehr anstrengend und für meine Frau und die Kinder ziemlich hart. Ich versuche, das gegeneinander abzuwägen.

Vater: Ich möchte dir nicht zur Last fallen. Leb du nur dein eigenes Leben und vergiß mich. Ich bin ein alter Mann und werde ohnehin bald sterben.

An diesem Punkt wird sich der Sohn leicht von seinem Hauptthema abbringen lassen. Er wird entweder seinen Vater zu beruhigen versuchen und ihn seiner Liebe versichern oder sich über den Versuch des Vaters ärgern, ihn zu manipulieren und Schuldgefühle in ihm zu wecken. Wenn er sich auf eine dieser beiden Reaktionen versteift, läßt sich der zugrundeliegende Konflikt nicht lösen. Er sollte an der entscheidenden Frage festhalten:

Sohn: (sanft) Vater, ich würde wirklich sehr gern kommen, aber sage mir bitte, wie oft du mich sehen willst.

Vater: Nun, sooft du kannst. Und das ist deine Sache.

An dieser Stelle würde die Aussprache enden, ohne einen der beiden Gesprächspartner befriedigt zu haben. Der Sohn sollte deshalb beharrlich versuchen, wieder auf sein zentrales Anliegen zurückzukommen:

Sohn: (fest, aber sanft) Vater, wie oft soll ich dich besuchen? Es liegt mir viel daran, das zu wissen. Es kostet mich einige Anstrengung, hierher zu fahren. Deshalb möchte ich eine zufriedenstellende Verabredung treffen. Es würde mir wirklich sehr helfen, wenn du mir sagtest, wie oft ich dich besuchen soll.

Vater: Wann immer es dir möglich ist, am liebsten an jedem Wochenende. Ich weiß, daß du furchtbar viel zu tun hast – vielleicht einmal im Monat ... ich weiß nicht so recht ... Wenn du mich einmal im Monat besuchen kämst, wäre das besser als nichts.

Sohn: Diese Strecke ist einfach zu weit. Ich kann sie nicht ohne weiteres jedes Wochenende zurücklegen. Doch möchte ich dich gern öfter sehen als nur einmal im Monat. Wollen wir uns nicht auf jedes zweite Wochenende einigen? Das halte ich für vernünftig, solange du so krank bist. In einem Monat sehen wir weiter. Bis dahin wird es dir viel besser gehen. In diesem Monat werde ich noch jedes Wochenende kommen.

Vater: Nun gut. Ich will dir nicht zur Last fallen. Ich hasse es, krank zu sein und dir Umstände zu machen.

Wieder könnte das Gespräch hier enden, obwohl immer noch einige Fragen offen bleiben. Doch eines ist jetzt klar geworden: Die Quengelei und das Selbstmitleid des alten Mannes sind darauf zurückzuführen, daß er sich mit seiner Schwäche und Krankheit nicht abfinden mag. Auch braucht er weiterhin die Bestätigung des Sohnes, daß dieser ihn liebt. Am besten sollte der Sohn erwidern:

Sohn: Ich weiß, daß es hart ist, so krank zu sein, aber du sollst wissen, wie sehr ich dich liebe und wie gern ich bei dir sein möchte. Es bedeutet mir und meiner Familie sehr viel, in deiner Nähe zu sein, so lange es dir nicht gutgeht. Das ist zwar mit Unannehmlichkeiten verbunden, aber dazu ist die Familie ja da. Du sollst nur wissen, daß ich dich liebe und mir sehnlich wünsche, daß du gesund wirst.

So endet das Gespräch für beide befriedigend, ohne irgendwelche Schuldgefühle oder unbereinigten Mißverständnisse zu hinterlassen.

Offene und förderliche Gespräche verlangen von Ihnen ein hohes Maß an Sensibilität in bezug auf das, was Sie sagen und hören. Wir möchten noch einige Anregungen hinzufügen.

Bemühen Sie sich, Redensarten zu vermeiden, die eine Infragestellung oder Ablehnung der Gefühle des Kranken zum Ausdruck bringen: «Sei nicht so komisch, du wirst schon nicht sterben» oder «Du solltest so etwas nicht einmal denken» oder «Du solltest aufhören, dich selber zu bemitleiden». Denken Sie daran: Sie sollen nichts anderes tun als zuzuhören. Es ist nicht notwendig, daß Sie die Empfindungen des Kranken verstehen oder sie zu verändern versuchen. Der Kranke würde sich dann nur noch elender fühlen, weil er den Eindruck gewinnt, daß seine Gefühle etwas Schlechtes sind.

Auch brauchen Sie für den Patienten keine Probleme zu lösen, brauchen ihn nicht von depressiven Stimmungen zu «erretten». Lassen Sie ihn ganz einfach solchen Empfindungen Ausdruck geben. Sie sollten nicht versuchen, die Depressionen «wegzutherapieren», da der Erkrankte Ihren Bemühungen vermutlich entnehmen wird, daß Sie seine Empfindungen mißbilligen und meinen, sie müßten anders sein, als sie sind. Der beste Weg, dem Kranken zu helfen, ist, ihm zu zeigen, daß Sie seine Empfindungen akzeptieren. Fassen Sie Ihr Verständnis für den Kranken in kurze Worte, zum Beispiel: «Du bist eben jetzt ganz verwirrt darüber, wie das alles passieren konnte» oder «Das ist alles andere als schön». Sogar ein einfaches Kopfnicken oder der kurze Satz «Ich verstehe» ist besser, als Dinge zu sagen, die als Mißbilligung aufgefaßt werden könnten.

Kontrollieren Sie sich, ob Sie nicht vielleicht mehr reden als zuhören und dem Kranken ins Wort fallen. Überlegen Sie vor allem, ob Sie nicht Ihre eigenen Ängste zu Wort kommen lassen und ob es dem Patienten nicht mehr helfen würde, wenn Sie ihm das Sprechen überließen.

Wenn Sie weniger reden, können sich indes auch zu

lange Perioden des Schweigens ergeben. In diesem Krankheitsstadium kommt es häufig zu Phasen der Selbstbeobachtung, und so ist es vollkommen natürlich, daß Sie und der Erkrankte bisweilen tief in Gedanken versinken. Dies bedeutet nicht, daß Sie sich gegenseitig ablehnen. Das Schweigen kann sogar einen normalerweise in sich gekehrten Menschen dazu ermutigen, seine lang aufgestauten Gefühle mitzuteilen.

Ist es für Sie ungewohnt, daß beide Gesprächspartner schweigen – die meisten von uns fühlen sich verpflichtet, keine Pausen in der Unterhaltung aufkommen zu lassen –, so könnten Sie eine solche Situation als beängstigend empfinden. Versuchen Sie, das Schweigen als etwas Selbstverständliches anzusehen. Menschen, die solche Pausen nicht stören, bewerten ihren Gedankenaustausch meist höher, weil sie nur dann miteinander sprechen, wenn sie sich wirklich etwas zu sagen haben. Eine Möglichkeit, mit Ihren Ängsten fertig zu werden, besteht darin, über sie zu sprechen. Teilen Sie dem Erkrankten die Gefühle mit, die Sie während des Schweigens empfinden, und hören Sie dann genau zu, was der andere dazu sagt.

Halten Sie sich vor Augen, daß Sie selbst in vieler Hinsicht ganz anders empfinden als der Erkrankte. Sie müssen sich mit den Alltagsarbeiten abplagen, während er in Todesfurcht versinkt und über den Sinn seines Lebens grübelt. Manchmal werden Sie denken, daß Sie ihn nun endlich besser begreifen können, und stellen dann fest, daß seine Stimmung inzwischen radikal umgeschwungen ist und daß Sie ihn nun erst recht nicht mehr verstehen. Sie leben in zwei vollkommen verschiedenen Erfahrungswelten, auf die Sie natürlicherweise unterschiedlich reagieren.

In vielen Familien ist es ein Prüfstein der Liebe und Loyalität geworden, daß alle auf bestimmte Erfahrungen in gleicher Weise reagieren. Das Verlangen, alle müßten die gleichen «akzeptablen» Gefühle teilen, kann eine Beziehung jederzeit schwer belasten. Doch in dieser Phase der großen emotionalen Umschwünge errichtet es für die Kommunikation nahezu unüberwindliche Barrieren. Versuchen Sie, toleranter zu sein.

Fördern Sie das Verantwortungsgefühl und die Mitwirkung des Erkrankten

Alle Angehörigen von Krebspatienten empfinden Verantwortung und das Verlangen, den Kranken zu umhegen und zu betreuen. Andererseits ist es wichtig, daß die Angehörigen sich um die notwendigen Arbeiten im Beruf und Haushalt kümmern und dem Patienten eine gewisse Eigenverantwortung für sein Befinden überlassen. Unsere Therapie beruht auf der Prämisse, daß jeder Patient aktiv an seiner Genesung mitwirken kann. Daher ist es von entscheidender Bedeutung, daß man mit dem Patienten wie mit einem verantwortungsbewußten Menschen umgeht und nicht wie mit einem unzurechnungsfähigen Kind oder einem «Opfer».

Behandeln Sie den Erkrankten nicht wie ein Baby

In welchem Maße sollten Sie für einen an Krebs erkrankten Familienangehörigen sorgen? Die wichtigste Richtlinie ist: Pflegen Sie ihn, geben Sie ihm alle Hilfe, die er braucht, machen Sie ihm Mut – aber versuchen Sie niemals, ihn wie ein kleines Kind zu behandeln. Wir alle kennen dieses typische Verhalten von Eltern: Sie meinen, das Kind sei nicht fähig, Entscheidungen zu fällen, und leiten es durch ihr «pädagogisches» Eingreifen bisweilen sogar in die Irre. Hier folgt ein Beispiel für solches Verhalten gegenüber einem Krebspatienten:

Patient: Ich habe Angst vor der Behandlung. Ich will mich ihr nicht unterziehen. Ich glaube nicht, daß sie etwas nützt.

Falsche Antwort: Du weißt doch: Es geht nicht anders. Sie tut nicht weh. Sie ist gut für dich. Und jetzt wird nicht mehr darüber gesprochen.

Die Behandlung kann aber sehr wohl schmerzhaft sein, so daß diese Bemutterung den Patienten in die Irre führt und ihn in seiner Persönlichkeit herabsetzt. Mit einer solchen Antwort geben wir zu erkennen, daß wir nicht an die Fähigkeit des Patienten glauben, sein Leben, so wie es ist, selbst in die Hand zu nehmen.

Hat der Patient oder der Ehepartner oder ein anderes Familienmitglied Angst, ist es wichtig, daß sie sich wie Erwachsene aussprechen und sich realistisch und offen über die potentiellen Risiken und die damit verbundenen Schmerzen klarwerden. Eine angemessene Antwort auf die Befürchtungen des Patienten könnte etwa folgendermaßen lauten:

Förderliche Antwort: Ich kann deine Angst verstehen. Mich erschreckt die Therapie auch. Und ich weiß genausowenig darüber Bescheid wie du. Aber gemeinsam werden wir die Sache schon durchstehen, ich werde dich so gut betreuen, wie ich kann. Ich halte die Behandlung für wichtig, und du solltest erwarten, daß sie die Wirkung hat, die wir alle erhoffen.

Auch im Umgang mit einem krebskranken Kind ist es wichtig, daß Sie es betreuen, anstatt es zu bemuttern. Wenn ein Kind krank ist, bedeutet das noch nicht, daß man es wie ein Baby behandeln sollte. Zudem werden Kinder oft viel besser mit ihren Gefühlen fertig als Erwachsene, weil sie sie noch nicht so tief unter die Oberfläche gedrängt haben wie diese. Auch neigen Kinder weniger dazu, sich wegen ihrer Empfindungen zu verurteilen. Wenn Sie Ihre Kinder nicht verhätscheln und bemuttern, geben Sie zu erkennen, daß Sie ihnen die Fähigkeit zutrauen, sich selbst zu helfen. Sollte also ein Kind vor der Therapie Angst haben, könnten Sie ihm etwa folgendes sagen:

Förderliche Antwort: Ja, es tut vielleicht etwas weh, und es ist ein bißchen unheimlich. Aber es ist genau die Behandlung, die du brauchst, um gesund zu werden. Und ich bleibe die ganze Zeit über bei dir.

Diese letzte Mitteilung, «Ich bleibe bei dir», ist entscheidend. Alle schönen Worte und Redensarten können nicht so viel nützen wie die Tatsache, daß Sie in der Nähe des Kindes sind. Dies gilt natürlich auch für einen erwachsenen Kranken.

Sorgen Sie für den Erkrankten, ohne «Rettungsversuche» zu unternehmen

Wir möchten noch ein weiteres Problem ansprechen, das mit der Bemutterung des Krebspatienten zusammenhängt: Wie können Sie ihn betreuen, ohne als «Retter» zu agieren? Die sogenannte Retter-Rolle, die sich manche Menschen unbewußt zu eigen machen, basiert auf den Theorien, die Eric Berne, der Begründer der Transaktions-Analyse, in seinem Buch ‹*Spiele der Erwachsenen*› formulierte und die Claude Steiner in seinem Werk ‹*Scripts People Live*› weiterentwickelt hat: Wenn wir einem Menschen begegnen, der schwach, hilflos und machtlos ist, der sich als unfähig erweist, seine Probleme selbst zu lösen, neigen manche von uns dazu, ihm gegenüber die Retter-Rolle hervorzukehren.

Es scheint so, als hülfen wir ihm – in Wirklichkeit aber bestärken wir ihn nur in seiner Schwäche und Ohnmacht.

Die Angehörigen von Krebskranken neigen besonders häufig dazu, in die Retter-Rolle zu verfallen, weil Kranke sich selbst oft als Opfer sehen: «Ich bin schwach und habe keine Hoffnung mehr – hilf mir.» Die Position des Retters dagegen ist: «Du bist schwach und ohne Hoffnung – dennoch werde ich versuchen, dir zu helfen.» In anderen Fällen kann der Retter zugleich die Rolle des Anklägers spielen. «Du bist schwach und ohne Hoffnung, und daran bist du selbst schuld.»

Solche Interaktionsformen bezeichnet Steiner als «Rettungsspiele». Die Teilnehmer an diesem Spiel können ihre Rollen nahezu unbegrenzt austauschen. Jeder, der eine der Rollen zu spielen versteht, kann auch die anderen einnehmen. Das Problem besteht freilich darin, daß dieses Spiel – wie die meisten «Psycho-Spiele» – destruktiv wirkt. Es fordert von den Opfern einen hohen Preis, da es ihnen die Kraft raubt, ihre Probleme selbst zu lösen; es legt sie auf eine passive Rolle fest.

Aus unserer Sicht ist nichts zerstörerischer für den Patienten, der ja an seiner Heilung mitwirken soll, als diese Rollenzuweisung. Diese Kommunikationsform kann zum Beispiel einsetzen, wenn das «Opfer» über Schmerzen, Kraftlosigkeit und Unfähigkeit zur Erfüllung der täglichen Aufgaben klagt. Der «Retter» wird zu helfen versuchen, indem er dem «Opfer» viele Tätigkeiten abnimmt. In Wirklichkeit aber hindert er es daran, für sich selbst zu sorgen. Der Retter wird dem Patienten zu essen und zu trinken bringen, auch dann, wenn der Patient durchaus in der Lage wäre, sich selbst etwas zu holen. Der Retter wird ununterbrochen Ratschläge erteilen (die gewöhnlich zurückgewiesen werden) und unangenehme Aufgaben erledigen, ohne darum gebeten worden zu sein.

Der Retter mag liebevoll und fürsorglich erscheinen, doch in Wirklichkeit trägt er nur dazu bei, den Patienten physisch und psychisch zu lähmen. Vielleicht wird der Patient schließlich böse, weil er erkennt, daß er manipuliert wird. Daraufhin wird der «Retter», der so aufopfernd seine eigenen Bedürfnisse zurückgestellt hat, dem Patienten gegenüber Feindseligkeit und dann Schuldgefühle empfinden. Daß diese Interaktionsform niemandem nützt, liegt auf der Hand.

Vielmehr drängt sie den Erkrankten in die Isolation. Indem der «Retter» den Kranken (und die anderen Angehörigen) auf diese Weise vor der Auseinandersetzung mit schmerzlichen Themen – insbesondere mit dem Tod – bewahrt, unterbindet er das Sprechen über Dinge, mit denen sich der Kranke (und seine Angehörigen) unbedingt konfrontieren müßten. Darüber hinaus werden die Familienmitglieder daran gehindert, ihre Gefühle zu äußern.

Es ist auch schädlich, den Patienten gegen andere familiäre Probleme, zum Beispiel die Schwierigkeiten eines Kindes in der Schule, abschirmen zu wollen. Wer meint, der Kranke habe «ohnehin schon so viele Probleme», isoliert ihn gerade dann von der Familie, wenn es für ihn von größter Wichtigkeit ist, sich mit dem Leben verbunden zu fühlen. Innere Nähe entsteht dadurch, daß man seine Empfindungen mit anderen teilt. In dem Augenblick, in dem wir unsere Gefühle voreinander verschließen, beginnen wir, uns voneinander zu entfernen.

Umgekehrt kann auch der Patient die Rolle des Retters übernehmen – vor allem, indem er seine Angehörigen vor seinen eigenen Sorgen und Ängsten «schützen» will. Unter den Anstrengungen, diese Rolle aufrechtzuerhalten, isoliert sich der Kranke mehr und mehr von der Familie. Und anstatt die Angehörigen vor etwas zu bewahren, schließt er sie davon aus und gibt damit ein mangelndes Vertrauen zu ihnen zu erkennen. Wenn man Menschen bestimmte Gefühlserlebnisse vorenthält, haben sie keine Gelegenheit, sie zu erfahren und sich mit ihnen auseinanderzusetzen. Die Folge ist, daß die Angehörigen sich weiterhin mit den ungelösten Problemen abplagen müssen – häufig noch lange nach der Genesung oder dem Tod des Erkrankten.

So wie die Angehörigen nicht versuchen sollten, den Kranken vor den Freuden und Leiden des Familienalltags zu bewahren, darf auch der Patient nicht darauf bedacht sein, der Familie schmerzliche Empfindungen zu ersparen. Auf die Dauer ist es für die seelische Gesundheit aller Beteiligten besser, wenn sie sich offen mit ihren Gefühlen auseinandersetzen.

Helfen statt Retten

Es ist leicht festzustellen, wie das «Rettungsspiel» zwischen einem Krebskranken und seinem Ehepartner in Gang kommt. In unserer Kultur herrschen bestimmte Ansichten darüber, wie zwei sich liebende Menschen auf die Erkrankung einer der beiden reagieren sollten: Der Gesunde springt «selbstverständlich» für den Kranken ein und umsorgt ihn – und zwar so vollkommen, daß dem Patienten nicht das geringste zu tun bleibt. So wird ihm jegliche Verantwortung für das eigene Wohlergehen abgenommen. Worauf es ankommt, ist, ihm zu helfen, ohne ihn zu «erdrücken». Doch ist der Unterschied zwischen diesen beiden Möglichkeiten bisweilen sehr fein. Entscheidend ist, daß Sie helfen *möchten*, weil es Sie innerlich befriedigt, und nicht, weil Sie von dem Menschen, dem Sie helfen, etwas erwarten. Merken Sie, daß Sie sich verletzt fühlen oder sich ärgern, können Sie sicher sein, daß Sie etwas in der Erwartung getan haben, damit eine bestimmte Reaktion bei dem anderen hervorzurufen. Diese Einstellung mag tief in Ihnen verwurzelt sein. Wollen Sie sie ändern, müssen Sie aufmerksam Ihre Gefühle analysieren.

Steiner gibt drei weitere Anregungen, die Ihnen helfen werden, festzustellen, wann Sie sich als «Retter» betätigen. Dies geschieht zum Beispiel,

1. wenn Sie etwas für eine andere Person tun, ohne ihr mitzuteilen, daß Sie es nicht gern tun;
2. wenn Sie sich bemühen, einem anderen Menschen zu helfen, und dann feststellen, daß er Ihnen die Hauptarbeit überlassen hat;
3. wenn Sie nicht konsequent zu erkennen geben, was *Sie* gern möchten. Natürlich heißt dies nicht, daß Sie stets bekommen werden, was Sie möchten. Doch hindern Sie den anderen daran, auf Ihre Bedürfnisse zu reagieren, wenn Sie diese nicht offen zum Ausdruck bringen.

Wenn Sie feststellen, daß Sie «retten» wollen, anstatt zu helfen, dann bedenken Sie, daß das Leben des Patienten davon abhängt, daß er seine eigenen Reserven zu nutzen lernt.

Die Genesung soll belohnt werden – nicht die Krankheit

Obwohl es für den Patienten sehr wichtig ist, daß er sein Leben «in den Griff bekommt», geschieht es häufig, daß Ehepartner und Freunde sein Kranksein unwissentlich belohnen. Familienangehörige verhalten sich oft viel liebevoller und umsichtiger, wenn der Patient schwach und hilflos ist; sobald er wieder gesund wird, hören sie mit dieser «Belohnung» auf.

Es ist dringend notwendig, daß Ehepartner, Angehörige und Freunde den Patienten ermuntern, selbst zu tun, was er selbst tun kann, und ihm Liebe, Zärtlichkeit und Unterstützung nicht für seine Schwäche, sondern für seine Selbständigkeit zukommen lassen. Wird nur das Schwachsein belohnt, hat der Patient einen «Gewinn» von der Krankheit und spürt einen geringeren Anreiz, wieder gesund zu werden.

Das Kranksein wird vor allem immer dann belohnt, wenn die Angehörigen durchweg ihre eigenen Bedürfnisse vor denen des Patienten zurückstellen. Dagegen wird ein Zusammenleben, bei dem die Bedürfnisse aller Beteiligten – nicht nur die des Kranken – ernst genommen werden, den Kranken dazu anregen, seine eigenen Kräfte zu nutzen, um wieder gesund zu werden.

Folgende Vorschläge werden Ihnen helfen, das Gesundsein zu belohnen:

1. *Ermuntern Sie den Patienten, für sich selbst zu sorgen.* Viele Angehörige nehmen dem Patienten jede Kleinigkeit ab. Sie verwehren ihm damit die Gelegenheit, selber für sich zu sorgen. Gewöhnlich begleiten sie diese Hilfeleistungen mit Bemerkungen wie: «Du bist krank und solltest nicht aufstehen und umherlaufen. Laß mich dafür sorgen.» Damit machen Sie den Patienten erst recht krank. Patienten sollten so viele Dinge wie möglich selbst tun dürfen, und ihre Angehörigen sollten sie dazu anspornen: «Ich finde es großartig, daß du dir selbst helfen kannst», oder: «Wir freuen uns so sehr, wenn du dabei bist».

2. *Sagen Sie es dem Erkrankten, wenn er besser aussieht.* Manche Menschen sind so sehr auf die Krankheit des anderen fixiert, daß sie es versäumen, ihre Freude zum Ausdruck zu bringen, wenn der Patient Anzeichen der Besserung zeigt. Achten Sie auf solche Anzeichen und lassen Sie es den Erkrankten wissen, wie sehr Sie sich darüber freuen.

3. *Nehmen Sie sich auch Zeit für erfreuliche Beschäftigungen.* Bisweilen sieht es so aus, als gäbe es nichts anderes als ausschließlich krankheitsbezogene Beschäftigungen –

Arztbesuche, Behandlungen, Spritzen, Medizin einnehmen und Bemühungen um die Überwindung der körperlichen Beeinträchtigungen. Zur Wiederherstellung der Lebensfreude und Gesundheit ist es jedoch wichtig, sich Zeit für gemeinsame Beschäftigungen zu nehmen, die einem Freude machen. Krebs zu haben heißt nicht, daß Sie aufhören müssen, sich am Leben zu erfreuen. Im Gegenteil: Je schöner das Leben ist, desto mehr Interesse wird der Krebspatient daran haben weiterzuleben.

4. *Widmen Sie dem Patienten auch Zeit, wenn es ihm besser geht.* Viele Angehörige gewähren dem Patienten Beachtung und Unterstützung, solange er krank ist. Doch sobald er anfängt, gesund zu werden, verringern sie ihre Zuwendung. Da wir es alle schätzen, beachtet zu werden, belohnen wir durch dieses Verhalten den Patienten dafür, daß er krank ist, und wir strafen ihn dafür, daß er gesund zu werden beginnt. Achten Sie also darauf, daß Sie dem Kranken auch während der Genesung weiterhin Aufmerksamkeit schenken und ihn psychisch stärken.

Um sicherzugehen, daß Sie die Genesung belohnen und «Rettungsversuche» unterlassen, sollten Sie auch Ihre eigenen Bedürfnisse zu befriedigen versuchen. Das ist häufig nicht so einfach, wie es scheint, und es widerspricht der Rolle des «selbstlosen Helfers», die unsere Gesellschaft als Reaktion auf Krankheiten vorschreibt. Wenn Sie jedoch auf die Erfüllung Ihrer eigenen Bedürfnisse verzichten müssen, um denen eines anderen entsprechen zu können, entwickelt sich langsam Groll und Zorn in Ihnen. Sie werden es vielleicht nicht merken oder es nicht bemerken wollen, daß Sie solche Regungen verspüren. Aber es kommt recht häufig vor, daß ein Elternteil die Kinder barsch zurechtweist, wenn sie sich beklagen, daß sie ihr Leben wegen der Erkrankung der Mutter beziehungsweise des Vaters ändern müssen. Der barsche Ton hat zum Teil seine Ursache darin, daß sich der Betreffende den eigenen Groll nicht eingesteht.

Andererseits stellen viele Angehörige die Bedürfnisse des Kranken deshalb allen anderen Ansprüchen voran, weil sie, möglicherweise unbewußt, damit rechnen, daß er sterben wird. Diese Erwartung kommt in Bemerkungen wie der folgenden zum Ausdruck: «Dies mögen seine (oder ihre) letzten Monate sein. Darum will ich sichergehen, daß er (oder sie) sich so wohl wie möglich fühlt.» Diese Einstellung hat zwei schwerwiegende Konsequenzen: Sie erzeugt Groll und vermittelt negative Erwartungen. Die Familienmitglieder nehmen dem Erkrankten allmählich übel, daß sie sich für ihn aufopfern müssen, während der Patient über den unausgesprochenen Anspruch der Angehörigen, ihnen für dieses Opfer dankbar sein zu müssen, insgeheim böse ist. Wenn die Familie es fertigbringt, mehr oder weniger normal weiter ihren Interessen nachzugehen, ohne um den Patienten zu viel Aufhebens zu machen, wird dies der Familienatmosphäre zugute kommen.

Außerdem verrät die Aufopferung der Familie die Erwartung, daß der Kranke sterben wird. Wenn man bestimmte Diskussionen oder langfristige Pläne aufschiebt, wenn man es vermeidet, schwere Erkrankungen oder Todesfälle in der Bekanntschaft zu erwähnen, teilt man dem Erkrankten mit, daß man mit seinem Tod rechnet. Wir vermeiden es gewöhnlich, Dinge zu tun, vor denen wir uns fürchten; daher bringt die Familie auch dann ihre Erwartung zum Ausdruck, wenn sie etwas verschweigt. Und angesichts der wichtigen Rolle, die Erwartungen für den Krankheitsverlauf bei Krebs und anderen Leiden spielen können, untergräbt die negative Erwartung der Angehörigen die Kraft des Patienten, die Hoffnung aufrechtzuerhalten, in gefährlicher Weise.

Es ist also von entscheidender Bedeutung, mit dem Patienten so umzugehen, als ob man erwartet, daß er wieder gesund wird und weiterlebt. Die Familie braucht noch nicht einmal daran zu glauben, daß er gesund werden *wird*; es genügt, wenn sie es für möglich hält, daß er wieder gesund werden *kann*.

Andere Botschaften, die Angehörige ihren Kranken oft entweder offen oder versteckt vermitteln, drücken sich in ihrer Bewertung der medizinischen Therapie und der Kompetenz der Ärzte aus. Da die positive Erwartung in bezug auf die Wirksamkeit der Therapie und das Vertrauen in die behandelnden Ärzte für die Heilung eine überaus wichtige Rolle spielen, sollten Sie Ihre eigenen Erwartungen in dieser Hinsicht überprüfen und versuchen, sie dahingehend zu ändern, daß sie den Patienten psychisch unterstützen. Da Sie ein Teil des «Unterstützungssystems» des Kranken sind, ist es wichtig, daß auch Sie seine Heilkräfte stärken.

Der Idealfall ist gegeben, wenn die Familie die Zuversicht hegt, daß der Patient gesunden kann, und wenn zum anderen die Therapie ein mächtiger Verbündeter ist. Wir sind uns darüber klar, daß wir von der Familie viel verlangen, die, wie auch der Patient, von den Massenmedien darauf «programmiert» ist, daß Krebs gleichbedeutend ist mit Tod. Doch spielt unsere Einstellung gegenüber der Erkrankung eine wesentliche Rolle.

Den Erfordernissen einer langen Krankheit gerecht werden

Die Vorschläge, die wir hier unterbreitet haben – eine klare, offene Kommunikation herzustellen und nicht die Bedürfnisse aller Angehörigen denen des Kranken unterzuordnen – basieren auf den Erfahrungen, die Menschen im monate-

oder jahrelangen Zusammenleben mit einem Krebspatienten gewöhnlich machen. Der Preis für eine nicht ganz und gar offene Kommunikation oder für fortgesetzte «Rettungsversuche» ist hoch: Sie müssen Ihr Leben in der falschen Rolle verbringen. Es gehört eine ungeheure Energie dazu, positive Erwartungen zu mimen, die Sie gar nicht empfinden. Andererseits führt Unaufrichtigkeit in bezug auf einen möglichen Rückfall oder Tod zu innerer Entfremdung.

Unaufrichtigkeit wird sich auch auf den Gesundheitszustand der Familienmitglieder auswirken. Der Stress, den der Umgang mit einer lang andauernden, lebensbedrohenden Krankheit mit sich bringt, kann auch Ihre eigene Gesundheit gefährden, wenn Sie sich dieser Situation nicht offen stellen. Gewiß, Aufrichtigkeit tut weh, doch nach unserer Erfahrung ist dieser Schmerz gering im Vergleich zu dem Schmerz, den Entfremdung und Isolation verursachen. Solche seelischen Probleme entstehen, wenn Menschen nicht sie selbst sein dürfen.

Es mag der Familie schwerfallen, für die notwendige emotionale Stärkung zu sorgen, die der Patient auf Grund der nahen Beziehung und der eigenen Bedürfnisse der Familienmitglieder in diesem Augenblick braucht. Doch gibt es keine Regel, die der zärtlichen und stärkenden Beziehung gerade zu den allerengsten Verwandten Grenzen setzt; andererseits ist es für viele Patienten eine enorme seelische Hilfe, wenn sie mit Menschen, die nicht zur Familie gehören, Freundschaften und Bindungen eingehen, die ihnen die zusätzliche Anerkennung und Unterstützung geben, derer sie bedürfen. Wenn sich ein Patient darum bemüht, über die Familie hinaus Kontakte zu knüpfen, sollte dies indes nicht als ein Versagen der Familie ausgelegt werden. Es ist wider die Vernunft, zu erwarten, daß die Angehörigen in der Lage sind, sämtliche gefühlsmäßigen Bedürfnisse des Kranken zu erfüllen und gleichzeitig noch ihren eigenen gerecht zu werden.

Es kann für den Patienten wie für die Familie ein enormer Vorteil sein, von Zeit zu Zeit zur Familienberatung zu gehen, um Schwierigkeiten zu überwinden oder sich Anregungen geben zu lassen, wie sie ihre Bedürfnisse in einer Situation befriedigen können, die bei allen Schuldgefühle erwecken kann. Auch verfügen mittlerweile viele Behandlungszentren für Krebskranke über Familienberatungsstellen, die in das Behandlungsprogramm einbezogen werden.

Lernen und Wachsen

Trotz der sehr ernsten Probleme, mit denen Sie konfrontiert sind, wenn Sie oder ein Mitglied Ihrer Familie an Krebs erkranken, kann diese Erfahrung zur Selbstfindung und persönlichen Entwicklung beitragen. Viele unserer Patienten und deren Angehörige berichten, daß die während der Krankheit entstehenden Gesprächs- und Umgangsformen die Beziehungen zwischen ihnen deutlich vertiefen und bereichern.

Eine andere häufige Folge der Konfrontierung mit dem möglichen Tod des geliebten Menschen besteht darin, daß Sie eine neue, positivere Einstellung zu Ihrem eigenen Tod finden. Nachdem Sie dem Tod indirekt ins Auge geblickt haben, wird er Sie nicht mehr so schrecken.

An früherer Stelle in diesem Buch haben wir darauf hingewiesen, daß Patienten, die dem Krebs die Stirn bieten und daran mitarbeiten, den Verlauf ihrer Krankheit zu bestimmen, eine seelische Stärke entwickeln, die ihre frühere weit übertrifft – das Gefühl, es gehe ihnen «mehr als gut». Die gleiche Erfahrung können auch die Angehörigen machen: Wer sich offen mit der Krebserkrankung auseinandersetzt, wird sich hinterher ebenfalls «mehr als gut» fühlen. Ob der Patient wieder gesund wird oder nicht – die Angehörigen können aus dem Umgang mit ihm eine innere Stärke gewinnen, mit der sie ihr Leben bis ans Ende zu bestehen vermögen.

Bibliographie

ABSE, D. W.; WILKINS, M. M.; KIRSCHNER, G.; WESTON, D. L.; BROWN, R. S.; and BUXTON, W. D. Self-frustration, night-time smoking, and lung cancer. *Psych. Medicine,* 1972, *34,* 395.

ABSE, D. W.; WILKINS, M. M.; VANDECASTLE, R. L.; Buxton, W. D.; DEMARS, J. P.; BROWN, R. S.; and KIRSCHNER, L. G. Personality and behavioral characteristics of lung cancer patients. *Journal of Psychosomatic Research,* 1974, *18,* 101–13.

ACHTERBERG, J.; SIMONTON, O. C.; and SIMONTON, S. *Stress, Psychological Factors, and Cancer.* Fort Worth: New Medicine Press, 1976.

ADER, R., and COHEN, N. Behaviorally conditioned immunosuppression. *Psychosomatic Medicine,* 1975, *37,* 333–40.

AHLBORG, B. Leukocytes in blood during prolonged physical exercise. *Forsvarsmedicin,* 1967, *3,* 36.

AHLBORG, B., and AHLBORG, G. Exercise leukocytosis with and without beta-adrenergic blockade. *Acta Med. Scand.,* 1970, *187,* 241–46.

AMKRAUT, A. A., and SOLOMON, G. F. Stress and murine sarcoma virus- (moloney-) induced tumors. *Cancer Research,* July 1972, *32,* 1428–33.

– From the symbolic stimulus to the pathophysiological response: Immune mechanisms. *International Journal of Psychiatry in Medicine,* 1975, *5* (4), 541–63.

AMKRAUT, A. A.; SOLOMON, G. F.; KASPER, P.; and PURDUE, A. Stress and hormonal intervention in the graft-versus-host re-

sponse. In B. P. Jankovic and K. Isakovic (Eds.), *Micro-environmental aspects of immunity.* New York: Plenum Publishing Corporation, 1973, 667–74.
ANAND, B. K.; OHHINA, G. S.; and SINGH, B. Some aspects fo electro-encephalographic studies in Yogi. *Electroencephalography Clinical Neurophysiology, 1964, 13,* 452–56.
ANDERVONT, H. B. Influence of environment on mammary cancer in mice. *National Cancer Institute,* 1944, *4,* 579–81.
ARING, C. D. Breast cancer revisited. *JAMA,* 1975, *232* (7), 742–44.
BACON, C. L., RENNECKER, R.; and CUTLER, M. A psychosomatic survey of cancer of the breast. *Psych. Med.,* 1952, *14,* 453–60.
BAHNSON, C. B. Basic epistemological considerations regarding psychosomatic processes and their application to current psychophysiological cancer research. Paper presented at the First International Congress of Higher Nervous Activity, Milan, 1968.
– Psychophysiological complementarity in malignancies: Past work and future vistas. Paper presented at the Second Conference on Psychophysiological Aspects of Cancer, New York, May 1968.
– Second conference on psychophysiological aspects of cancer. *Annals of the New York Academy of Sciences,* 1969, *164,* 307–634.
– The psychological aspects of cancer. Paper presented at the American Cancer Society's Thirteenth Science Writer's Seminar, 1971.
BAHNSON, C. B., and BAHNSON, M. B. Cancer as an alternative to psychosis: A theoretical model of somatic and psychologic regression. In D. M. Kissen and L. L. LeShan (Eds.), *Psychosomatic aspects of neoplastic disease.* Philadelphia: J. B. Lippincott Company, 1964, 184–202.
– Denial and repression of primitive impulses and of disturbing emotions in patients with malignant neoplasms. In D. M. Kissen, and L. L. LeShan (Eds.), *Psychosomatic aspects of neoplastic disease.* Philadelphia: J. P. Lippincott Company, 1964, 42–62.
– Role of ego defenses: Denial and repression in the etiology of

malignant neoplasm. *Annals of the New York Academy of Sciences,* 1966, *125*, 827–45.
BAHNSON, M. B., and BAHNSON, C. B. Ego defenses in cancer patients. *Annals of the New York Academy of Sciences,* 1969, *164*, 546–99.
BALITSKY, K. P.; KAPSHUK, A. P.; and TSAPENKO, V. F. Some electrophysiological peculiarities of the nervous system in malignant growth. *Annals of the New York Academy of Sciences,* 1969, *164*, 520–25.
BALTRUSCH, H. J. F. Results of clinical-psychosomatic cancer research. *Psychosomatic Medicine (Solothurn),* 1975, *5*, 175–208.
BARD, M., and SUTHERLAND, A. M. Psychological impact of cancer and its treatment: IV. Adaptation to radical mastectomy. *Cancer,* July–August 1955, *8*, 656–72.
BARRIOS, A. A. Hypnotherapy: A reappraisal. *Psychotherapy: Theory, Research, and Practice,* 1970, 7 (1), 2–7.
BATHROP, R. W. Depressed lymphocyte function after bereavement. *Lancet,* April 16, 1977, 834–36.
BEARY, J. F., and BENSON, H. A simple psychophysiologic technique which elicits the hypometabolic changes of the relaxation response. *Psychosomatic Medicine,* March–April 1974, 115.
BEECHER, H. K. The powerful placebo. *JAMA,* 1955, *159*, 1602–1606.
Behavioral factors associated with the etiology of physical disease. In C. B. BAHNSON (Ed.), *American Journal of Public Health,* 1974, *64*, 1034–55.
BENNETTE, G. Psychic and cellular aspects of isolation and identity impairment in cancer: A dialectic of alienation. *Annals of the New York Academy of Sciences,* 1969, *164*, 352–64.
BENSON, H. Your innate asset for combating stress. *Harvard Business Review,* 1974, *52*, 49–60.
– *The relaxation response.* New York: William Morrow & Company, 1975.
BENSON, H.; BEARY, F.; and CAROL, M. P. The relaxation response. *Psychiatry,* February 1974, 37.
BENSON, H., and EPSTEIN, M. D. The placebo effect: A neglected asset in the care of patients. *JAMA,* 1975, *12*, 1225–26.

BENSON, H.; ROSNER, B. A.; MARZETTS, B. A.; and KLEMCHUK, H. Decreased blood pressure in pharmacologically treated hypertensive patients who regularly elicited the relaxation response. *The Lancet*, February 23, 1974, 289.
BERNARD, C. *Experimental medicine. 1865.*
BERNARD, C. [*An introduction to the study of experimental medicine*] (H. C. Green, trans.). New York: Dover, 1957.
BITTNER, J. J. Differences observed in tumor incidence of albino strain of mice following change in diet. *American Journal of Cancer*, 1935, *25*, 791–96.
BLUMBERG, E. M. Results of psychological testing of cancer patients. In J. A. Gengerelli and F. J. Kirkner (Eds.), *Psychological Variables in Human Cancer.* Berkeley and Los Angeles: University of California Press, 1954, 30–61.
BLUMBERG, E. M.; WEST, P. M.; and ELLIS, F. W. A possible relationship between psychological factors and human cancer. *Psychosomatic Medicine*, 1954, *16* (4), 276–86.
– MMPI findings in human cancer. *Basic Reading on the MMPI in Psychology and Medicine.* Minneapolis: Minnesota University Press, 1956, 452–60.
BOLEN, J. S. Meditation and psychotherapy in the treatment of cancer. *Psychic*, July–August 1973, 19–22.
BOOTH, G. General and organic specific object relationships in cancer. *Annals of the New York Academy of Sciences*, 1969, *164*, 568–77.
BROOKS, J. Transcendental meditation and its potential role in clinical medicine. *Synapse* (School of Medicine, Wayne State University), December 7, 1973, *1* (3).
BROWN, B. *New mind, new body.* New York: Harper & Row, 1975.
BROWN, F. The relationship between cancer and personality. *Annals of the New York Academy of Sciences*, 1966, *125*, 865–73.
BROWN, J. H.; VARSAMIS, M. B.; TOEWS, J.; and SHANE, M. Psychiatry and oncology: A review. *Canadian Psychiatric Association Journal*, 1974, *19* (2), 219–22.
BUCCOLA, V. A., and STONE, W. J. Effects of jogging and cycling programs on physiological and personality variables in aged men. *Research Quarterly*, May 1975, *46* (2), 134–39.

BULKLEY, L. D. Relation of diet to cancer. *Med. Rec.,* 1914, *86,* 699–702.
BURNET, F. M. The concept of immunological surveillance. *Prog. Exp. Tumor Research,* 1970, *13,* 1027.
BURROWS, J. *A practical essay on cancer.* London, 1783.
BUTLER, B. The use of hypnosis in the case of cancer patients. *Cancer,* 1954, *7,* 1.
CANNON, W. B. Wut, Hunger, Angst und Schmerz. Eine Physiologie der Emotionen. München 1975.
CARDON, P. V., Jr., and MUELLER, P. S. A possible mechanism: Psychogenic fat mobilization. *Annals of the New York Academy of Sciences,* 1966, *125,* 924–27.
CASSEL, J. An epidemiological perspective of psychosocial factors in disease etiology. *American Journal of Public Health,* 1974, *64,* 1040–43.
CHESSER, E. S., and ANDERSON, J. L. Treatment of breast cancer: Doctor/patient communication and psychosocial implications. *Proceedings of the Royal Society of Medicine,* 1975, *68* (12), 793–95.
CHIGBUH, A. E. Role of psychosomatic factors in the genesis of cancer. *Rivista Internazionale di Psicologia e Ipnosi,* 1975, *16* (3), 289–95.
COBB, B. A social-psychological study of the cancer patient. *Cancer,* 1954, 1–14.
COLLINGWOOD, T. R. The effects of physical training upon behavior and self-attitudes. *Journal of Clinical Psychology,* October 1972, *28* (4), 583–85.
COLLINGWOOD, T. R., and WILLETT, L. The effects of physical training upon self-concept and body attitude. *Journal of Clinical Psychology,* July 1971, *27* (3), 411–12.
COPPEN, A. J., and METCALF, M. Cancer and extraversion. In D. M. Kissen and L. L. LeShan (Eds.), *Psychosomatic aspects of neoplastic disease,* Philadelphia and Montreal: J. B. Lippincott Company, 1964, 30–34.
COUSINS, N.: Der Arzt in uns selbst. Reinbek 1981.
CRILE, G., Jr. *What every woman should know about the breast cancer controversy.* New York: Macmillan, 1973.

Cullen, J. W., Fox, B. H., and Isom, R. N. (Eds.). *Cancer: The behavioral dimensions.* New York: Raven Press, 1976.

Cutler, E. Diet on cancer. *Albany Medical Annals,* 1887.

Cutler, M. The nature of the cancer process in relation to a possible psychosomatic influence. In J. A. Gengerelli and F. J. Kirkner (Eds.), *Psychological variables in human cancer.* Berkeley and Los Angeles: University of California Press, 1954, 1–16.

Doloman, G. F. Emotions, stress, the central nervous system, and immunity. *Ann. N. Y. Acad. Sci.,* 1969, *164* (2), 335–43.

Dorn, H. F. Cancer and the marital status. *Human Biology,* 1943, *15,* 73–79.

Dunbar, F. *Emotions and bodily changes: A survey of literature-psychosomatic interrelationships 1910–1953* (4th ed.). New York: Columbia University Press, 1954.

Ellerbroek, W. C. Hypotheses toward a unified field theory of human behavior with clinical application to acne vulgaris. *Perspectives in Biology and Medicine,* Winter 1973, 240–62.

Evans, E. *A psychological study of cancer.* New York: Dodd, Mead & Company, 1926.

Everson, T. C., and Cole, W. H. *Spontaneous regression of cancer.* Philadelphia, 1966, 7.

Ewing, J. Animal experimentations and cancer. Defense of Research Pamphlet 4, American Medical Association, Chicago, 1911.

Feder, S. L. Psychological considerations in the care of patients with cancer. *Annals of the New York Academy of Sciences,* 1966, *125,* 1020–27.

Fisher, S., and Cleveland, S. E. Relationship of body image to site of cancer. *Psychosomatic Medicine,* 1956, *18* (4), 304–309.

Folkins, C. H. Effects of physical training on mood. *Journal of Clinical Psychology* 1976, 32 (2) 385–88.

Psychosocial epidemiology of cancer. In J. W. Cullen, B. H. Fox, and R. N. Isom (Eds.), *Cancer: The behavior of dimensions.* New York: Raven Press, 1976.

Fox, B. H., and Howell, M. A. Cancer risk among psychiatric patients. *International Journal of Epidemiology,* 1974, *3,* 207–208.

Fox, E. *Sermon on the mount.* New York: Harper & Row, 1938.

FRANKEL, A., and MURPHY, J. Physical fitness and personality in alcoholism: Canonical analysis of measures before and after treatment. *Quarterly Journal Stud. Alc.*, 1974, *35*, 1272–78.
FRIEDMAN, M.; ROSENMAN, R.: Der A-Typ und der B-Typ. Reinbek 1975.
FRIEDMAN, S. B.; GLASGOW, L. A.; and ADER, R. Psychosocial factors modifying host resistance to experimental infections. *Annals of the New York Academy of Sciences,* 1969, *164*, 381–93.
GALENUS, C.: Über die krankhaften Geschwulste. Leipzig 1913.
GARY, V., and GUTHRIE, D. The effect of jogging on physical fitness and self-concept in hospitalized alcoholics. *Quarterly Journal Stu. Alc.*, 1972, *33*, 1073–78.
GEBA, B. H. Das Atembuch. Berlin 1976.
GENDRON, D. *Enquiries into nature, knowledge, and cure of cancers.* London 1701.
GENGERELLI, J. A., and KIRKNER, F. J. (Eds.). *Psychological variables in human cancer.* Berkeley and Los Angeles: University of California Press, 1954.
GLADE, P. R.; ZALVIDAR, N. M.; MAYER, L.; and CAHILL, L. J. The role of cellular immunity in neoplasia. *Pediatric Research,* 1976, *10*, 517–22.
GLASSER, R. *The body is the hero.* New York: Random House, 1976.
GOTTSCHALK, L. A.; KUNKEL, R.; WOHL, T. H.; SAENGER, E. L.; and WINGER, C. N. Total and half body irradiation: Effect on cognitive and emotional processes. *Archives of General Psychiatry,* November 1969, *21*, 574–80.
GOTTSCHALK, L. A.; STONE, W. M.; GLESER, G. C.; and IACONO, J. M. Anxiety and plasma free acids (FAA). *Life Sciences,* 1969, *8* (2), 61–69.
GREEN, E. E.; GREEN, A. M. Biofeedback, eine neue Möglichkeit zu heilen. Freiburg i. Br. 1978.
GREEN, E. E.; GREEN, A. M.; and WALTERS, E. D. Voluntary control of internal states: Psychological and physiological. *Journal of Transpersonal Psychology,* 1970, *2* (1), 1–26.
– Biofeedback for mind-body self-regulation: Healing and creativity. Paper presented at The Varieties of Healing Experience, Cupertino, California, October 1971.

GREENE, W. A., Jr. Psychological factors and reticuloendothelial disease: I. Preliminary observations on a group of males with lymphomas and leukemia. *Psychosomatic Medicine,* 1954, *16,* 220–30.
– The psychosocial setting of the development of leukemia and lymphoma. *Annals of the New York Academy of Sciences,* 1966, *125,* 794–801.
GREENE, W. A., Jr., and MILLER, G. Psychological factors and reticuloendothelial disease: IV. Observation on a group of children and adolescents with leukemia: An interpretation of disease development in terms of the mother-child unit. *Psychosomatic Medicine, 1958, 20,* 124–44.
GREENE, W. A., Jr.; YOUNG, L.; and SWISHER, S. N. Psychological factors and reticuloendothelial disease: II. Observations on a group of women with lymphomas and leukemia. *Psychosomatic Medicine,* 1956, *18,* 284–303.
– Psychological and somatic variables associated with the development and course of monozygotic twins discordant for leukemia. *Annals of the New York Academy of Sciences,* 1969, *164,* 394–408.
GREER, S., and MORRIS, T. Psychological attributes of women who develop breast cancer. A controlled study. *Journal of Psychosomatic Research,* 1975, *19,* 147–53.
GRINKER, R. R. Psychosomatic aspects of the cancer problem. *Annals of the New York Akademy of Sciences,* 1966, *125,* 876–82.
GRISSOM, J. J.; WEINER, B. J., and WEINER, E. A. Psychological substrate of cancer. *Psychologie Medicale,* 1976, *8* (6), 879–90.
GROSSARTH-MATICEK, R. Krebserkrankung und Familie. *Familiendynamik* 4, 1976.
– Krankheit als Biographie. Ein medizinsoziologisches Modell der Entstehung und Therapie der Krebserkrankung. Köln 1979.
HAGNELL, O. The premorbid personality of persons who develop cancer in a total population investigated in 1947 and 1957. *Annals of the New York Academy of Sciences,* 1966, *125,* 846–855.
HANDLEY, W. S. A lecture on the natural cause of cancer. *British Medical Journal,* 1909, *1,* 582.

HARROWER, M.; THOMAS, C. B.; and ALTMANN, A. Human figure drawing in a prospective study of six disorders: Hypertension, coronary heart disease, malignant tumor, suicide, mental illness, and emotional disturbance. *Journal of Nervous Mental Disorders,* 1975, *161,* 191–99.

HEDGE, A. R. Hypnosis in cancer. *British Journal of Hypnotism,* 1960, *12,* 2–5.

HELLISON, D. R. Physical education and the self-attitude. *Quest Monograph,* January 1970, No. 13, 41–45.

HENDERSON, J. G. Denial and repression as factors in the delay of patients with cancer presenting themselves to the physician. *Annals of the New York Academy of Sciences,* 1966, *125,* 856–64.

HOFFMAN, S.; PASCHKIS, K. E., A. S. and CANTAROW, A. Exercise, fatigue, and tumor growth. *Fed. Proc.,* March 1960, *19* (abs.), 396.

HOFFMAN, S. A.; PASCHKIS, K. E.; DEBIAR, D. A.; CANTAROW, A.; and WILLIAMS, T. L. The influence of exercise on the growth of transplanted rat tumors. *Cancer Research,* June 1962, *22,* 597–99.

HOLLAND, J. C. Psychological aspects of cancer. In J. F. Holland and E. Frei III (Eds.), *Cancer medicine.* Philadelphia: Lea & Febiger, 1973.

HOLMES, T. H., and RAHE, R. H. The social readjustment rating scale. *Journal of Psychosomatic Research,* 1967, *11,* 213–18.

HOLMES, T. H., and MASUDA, M. *Life change and illness susceptibility.* Paper presented as part of Symposium on Separation and Depression: Clinical and Research Aspects, Chicago, December 1970.

HUEPER, W. C. Environmental and occupational cancer. U.S. Public Health Report No. 1948, Suppl. 209, pp. 35–47, U.S. Government Printing Office, Washington, D.C.

HUGHES, C. H. The relations of nervous depression toward the development of cancer. *St. Louis Medicine and Surgery Journal,* 1885.

HUMPHREY, J. H. Cited in review of L. L. LeShan's book by P. B. Medawar, *New York Review of Books,* June 9, 1977, *24* (10).

HURLBURT, K. Personal communication, March 1975.

HUTSCHNECKER, A. Der Wille zum Leben. Berlin 1954.

ISMAIL, A. H., and TRACHTMAN, L. E. Jogging the imagination. *Psychology Today,* March 1973, *6* (10), 78–82.

JAFFER, Frances. Any time now. Effie's Press, 1977.

JONES, A. D. Theoretical considerations concerning the influence of the central nervous system on cancerous growth. *Annals of the New York Academy of Sciences,* 1966, *125,* 946–51.

JOSEPHY, H. Analysis of mortality and causes of death in a mental hospital. *American Journal of Psychiatry,* 1949, *106,* 185–89.

KATZ, J.; GALLAGHER, T.; HELLMAN, L.; SACHAR, E.; and WEINER, H. Psychoendocrine considerations in cancer of the breast. *Annals of the New York Academy of Sciences,* 1969, *164,* 509–16.

KAVETSKY, R. E. (Ed.). *The neoplastic process and the nervous system.* Kiev: The State Medical Publishing House, 1958.

KAVETSKY, R. E.; TURKEVICH, N. M.; and BALITSKY, K. P. On the psychophysiological mechanism of the organism's resistance to tumor growth. *Annals of the New York Academy of Sciences,* 1966, *125,* 933–45.

KAVETSKY, R. E.; TURKEVICH, N. M.; AKIMOVA, R. H.; KHAYETSKY, I. K.; and MATVEICHUF, Y. D. Induced carcinogenesis under various influences an the hypothalamus. *Annals of the New York Academy of Sciences,* 1969, *164,* 517–19.

KIDD, J. G. Does the host react against his own cancer cells? *Cancer Research,* 1961, *21,* 1170.

KISSEN, D. M. Lung cancer, inhalation and personality. In D. M. Kissen and L. L. LeShan (Eds.), *Psychosomatic aspects of neoplastic disease,* Philadelphia: J. B. Lippincot, 1963, 3–11.

– Personality characteristics in males conducive to lung cancer. *British Journal of Medical Psychology,* 1963, *36,* 27.

– Relationship between lung cancer, cigarette smoking, inhalation and personality and psychological factors in lung cancers. *British Journal of Medical Psychology,* 1964, *37,* 203–16.

– The significance of personality in lung cancer in men. *Annals of the New York Academy of Sciences,* 1966, *125,* 933–45.

– Psychosocial factors, personality, and lung cancer in men aged 55–64. *British Journal of Medical Psychology,* 1967, *40,* 29.

KISSEN, D. M.; BROWN, R. I. F.; and KISSEN, M. A. A further report on personality and psychological factors in lung cancer. *Annals of the New York Academy of Sciences*, 1969, *164*, 535–45.

KISSEN, D. M., and EYSENCK, H. G. Personality in male lung cancer patients. *Journal of Psychosomatic Research*, 1962, *6*, 123.

KISSEN, D. M., and RAO, L. G. Steroid excretion patterns and personality in lung cancer. *Annals of the New York Academy of Sciences*, 1969, *164*, 476–82.

KLEIN, E. Tumor-specific transplantation antigens. *Annals of the New York Academy of Sciences*, 1969, *164*, 344–51.

KLEIN, G. Immunological surveillance against neoplasia. *The Harvey Lectures*, 1973–74, Series 69.

KLOPFER, B. Psychological variables in human cancer. *Journal of Projective Techniques*, 1957, *21*, 331–40.

KOSTRUBALA, T. Prescription for stress: Running. *Practical Psychology for Physicians*, 1975, *2* (10), 50–53.

KOWAL, S. J. Emotions as a cause of cancer: Eighteenth and nineteenth century contributions. *Psychoanalytic Review*, 1955, *42*, 217–27.

KRC, I.; KOVAROVA, M.; JANICEK, M.; and HYZAK, A. The effects of physical exercise on the absolute blood basophil leukocyte count. *Acta Univ. Palacki Olomuc Fac Med.*, 1973, *66*, 253–58.

LABARBA, R. C. Experimental and environmental factors in cancer. *Psychosomatic Medicine*, 1970, *32*, 259.

LABAW, A. L.; HOLTON, C.; TEWELL, K.; and ECCLES, D. The use of self-hypnosis by children with cancer. *The American Journal of Clinical Hypnosis*, 1975, *17* (4), 233–38.

LAPPE, M. A., and PREHN, R. T. Immunologic surveillance at the mascroscopic level – nonselective elimination of premalignant skin papillomas. *Cancer Research*, 1969, *29*, 2374–80.

LESHAN, L. L. A psychosomatic hypothesis concerning the etiology of Hodgkin's disease. *Psychologic Report*, 1957, *3*, 365–75.

– Psychological states as factors in the development of malignant disease: A critical review. *Journal of the National Cancer Institute*, 1959, *22*, 1–18.

– A basic psychological orientation apparently associated with malignant disease. *The Psychiatric Quarterly*, 1961, *35*, 314.

– An emotional life history pattern associated with neoplastic di-

sease. *Annals of the New York Academy of Sciences*, 1966, *125*, 780–93.
– *You can fight for your life.* New York: M. Evans & Company, 1977.
– LeShan, L. L., and Bassman, M. Some observations on psychotherapy with patients with neoplastic disease. *American Journal of Psychotherapy*, 1958, *12*, 723–34.
LeShan, L. L., and Worthington, R. E. Some psychologic correlatives of neoplastic disease: Preliminary report. *Journal of Clinical and Experimental Psychopathology*, 1955, *16*, 281–88.
– Loss of cathexes as a common psychodynamic characteristic of cancer patients: An attempt at statistical validation of a clinical hypothesis. *Psychologic Report*, 1956, *2*, 183-93.
– Personality as a factor in the pathogenesis of cancer: A review of the literature. *Brit. Journal of Med. Psyc.*, 1956, *29*, 49–56.
– Some recurrent life history patterns observed in patients with malignant disease. *Journal of Nervous Mental Disorders*, 1956, *124*, 460–65.
Lewis, N. D. *Research in dementia praecox.* New York Committee for Mental Hygiene, 1936.
Lombard, H. L., and Potter, E. A. Epidemiological aspects of cancer of the cervix: Hereditary and environmental factors. *Cancer*, 1950, *3*, 960–68.
Luk-yandnko, V. L. The conditioned reflex regulation of immunological responses. Department of Physiology of the Higher Nervous Activity, Moscow State University and Sukhumi Medical Biological Station, U.S.S.R. Academy of Medical Sciences, June 1958.
MacMillan, M. B. A note on LeShan and Worthington's «Personality as a factor in the pathogenesis of cancer». *British Journal of Medical Psychology*, 1957, *30*, 41.
Marcial, V. A. Socioeconomic aspects of the incidence of cancer in Puerto Rico. *Annals of the New York Academy of Sciences*, 1960, *84*, 981.
Marmorston, J. Urinary hormone metabolite levels in patients with cancer of the breast, prostate, and lung. *Annals of the New York Academy of Sciences*, 1966, *125*, 959–73.

MARMORSTON, J.; GELLER, P. J.; and Weiner, J. M. Pretreatment urinary hormone patterns and survival in patients with breast cancer, prostate cancer, or lung cancer. *Annals of the New York Academy of Sciences*, 1969, *164*, 483–93.

MASON, J. W. Psychological stress and endocrine function. In E. J. Sachar (Ed.), *Topics in psychoendocrinology*, New York: Grune & Stratton, 1975.

MASTROVITO, R. C. Acute psychiatric problems and the use of psychotropic medications in the treatment of the cancer patient. *Annals of the New York Academy of Sciences*, 1966, *125*, 1006–10.

MEERLOO, J. The initial neurologic and psychiatric picture syndrome of pulmonary growth. *JAMA*, 1951, *146*, 558–59.

– Psychological implications of malignant growth: Survey of hypotheses. *British Journal of Medical Psychology*, 1954, *27*, 210–15.

MILLER, F. R., and JONES, H. W. The possibility of precipitating the leukemic state by emotional factors. *Blood*, 1948, *8*, 880–84.

MILLER, H. Emotions and malignancy. Paper presented at the American Society of Clinical Hypnosis Convention, San Francisco, November 1969.

MOORE, C., and TITTLE, P. W. Muscle activity, body fat, and induced rat mammary tumor. *Surgery*, March 1973, *73* (3), 329–32.

MOSES, R., and CIVIDALI, N. Differential levels of awareness of illness: Their relation to some salient features in cancer patients. *Annals of the New York Academy of Sciences*, 1966, *125*, 984–94.

MUSLIN, H. L.; GYARFAS, K.; and PIEPER, W. J. Separation experience and cancer of the breast. *Annals of the New York Academy of Sciences*, 1966, *125*, 802–06.

NAKAGAWA, S., and IKEMI, Y. A psychosomatic study of spontaneous regression of cancer. *Med. Psicosomatica*, 1975, *20* (4), 378.

NUNN, T. H. *Cancer of the breast.* London: J. & A. Churchill, 1822.

OLD, L. J., and BOYSE, E. A. Immunology of experimental tumors. *Annual Review of Medicine*, 1964, *15*, 167.

ORBACH, C. E.; SUTHERLAND, A. M.; and BOZEMAN, M. F. Psychological impact of cancer and its treatment. *Cancer*, 1955, *8*, 20.

PAGET, J. *Surgical pathology* (2nd ed.). London: Longman's Green, 1870.

PALOUCEK, F. P., and GRAHAM, J. B. The influence of psycho-social factors on the prognosis in cancer of the cervix. *Annals of the New York Academy of Sciences,* 1966, *125,* 814–16.

PARKES, C. M.; BENJAMIN, B.; and FITZGERALD, R. G. Broken heart: A statistical study of increased mortality among widowers. *British Medical Journal,* 1969, *1,* 740–43.

PATTERSON, W. B. The quality of survival in response to treatment. *JAMA,* July 21, 1975, *233* (3), 280–81.

PELLETIER, K. R. Mind as healer, mind as slayer. New York: Delta, 1977.

PENDERGRASS, E. Host resistance and other intangibles in the treatment of cancer. *American Journal of Roentgenology,* 1961, *85,* 891–96.

PEPER, E., and PELLETIER, K. R. Spontaneous remission of cancer: A bibliography. Mimeograph, 1969.

PREHN, R. T. The relationship of immunology to carcinogenesis. *Annals of the New York Academy of Sciences,* 1969, *164,* 449–57.

Psychophysiological aspects of cancer. In E. M. WEYER (Ed.), *Annals of the New York Academy of Sciences,* 1966, *125* (3), 773–1055.

RAPAPORT, F. T., and LAWRENCE, H. S. A possible role for crossreacting antigens in conditioning immunological surveillance mechanisms in cancer and transplantation. II. Prospective studies of altered cellular immune reactivity in cancer patients. *Transplantation Proceedings,* June 1975, *7* (2), 281–85.

RASHKIS, H. A. Systematic stress as an inhibitor of experimental tumors in Swiss mice. *Science,* 1952, *116,* 169–71.

RASMUSSEN, A. F. JR. Emotions and immunity. *Annals of the New York Academy of Sciences,* 1969, *164,* 458–62.

RESIER, M. Retrospects and prospects. *Annals of the New York Academy of Sciences,* 1966, *125,* 1028–55.

REZNIKOFF, M. Psychological factors in breast cancer: A preliminary study of some personality trends in patients with cancer of the breast. *Psychosomatic Medicine,* 1955, *18,* 2.

REZNIKOFF, M., and MARTIN, P. E. The influence of stress on mammary cancer in mice. *Journal of Psychosomatic Research,* 1957, *2,* 56–60.

REZNIKOFF, M., and TOMBLIN, D. The use of human figure drawings in the diagnosis of organic pathology. *Journal of Consulting Psychology,* 1956, *20,* 467–70.

Richter, C. P. On the phenomenon of sudden death in animals and man. *Psychosomatic Medicine,* 1957, *19,* 191–98.

Rigan, D. Exercise and Cancer: A review. *Journal A.O.A.,* March 1963, *62,* 596–99.

Riley, V. Mouse mammary tumors: Alteration of incidence as apparent function of stress. *Science,* August 1975, *189,* 465–67.

Rosenbaum, E., and Rosenbaum, I. R. *Mind and body: A rehabilitation guide for patients and their families.* San Francisco: Published by the authors c/o Mt. Zion Hospital.

Rosenthal, R. The volunteer subject. *Human Relations,* 1965, *18,* 389–406.

Rosenthal, R. *Experimenter effects in behavioral research.* New York: Appleton-Century-Crofts, 1966.

Rosenthal, R., and Rosnow, R. L. (Eds.). The volunteer subject. *Artifact in Behavioral Research.* New York: Academic Press, 1969.

Rusch, H. P., and Kline, B. E. The effect of exercise on the growth of a mouse tumor. *Cancer Research,* 116–18.

Sacerdote, P. The uses of hypnosis in cancer patients. *Annals of the New York Academy of Sciences,* 1966, *125,* 1011–19.

Sakurai, N.; S. Yamaoka, and M. Murakami. Relationship between exercises and changes in blood characteristics in horses. *Exp. Rep. Equine Health Lab.,* 1967, *4,* 15–19.

Salk, J. Immunological paradoxes: Theoretical considerations in the rejection or retention of grafts, tumors, and normal tissue. *Annals of the New York Academy of Sciences,* 1969, *164,* 365–80.

Samudzhan, E. M. Effect of functionally weakened cerebral cortex on growth of inoculated tumors in mice. *Med Zhurn.,* AN Ukranian SSSR, 1954, *24* (3), 10–14.

Samuels, M., and Samuels, N. *Seeing With the Mind's Eye.* New York and Berkeley: Random House and the Bookworks, 1975.

Samuels, M.; Bennet, H. Das Körperbuch. Berlin 1978.

Scheflen, A. E. Malignant tumors in the institutionalized psychotic population. *Archives of Neurology and Psychiatry,* 1951, *64,* 145–55.

SCHMALE, A. H., and IKER, H. The psychological setting of uterine cervical cancer. *Annals of the New York Academy of Sciences,* 1966, *125,* 807–13.
– Hopelessness as a predictor of cervical cancer. *Social Science and Medicine,* 1971, *5,* 95–100.
SCHONFIELD, J. Psychological factors related to delayed return to an earlier life-style in successfully treated cancer patients. *Journal of Psychosomatic Research,* 1972, *16,* 41–46.
– Psychological and life-experience differences between Israeli women with benign and cancerous breast lesions. *Journal of Psychosomatic Research,* 1975, *19,* 229–34.
Second conference on psychophysiological aspects of cancer. In M. KRAUSS (Ed.), *Annals of the New York Academy of Sciences,* 1969, *164* (2), 307–634.
SELIGMAN, M. E. P. *Helplessness: On depression, development, and death.* San Francisco: W. H. Freeman and Company, 1975.
SELYE, H. Stress beherrscht unser Leben. Düsseldorf 1957.
– Stress. Reinbek 1977.
SHANDS, H. C. The informational impact of cancer on the structure of the human personality. *Annals of the New York Academy of Sciences,* 1966, *125,* 883–89.
SHEEHY, G. In der Mitte des Lebens. Die Bewältigung vorhersehbarer Krisen. München 1976.
SILVERTSEN, I., and DAHLSTROM, A. W. Relation of muscular activity to carcinoma: Preliminary report. *Journal of Cancer Research,* 1921, *6,* 365–78.
SIMONTON, O. C., and SIMONTON, S. Belief systems and management of the emotional aspects of malignancy. *Journal of Transpersonal Psychology,* 1975, 7 (1), 29–47.
SMART, A. Conscious control of physical and mental states. *Menninger Perspective,* April-May 1970.
SMITH, W. R., and SEBASTIAN, H. Emotional history and pathogenesis of cancer. *Journal of Clinical Psychology,* 1976, *32* (4), 863–66.
SNOW, H. *The reappearance [recurrence] of cancer after apparent extirpation.* London: J. & A. Churchill, 1870.
– *Clinical notes on cancer.* London: J. & A. Churchill, 1883.

– *Cancer and the cancer process.* London: J. & A. Churchill, 1893.
SOLOMON, G. F. Emotions, stress, the central nervous system, and immunity. *Annals of the New York Academy of Sciences, 1969, 164,* 335–43.
SOLOMON, G. F., and AMKRAUT, A. A. Emotions, stress, and immunity. *Frontiers of Radiation Therapy and Oncology,* 1972, *7,* 84–96.
SOLOMON, G. F., and MOOS, R. H. Emotions, immunity and disease. *Archives of General Psychiatry,* 1964, *11,* 657.
SOLOMON, G. F.; AMKRAUT, A. A.; and KASPER, P. Immunity, emotions and stress. *Annals of Clinical Research,* 1974, *6,* 313–22.
SOMMERS, S. C., and FRIEDELL, G. H. Studies of carcinogenesis in parabiotic rats. *Annals of the New York Academy of Sciences,* 1966, *125,* 928–32.
SONSTROEM, R. J., and WALKER, M. I. Relationship of attitudes and locus of control to exercise and physical fitness. *Perceptual and Motor Skills,* 1973, *36,* 1031–34.
SOUTHAM, C. M. Relationships of immunology to cancer: A review. *Cancer Research,* 1960, *20,* 271.
– Discussion: Emotions, immunology, and cancer: How might the psyche influence neoplasia? *Annals of the New York Academy of Sciences,* 1969, *164,* 473–75.
STAMFORD, B. K.; HAMBACHER, W.; and FALLICA, A. Effects of daily physical exercise on the psychiatric state of institutionalized geriatric mental patients. *Research Quarterly,* 1974, *45* (1), 34–41.
STAVRAKY, K. M. Psychological factors in the outcome of human cancer. *Journal of Psychosomatic Research,* 1968, *12,* 251.
STEIN, M.; SCHIAVI, R. C.; and LUPARELLO, T. J. The hypothalamus and immune process. *Annals of the New York Academy of Sciences,* 1969, *164,* 464–72.
STEIN, M.; SCHIAVI, R. C.; and CAMERINO, M. Influence of brain and behavior on the immune system. *Science,* February 6, 1976, *191,* 435–39.
STEINER, C. *Scripts people live.* New York: Bantam, 1974.
STEPHENSON, I. H., and GRACE, W. Life stress and cancer of the cervix. *Psychosomatic Medicine,* 1954, *16,* 287.

STERN, E.; MICKEY, M. R.; and GORSKI, R. A. Neuroendocrine factors in experimental carcinogenesis. *Annals of the New York Academy of Sciences,* 1969, *164,* 494–508.
STERN, K. The reticuloendothelial system and neoplasia. In J. H. Heller (Ed.), *Reticuloendothelial structure and function.* New York: The Ronald Press Company, 1960, 233–58.
SUNDSTROEM, E. S., and MICHAELS, G. *The adrenal cortex in adaptation to altitude, climate, and cancer.* Berkeley: University of California Press, 1942.
SURAWICZ, F. G.; BRIGHTWELL, D. R.; WEITZEL, W. D.; and OTHMER, E. Cancer, emotions, and mental illness: The present state of understanding. *American Journal of Psychiatry,* 1976, *133* (11), 1306–1309.
TAKAHASHI, H. Effects of physical exercise on blood: 2. Changes in the hematological picture with physical loads. *Journal Nara Med. Assoc.,* 1975, *26* (6), 431–37.
TANNENBAUM, A. Role of nutrition in origin and growth of tumors. In *Approaches to tumor chemotherapy,* 1947, 96–127.
TARLAU, M., and SMALHEISER, I. Personality patterns in patients with malignant tumors of the breast and cervix: Exploratory study. *Psychosomatic Medicine,* 1951, *13,* 117–21.
TAUSCH, A. Gespräche gegen die Angst. Reinbek 1981.
THOMAS, L. Reactions to homologous tissue antigens in relation to hypersensitivity. *Cellular and Humoral Aspects of the Hypersensitive States,* 1959, *529–32.*
TILLMAN, K. Relationship between physical fitness and selected personality traits. *The Research Quarterly, 36* (4), 483–89.
TURKEVICH, N. M. Significance of typological peculiarities of the nervous system in the origin and development of cancer of the mammaries in mice. *Vopr. Oncol.,* 1955, *1* (6), 64–70.
ULENE, A. *Feeling fine.* Los Angeles: J. P. Tarcher, 1977.
VISSCHER, M. B.; BALL, Z. B.; BARNES, R. H., and SILVERTSEN, I. Influence of caloric restriction upon incidence of spontaneous mammary carcinoma in mice. *Surgery,* January 1942, *11,* 48–55.
WALLACE, R. K. Physiological effects of transcendental meditation. *Science,* March 1970, *167,* 1751–54.

WALLACE, R. K., and BENSON, H. The physiology of meditation. *Scientific American,* February 1972, 84.

WALLACE, R. K.; Benson, H.; and WILSON, A. F. A wakeful hypometabolic physiologic state. *American Journal of Physiology,* September 1971, 795.

WALSHE, W. A. *Nature and treatment of cancer.* London: Taylor and Walton, 1846.

WAXENBERG, S. E. The importance of the communications of feelings about cancer. *Annals of the New York Academy of Sciences,* 1966, *125,* 1000–1005.

WEINER, J. M.; MARMORSTON, J.; STERN, E.; and HOPKINS, C. E. Urinary hormone metabolites in cancer and benign hyperplasia of the prostate: A multivariate statistical analysis. *Annals of the New York Academy of Sciences,* 1966, *125,* 974–83.

WEINSTOCK, C. Psychodynamics of cancer regression. *Journal of the American Academy of Psychoanalysis,* 1977, *5* (2), 285–86.

WEISS, D. W. Immunological parameters of the host-parasite relationship in neoplasia. *Annals of the New York Academy of Sciences,* 1969, *164,* 431–48.

WEISS, D. W.; FAULKIN, L. J., JR.; and DEOME, K. B. Acquisition of heightened resistance and susceptibility to spontaneous mouse mammary carcinomas in the original host. *Cancer Research,* 1964, *24,* 732.

WEITZENHOFFER, A. M. *Hypnotism: An objective study in suggestibility.* New York: John Wiley & Sons, 1953.

WEST, P. M.; BLUMBERG, E. M.; and ELLIS, F. W. An observed correlation between psychological factors and growth rate of cancer in man. *Cancer Research,* 1952, *12,* 306–307.

WHEELER, J. I., JR., and CALDWELL, B. M. Psychological evaluation of women with cancer of the breast and of the cervix. *Psychosomatic Medicine,* 1955, *17* (4), 256–68.

WINTROK, R. M. Hexes, roots, snake eggs? M.D. vs occult. *Medical Opinion,* 1972, *1* (7), 54–57.

WOLF, S. Effects of suggestion and conditioning on the action of chemical agents in human subjects: The pharmacology of placebos. *Journal of Clinical Investigation,* 1950, *29,* 100–109.

Register

Dank

Wir möchten folgenden Personen und Institutionen danken:
den Wissenschaftlern, deren Forschungen das Fundament unserer therapeutischen Arbeit und dieses Buches bilden;
den Mitarbeitern und unseren Freunden an der University of Oregon Medical School, vor allem am Radiation Oncology Department, für ihre Unterstützung und Ermutigung in der Entstehungsphase dieses Projekts;
den Mitarbeitern des Radiation Oncology Service und des Radiology Department im medizinischen Zentrum der Travis Air Force Base für ihre Hilfe bei der Erstellung eines programmierten Erhebungsbogens zur Erfassung der emotionalen Bedürfnisse von Krebspatienten;
Oscar Morphis, dem dienstältesten Onkologen der Oncology Associates in Fort Worth (Texas), für seine Unterstützung und seine fachkundige Unterweisung und Beratung;
unseren Eltern, deren Interesse und Ermutigung uns bei unserer Arbeit bestärkt haben;
Robert F. White, Len und Anita Halpert und Dorothy Lyddon für ihre Unterstützung, die für uns eine große Hilfe war;
dem Institute of Noetic Sciences, das uns durch ein Stipendium die Möglichkeit geschaffen hat, unsere Arbeit schneller abzuschließen und unsere Forschungen auszuweiten;
Jeanne Achterberg-Lawlis, Anne Blocker, Bob Gilley, Frances Jaffer und Flint Sparks für ihre Unterstützung beim Schreiben des Buches;
Sharon Lilly für ihre unschätzbare Hilfe bei der Erarbeitung der verschiedenen Fassungen dieses Buches;
unserer Lektorin Victoria Pasternack für ihre Beratung und ihre innere Beteiligung bei der Arbeit an diesem Buch;
unserem Verleger Jeremy Tarcher für seine wertvolle Hilfe, seinen Rat und seine Freundschaft, die aus unseren Vorstellungen erst dieses Buch haben entstehen lassen;
Reece und Doris Halsey für ihre Hilfe bei der Verwirklichung des Buchprojekts;
John Gladfelter, dessen Führung und Beratung die Qualität unseres Privat- und Berufslebens tiefgreifend verändert haben;
schließlich unseren Patienten, die uns eine so offene, echte, tiefe Kommunikation mit ihnen ermöglicht haben.
Carl und Stephanie Simonton

Ich danke meiner Sekretärin Marie von Felton, die die vielen Manuskriptfassungen abgetippt hat.
James Creighton